Dr. Sabine Gapp-Bauß

Depression und Burn-out überwinden

Dr. Sabine Gapp-Bauß

Depression und Burn-out überwinden

Ihr roter Faden aus der Krise:
Die wirksamsten Selbsthilfestrategien

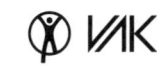

VAK Verlags GmbH
Kirchzarten bei Freiburg

Bibliografische Information der Deutschen Nationalbibliothek
Die Deutsche Nationalbibliothek verzeichnet diese Publikation in der Deutschen
Nationalbibliografie; detaillierte bibliografische Daten sind im Internet über
http://dnb.d-nb.de abrufbar.

VAK Verlags GmbH
Eschbachstr. 5
79199 Kirchzarten
Deutschland
www.vakverlag.de

5. Auflage: 2018
© VAK Verlags GmbH, Kirchzarten bei Freiburg 2015
Fotos: Franziska Bauß (S. 32, 66, 214, 252, 278, 318) und
Dr. Reinhard Bauß (S. 55, 102, 187)
Coverfoto: Eric Audras, plainpicture/Zenshui
Covergestaltung: Sabine Fuchs, Oberhaching
Lektorat: Norbert Gehlen
Gesamtherstellung: Friedrich Pustet, Regensburg
Printed in Germany
ISBN: 978-3-86731-172-4

Inhalt

Vorwort

Lebenskrisen wie Depressionen oder Zustände von Burn-out sind vor allem eines: die Erfahrung von tiefster innerer Verunsicherung bis hin zu Einsamkeit und Verzweiflung; diese Erfahrung kann das Leben eines Menschen schwer erschüttern. In meiner Praxis begegne ich täglich Menschen, die aus dieser belastenden Lebenssituation herauskommen möchten und dazu viele Fragen haben.

Zwar beschreibt dieses Buch in erster Linie Selbsthilfestrategien für Betroffene, doch können auch Angehörige hier viele Antworten auf ihre Fragen rund um das Thema Depression und Burn-out finden. Das Buch hilft Menschen in der Krise ganz praktisch dabei, aus dem alltäglichen „Es geht mir schlecht ..." mit all seinen Begleiterscheinungen wie Angst und Panik herauszukommen. Ich möchte ihnen vermitteln, dass sie seelisches Leiden grundsätzlich immer überwinden können. Gleichgültig, ob sie sich erst seit gestern oder schon seit vielen Jahren mit Depressivität oder wiederkehrenden Erschöpfungszuständen und Stimmungstiefs herumschlagen – sie selbst können viel dazu beitragen, dass sie gesund werden.

Als Ärztin und Therapeutin begleite ich Menschen, die oftmals viele vergebliche Versuche hinter sich haben, ihre seelischen Probleme in den Griff zu bekommen. Aus diesem Grunde habe ich immer nach ganzheitlichen Verständnismodellen und unmittelbar wirksamen Methoden gesucht, um Kranke selbst in die Lage zu versetzen, ihren Heilungsprozess zu fördern. Das Buch ist aus dieser ganz praktischen Erfahrung mit Menschen in Krisen entstanden und arbeitet mit Methoden, die in der Behandlung besonders hilfreich waren und immer wieder sind.

Vielleicht haben Sie dieses Buch in die Hand genommen, weil Sie sich fragen: „Warum bin ich gerade jetzt in solch einem Stimmungstief?", oder: „Wie kommt es, dass ich seelisch immer wieder so instabil werde, obwohl mein Leben doch so schön sein könnte?" Vielleicht beunruhigt es Sie, dass Sie immer wieder oder immer noch auf Medikamente für Ihre seelische Stabilität angewiesen sind. Vielleicht sind Sie es aber auch ganz einfach leid, dass man Ihnen die Diagnose „Depression" oder „Burn-out" angeheftet hat, obwohl Sie instinktiv spüren, dass dieses Etikett den Experten mehr nützt als Ihnen. Vielleicht sind Sie umgeben von Menschen, die es wirklich gut mit Ihnen meinen, doch Sie fühlen sich nicht wirklich verstanden. Vielleicht suchen Sie schon länger nach einem Erklärungsmodell für Ihre schwierige Situation, das Ihnen Hoffnung gibt und Ihnen Mut macht.

Ich möchte Sie durch diese verunsichernde Lebensphase begleiten und Ihnen eine systematische und ganzheitliche Vorgehensweise vermitteln, die Sie spürbar aufbaut und mit der Sie diese schwierige Lebensphase sogar mit Gewinn überstehen. Wenn Symptome nicht mehr als lästige „Betriebsstörung", sondern als heilsame Signale verstanden werden, können sie sich auflösen und nachhaltige Lernprozesse anregen.

Es gibt viele Ratgeber zum Thema Depression, die mehr aus der Sicht eines von außen beobachtenden Therapeuten geschrieben wurden und viele allgemeine Ratschläge von Fachleuten enthalten. Meine Erfahrung ist, dass Menschen in Krisen sich ganz individuell verstanden wissen und plausible Anregungen erhalten möchten. Es handelt sich hier um eine ganzheitliche und sehr pragmatische Sichtweise von Depression und Burn-out, die über das klassische psychiatrische oder psychotherapeutische Denken hinausgeht. In diesem Buch werden Sie deshalb mitten in Ihrem dunklen Lebensgefühl, Ihrer Blockiertheit und Ihrer Verzweiflung abgeholt und können neue Perspektiven entdecken. Indem Sie den „Experten in sich selbst" aktivieren, werden Sie zunehmend Vertrauen in sich selbst und in Ihre eigenen Fähigkeiten gewinnen.

Fassen Sie Mut und legen Sie los!

Worum es geht

Eine Navigationshilfe für dieses Buch

Liebe Leserin, lieber Leser, Sie, die Sie dieses Buch in die Hand genommen haben, weil Sie selbst an Depressionen oder starker Erschöpfung leiden, wissen vielleicht gerade nicht, wo Ihnen der Kopf steht. „Wo soll ich nur anfangen?", werden Sie sich fragen. Ihnen fehlt so etwas wie der rote Faden für die nächsten Heilungsschritte. Wenn man an ganz verschiedenen Nöten leidet, hat man ja oft das Problem, womit man beginnen soll. Sie können vielleicht schlecht schlafen, sind erschöpft und leer und haben immer wieder Zustände schlechter Stimmung. Sie bekommen Panik, wenn Sie an den „Berg" denken, der vor Ihnen liegt. Ihnen fehlt eine klare Perspektive. Nun ist es so: Ich kann Ihnen in diesem Buch nur *nacheinander* verständlich machen, was eigentlich gleichzeitig geschehen müsste. Das ist wirklich ein Dilemma!

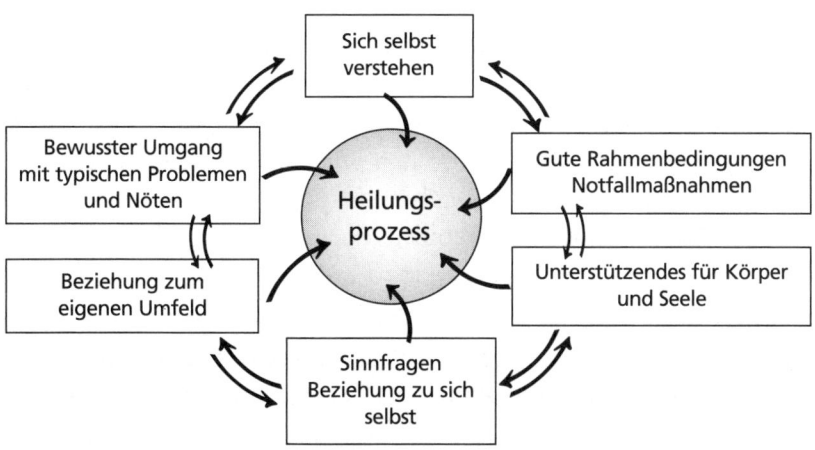

Selbsthilfefaktoren für den Heilungsprozess

Um Ihnen also die Orientierung zu erleichtern, habe ich meine Empfehlungen in sieben Themenkreise gegliedert, aus denen Sie sich Hilfreiches heraussuchen können, das Ihnen hilft zu verstehen, warum Sie gerade gewisse Probleme oder Stimmungen haben oder warum Sie zurzeit oder immer wieder auf eine bestimmte Art und Weise reagieren. Schritt für Schritt erleben Sie konkrete Möglichkeiten, wie Sie aus diesen belastenden inneren Zuständen herauskommen. Wenn Sie akut großen Leidensdruck haben, beginnen Sie also gleich bei Themenkreis 1 (vgl. Inhaltsverzeichnis). Mit den *hier* zunächst folgenden Abschnitten über Diagnosen, über Vorgänge im Gehirn und über die Frage, wie Heilung geschieht, können Sie sich später immer noch beschäftigen, wenn Ihnen danach ist.

Ich möchte mit Ihnen *im Themenkreis 1* („Die Krise ist da") ein Überlebenspaket schnüren und gute Startbedingungen für Ihren Heilungsprozess schaffen. Ähnlich, wie ich es in einem Erstgespräch in meiner Praxis tun würde, möchte ich Ihnen verständlich machen, welche Herangehensweisen, Maßnahmen und Strategien *Priorität* haben, um das Gefühlschaos zunächst einmal etwas zu lichten und Ihnen Struktur und Halt zu vermitteln. Hier geht es unter anderem um eine gelassene Einstellung, um die Sicherung der Existenz, um Krankschreibung, Unterstützungsnetzwerke sowie die Frage: Wie behält man einen klaren Kopf?

Im Themenkreis 2 erfahren Sie, wie Sie sich für den Heilungsprozess „gute Rahmenbedingungen schaffen", indem Sie aus der Selbstüberforderung herauskommen und den Tag bewusst strukturieren. Im ersten Stadium der Krise sollten wir nämlich nichts einfach so dem Zufall überlassen. Heilung braucht ein Halt gebendes Ambiente. Das gibt Sicherheit und stabilisiert!

Im Themenkreis 3 („Unterstützendes für Körper und Seele") geht es um eine gute körperliche Verfassung und stabilisierende Faktoren für Ihren Seelenzustand. Beides stellt Ihren Heilungsprozess auf sichere Füße. Suchen Sie sich heraus, was Sie am ehesten anspricht.

Im Themenkreis 4 („Umgang mit typischen Problemen und Nöten") erfahren Sie ganz konkret, wie man schwierigen Stimmungen und typischen depressiven Symptomen am sinnvollsten begegnet. Vor allem lernen Sie, sich selbst besser zu verstehen und bewusst mit sich umzugehen. Hier werden gezielte Techniken vorgestellt, die hilfreich sind, um unter anderem aus traumatischen Erlebnisweisen herauszukommen und sie in realitätstaugliche Sichtweisen und Gewohnheiten umzuwandeln. „Lesen" Sie sich das heraus, was Sie zu Ihrer Unterstützung gerade besonders benötigen.

Im Themenkreis 5 („Sinnfragen und heilsame Einstellungen") geht es um eine neue Haltung zu sich selbst, die eine tiefere Ebene Ihres Seins berührt und so einen neuen Blickwinkel auf das Leben erlaubt. Überfordern Sie sich auch hier nicht, indem Sie meinen, alles umsetzen zu müssen. Halten Sie sich an *die* Texte, von denen Sie sich besonders angesprochen fühlen.

Im Themenkreis 6 („Ich und die anderen") erfahren Sie hilfreiche Strategien für den Umgang mit typischen Problemen, die Menschen in der Krise mit ihrem Umfeld haben. Sie werden sehen, mit einer gewissen inneren Klarheit lassen sich für alles Lösungen finden. Gerade Angehörige werden hier wichtige Hinweise bekommen.

Im Themenkreis 7 („Es geht aufwärts – Die letzte Phase der Genesung") gehe ich auf typische Stationen dieser Phase mit all ihren Klippen ein. Insbesondere erfahren Sie die wichtigsten stabilisierenden Faktoren für die Zeit, wenn Sie wieder im „normalen Leben" angekommen sind. Denn da wollen Sie doch sicher wieder hin, oder?

*

Wie Sie sehen, sind die Kapitel bewusst so gestaltet, dass sie einzeln, jedes für sich gelesen werden können. Richten Sie sich beim Lesen ganz nach Ihren aktuellen Bedürfnissen und orientieren Sie sich an dem, was Sie gerade anspricht. **Ich traue Ihnen zu, dass gerade Sie als Hilfesuchende besonders kompetent darin sind, herauszufinden, worauf Sie ganz dringend eine Antwort benötigen.** Wenn Sie sich derzeit bereits in der Phase der Wiedereingliederung in Ihren Arbeitsprozess befinden, mögen Sie das Buch vielleicht sogar lieber von hinten anfangen.

An den Anfang eines jeden Kapitels habe ich einen kurzen Vorspann gestellt, der die Problematik kurz umreißt. Auch am Ende jedes Kapitels finden Sie eine kurze Zusammenstellung von wesentlichen Einsichten und konkreten Tipps. Sie können diese zunächst einmal schnell überfliegen, um sich zu orientieren.

Auch wenn Sie, liebe Leser, *Angehörige* eines erkrankten Menschen sind, können Sie von fast allen Kapiteln profitieren. Ich möchte damit ausdrücken, dass es nicht auf der einen Seite den „armen" Kranken und auf der anderen Seite den „beneidenswert" Gesunden gibt, sondern dass wir, Therapeuten, Kranke und Gesunde, alle nur Menschen sind – mit vielen Kompetenzen, aber auch mit Schwächen. Deshalb möchte ich dieses Buch mehr als ein Bündel aus praktischem und theoretischem Wissen verstanden wissen, aus dem sich *jeder* nach seinen individuellen Bedürfnissen bedienen kann. **Egal, ob gesund oder krank, wir alle sind von Zeit zu Zeit auf der Suche nach heilenden Einsichten.**

Ich habe versucht, Antworten auf die am häufigsten gestellten Fragen zu finden:

- Was ist mit mir los und wie sind meine Symptome zu erklären?
- Was hilft mir und wie kann ich mir selbst konkret helfen?

Das zusammengetragene Wissen habe ich aus der praktischen Arbeit mit Menschen in krisenhaften Lebenssituationen und immer auch aus meinen eigenen Lebenserfahrungen gewonnen. Ich möchte Ihnen damit vermitteln: Es gibt Hoffnung auf ein Leben *nach* Depression oder Burn-out!

Diagnosen und was sie bedeuten

Für diejenigen unter Ihnen, die sich vielleicht fragen: „Was *habe* ich denn nun?", oder: „Was hat es mit gewissen Diagnosen auf sich?", möchte ich an dieser Stelle einen Pfad durch das Dickicht der verschiedenen Begriffe aufzeigen. Diagnosen sind dazu da, verschiedene seelische und körperliche Symptome medizinisch-wissenschaftlich zu katalogisieren. Wenn Sie zum Beispiel unter den Symptomen A, B und C leiden, dann nennt man das X, Y oder Z.

In der Medizin kursieren verwirrend viele Begriffe für seelische Leidenszustände mit depressiver Färbung, die oft wenig darüber aussagen, woran jemand wirklich leidet. Vielen Betroffenen wird gesagt, sie hätten eine „Depression". Andere haben angeblich „nur" einen Erschöpfungszustand oder ein „Burn-out". Bei wieder anderen wird von einem „Nervenzusammenbruch" gesprochen, der angeblich bald wieder vorbei ist. Auch gibt es die sogenannte Posttraumatische Belastungsstörung, die Folge einer oder verschiedener traumatischer Erfahrungen sein kann. All diese Bezeichnungen überlappen einander in ihrer Bedeutung. Die Symptome sind ähnlich und nicht immer eindeutig voneinander zu trennen.

Viele Betroffene kommen in die hausärztliche Behandlung mit der Vermutung: „Ich habe ein Burn-out". Sie leiden unter zunehmenden körperlichen Beschwerden, Erschöpfungszuständen und Lustlosigkeit bis hin zu geistiger Lethargie. Oftmals wird bei anhaltenden Schlafstörungen eine Depression vermutet. Bei Laien hat sich zunehmend der Begriff des Burn-out-Syndroms eingebürgert, der ursprünglich ein Phänomen beschrieb, das vor allem Erschöpfungszustände in der Arbeitswelt betraf. Heute ist dieser Begriff fast schon zum Modebegriff avanciert und wird fälschlicherweise auf jede Art von seelischer Überforderung angewendet. Beim Burn-out liegt die Betonung mehr darauf, dass sich jemand in seinem Beruf verausgabt hat: Vielleicht musste er über einen langen Zeitraum unter hohem Druck und Zeitmangel arbeiten, wurde aber in seinen Anstrengungen überhaupt nicht wertgeschätzt. Vielleicht gab es auch über lange Zeit unlösbare Konflikte oder gar Mobbing am Arbeitsplatz.

Beim Burn-out, das eigentlich keine fest umschriebene medizinische Diagnose ist, steht die *körperliche* Erschöpfung im Vordergrund. Sie entsteht, wenn Mitarbeiter sich ständig überfordert fühlen, sich dabei auch noch selbst überfordern und sich nicht mehr von der Arbeit distanzieren können. Irgendwann entwickeln sich dann schon bei den geringsten Anforderungen Versagensängste und psychische Fehlleistungen. Eine depressive Grundstimmung kommt meist hinzu.

Bei einem schweren Burn-out kann es zu einer Depression kommen, wenn sich dieser Prozess der Überarbeitung auf die gesamte Persönlichkeit auswirkt und die Seele tiefgreifend erfasst. Der Begriff „Burn-out" ist heute eine gesellschaftlich anerkannte Krankheitsbezeichnung, die oftmals dazu dient, die stigmatisierende Diagnose „Depression" nicht in den Mund nehmen zu müssen.

Wie Sie noch sehen werden, gibt es nicht „die" Depression oder „den" Burn-out-Zustand, sondern jeder Mensch reagiert ganz unterschiedlich auf lange anhaltenden psychischen Stress. Gleichgültig, welche Diagnose man *Ihnen* zuschreibt – mir persönlich geht es mehr darum, dass Sie *das konkrete Leiden* als eine nachvollziehbare Reaktion Ihres Körpers und Ihrer Seele verstehen können. Auf diese Weise können Sie sich sehr viel besser Gesundungsprozesse erschließen.

Als *larvierte Depression* versteckt sich die Krankheit hinter diversen körperlichen Beschwerden, von chronischen Verdauungsstörungen über Herzprobleme, Tinnitus bis hin zu Nervenschmerzen. Häufig haben depressive Menschen schon seit Jahren körperliche Beschwerden, die eigentlich seelische Gründe haben. Die *agitierte Depression* beschreibt einen krisenhaften Krankheitszustand, bei dem die Betroffenen sich hochgradig unruhig bis panisch fühlen. Die frühere Bezeichnung *endogene Depression* ist längst überholt. Dabei wurde angenommen, dass die Depression ohne jeden Anlass einfach so „ausbricht", wenn es dafür eine familiäre Vorbelastung gibt. Diese Einschätzung wurde im Grunde gegeben, weil man sich die Ursache, warum bestimmte Menschen depressiv reagieren, nicht erklären konnte, oder weil man damals nicht wusste, was dagegen half. Sicherlich gibt es auch heute ganz schwere Depressionen bei besonders vorbelasteten Menschen, deren Behandlung langwierig ist, vielleicht sogar schwer zu beeinflussen ist und eines ganz besonderen therapeutischen Engagements bedarf. Manchmal gibt es auch Lebenssituationen, in denen Krankheit eine mögliche Form ist, das eigene Leben zu bewältigen. Grundsätzlich kann man jedoch davon ausgehen, dass jede Depression ihre innerpsychischen Gründe hat, wie schwerwiegend diese auch sein mögen.

Viele Betroffene sind jedoch deshalb in die Krise geraten oder depressiv geworden, weil sie in ihrer Kindheit traumatisierende Erfahrungen gemacht haben, etwa jahrelanges Mobbing in der Schulzeit oder mangelnde Unterstützung bis hin zu Missachtung und Gewalt in der eigenen Familie. Manche haben schwere Verluste erlitten, die sie nicht verkraftet und erst einmal völlig weggedrängt haben. Auch unverarbeitete Kriegserlebnisse können noch Jahrzehnte später in bestimmten Lebenssituationen hochkommen und massive depressive Krisen auslösen. Es kann sich auf diese Weise eine Posttraumatische Belastungsstörung zeigen, die ähnlich wie eine Depression ganz unterschiedliche Symptome verursacht.

> Jemand, der durch gewisse Lebensumstände in eine Krise gerät und doch bis vor Kurzem noch voll im Leben gestanden hat, ist nicht kontinuierlich in einem Erwachsenenzustand, sondern fällt häufig emotional in den Zustand zur Zeit seiner Vorerfahrung zurück (*Flash-back*).

Das kann zum Beispiel das Lebensgefühl eines ängstlichen Kindes sein, das sich verständlicherweise nicht viel zutraut im Leben und voller Versagensängste ist. Gleichgültig, welche traumatischen Ereignisse zugrunde liegen, auch die Folgen einer Traumatisierung können mit entsprechender Unterstützung vollständig ausheilen. Unter anderem im Kapitel über Stimmungsschwankungen und Spaltungsphänomene komme ich auf diese Problematik ausführlich zu sprechen. Unter entsprechenden unterstützenden Bedingungen, sei es mit oder ohne Medikamente, ist eine Depression grundsätzlich heilbar. Manchmal sind die Bedingungen für eine Heilung noch nicht gegeben. Das kann sich jedoch jederzeit ändern. Meine Beobachtung von Krankheitsverläufen, die über Jahre gingen und als chronisch bezeichnet wurden, hat mir gezeigt, dass allein durch ein neues Verständnis von sich selbst oft erstaunliche Fortschritte eingeleitet werden.

Wenn Sie von diesem Buch profitieren möchten, ist es nicht wichtig, welche genaue Diagnose Sie haben oder wie lange Ihre Krankheit schon besteht. Hier geht es um *lösungsorientierte* Strategien, die gleichermaßen auch „Gesunde" nutzen können. Der Einfachheit halber werde ich im Folgenden vorwiegend den Begriff „Depression" verwenden, gleichgültig, ob es sich um eine traumabedingte schwere depressive Krise oder vielleicht nur um ein vorübergehendes Stimmungstief oder ein Burn-out handelt.

Mir geht es darum, konkrete Ideen zu entwickeln, wie Sie sich Schritt für Schritt stabilisieren und wieder zu Ihrer Lebendigkeit und Schwingungsfähigkeit zurückfinden (oder sie ganz neu für sich entdecken).

Was geschieht im Gehirn?

Kurz gesagt: Unter andauerndem seelischem Stress und chronischer Überforderung kommen in unserer emotionalen Gehirnregion, dem „limbischen System", mehrere Botenstoffe so sehr zum Versiegen, dass Stimmung, Motivation und Antrieb einen Tiefpunkt erreichen. Menschen leiden dann auf einmal unter seelischen Symptomen wie Niedergedrücktheit, Panik, Ängsten, Unruhe, Antriebsarmut, gebremster Wut, Traurigkeit, Lustlosigkeit und extremen Stimmungsschwankungen. Die Betroffenen ziehen sich plötzlich von Freunden und Bekannten zurück, da sie sich so „anders" erleben und die „Normalität" der anderen schwer ertragen. An Depression erkrankte Menschen fühlen sich häufig wie „im Nebel" und wirken, als wären sie innerlich „weggetreten". Eine der schlimmsten Empfindungen ist jedoch wahrscheinlich das Gefühl der „Gefühllosigkeit". An die Stelle von Gefühlen treten Phänomene wie Gedankenkreisen, Katastrophenfantasien, Denkblockaden, Zerstreutheit und erhöhte Vergesslichkeit.

Wir wissen, dass bei emotional als belastend, stressig oder gefährlich erlebten Situationen von den Kernen der Amygdala im limbischen System Signale ausgehen, die Alarm auslösen, indem sie den Cortisolspiegel, aber auch den Adrenalin- und den Noradrenalinspiegel im Körper erhöhen. Die Folge ist ein Anstieg von Puls, Blutdruck, Atemfrequenz, Blutzucker, Temperatur und Muskelanspannung. Dies erzeugt den bekannten Zustand von innerer Unruhe bis zu Angst und Panik. Gezielte Blutgefäßveränderungen in einzelnen Organen oder Körperteilen können je nach der persönlichen Konstitution des Einzelnen zu Körpersymptomen führen, die man sich manchmal schwer erklären kann. Auf lange Sicht kann es zu einem Versagen der Funktion der Nebennierenrinde mit chronischer Erschöpfung des gesamten Systems kommen. Dies geht oft mit einer Schwächung des Immunsystems einher und das kann zu verschiedenen Krankheiten führen.

Diesen Alarmzustand können wir nicht willentlich steuern. Es handelt sich nämlich dabei um sogenannte Reflexe, die auch bei Tieren ausgelöst werden, wenn Gefahr droht. Ihr Sinn ist, dass wir

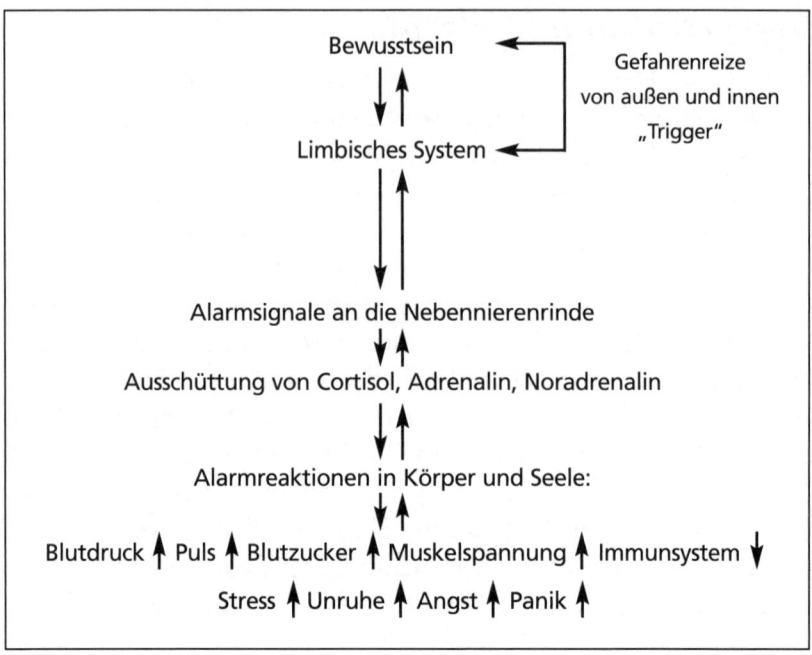

Vereinfachtes Modell des Alarmsystems im Gehirn und seiner Auswirkungen
auf Körper und Seele

entweder kämpfen oder fliehen oder uns völlig tot stellen können. Der Unterschied zum Tier ist nur: Tiere reagieren sich ab, bis die Stresshormone verbraucht sind. Dadurch können sie schnell wieder zum Ruhezustand zurückkehren, wenn die Gefahr vorbei ist. Sie fangen dann wieder ganz normal an zu fressen, als wäre nichts geschehen. Wir Menschen aber bleiben meist auf allen unseren Stresshormonen „sitzen". Das äußert sich dann in all den Symptomen, unter denen Depressive und Menschen im Burn-out leiden.

Wird ein Mensch auf diese Weise lange Zeit seelisch und körperlich überfordert, zum Beispiel durch das chronische Gefühl: „Ich halt' das nicht mehr aus!", so wird das innere Alarmsystem nicht mehr ausgeschaltet und es fehlt die Erholung auf körperlicher und seelischer Ebene. Denn entgegen dem landläufigen Eindruck befinden sich Depressive, selbst diejenigen, die nach außen ganz lethargisch wirken, in einem hochgradigen Alarmzustand, der nicht bewusst abgestellt werden kann. Hält dieser Zustand länger an, so verändert sich die Ansprechbarkeit der Rezeptoren im limbischen System für wichtige Botenstoffe wie zum Beispiel das Serotonin, unseren „Gute-Laune-Transmitter", der für unsere seelische Stabilität zuständig ist. Was dahintersteckt, ist folgender Mechanismus:

Nach dem Neurophysiologen und Stressforscher Joachim Bauer lösen Anerkennung und Wertschätzung – ja, sogar die bloße *Aussicht* auf Wertschätzung – im limbischen System über die Erhöhung des Dopaminspiegels ausgesprochene Lustgefühle aus, die eine gute Motiviertheit zur Folge haben. Körpereigene Opioide dämpfen seelischen oder körperlichen Schmerz und Serotonin steigert das Wohlgefühl. Die Frustrationstoleranz ist dadurch sehr hoch. Zusätzlich sorgt Oxytocin für freundschaftliche Zugewandtheit gegenüber anderen Menschen, sodass wir uns ihnen gegenüber öffnen können. Bleibt diese positive Stimulation des limbischen Systems aus, so kommt es zu einem dramatischen Absturz des Selbstwertgefühls. (Vgl. Literaturverzeichnis, Bauer 2004)

Eine depressive Stimmung breitet sich also immer dann aus, wenn die Neurotransmitterproduktion im emotionalen Gehirn durch Frustrationserlebnisse über längere Zeit aus den Fugen gerät. Die Betreffenden fühlen sich dann zunehmend niedergeschlagen und ängstlich. Verlassenheitsgefühle und Selbstablehnung bis zu Selbsthass können so überhandnehmen. Die Stresstoleranz nimmt ab. Unter diesen Bedingungen kann eine psychisch belastende Situationen wie zum Beispiel die Kränkung durch einen Kollegen das Fass zum Überlaufen bringen und eine plötzliche Krise herbeiführen. Meist kündigt sich diese schon einige Zeit vorher an, sie wird jedoch oft lange verdrängt.

Besonders Menschen, die sich als Kinder extrem an ihre Eltern anpassen mussten, sind später depressionsgefährdet. Sie neigen dazu, als Erwachsene ständig die Erwartungen anderer zu erfüllen, statt für sich selbst einzutreten. Die so entstandenen Muster können lange auf einer latenten Ebene bleiben und beispielsweise durch Größenfantasien, ein Helfersyndrom oder die ausschließliche Definition über Leistung ausgeglichen werden. Wenn von außen dann Überforderungen hinzukommen und ein nicht mehr erträgliches Maß erreichen, werden die Depression oder der Burn-out-Zustand offensichtlich.

Depressive Phasen kommen aber natürlich auch bei Menschen mit einer *glücklichen* Kindheit vor. Manchmal haben solche Menschen allerdings trotzdem bestimmte Lernprozesse nicht machen können, die für eine gute Widerstandskraft im Leben nötig sind. Die Depression kann dann eine Chance sein, diese neu zu erwerben.

> Gleichgültig, welche Ursachen zu Ihrer Erkrankung geführt haben: Bei chronischem seelischem Stress gerät unsere gesamte Persönlichkeit auf allen Ebenen des Seins in einen Daueralarmzustand mit all seinen seelischen Symptomen wie Erschöpfung, Niedergeschlagenheit, Angst und Antriebslosigkeit. Die Depression ist das Ergebnis eines Mangels an Neurotransmittern im limbischen System und oft auch einer Erschöpfung der Nebennierenrinde.

Auf der körperlichen Ebene kann „Daueralarm" zu ganz verschiedenen Körpersymptomen führen. Je nach individueller Veranlagung können Herzrasen, Rhythmusstörungen, hoher Blutdruck, Unruhe, Schlafstörungen, Erschöpfung trotz ausreichenden Schlafs, Schwitzen, Dünnhäutigkeit, Appetitmangel, Verdauungsprobleme und diverse Schmerzen oder andere schwer erklärbare Symptome die Folge sein. Da die Betroffenen diese Symptome bisher nicht gekannt haben, befürchten sie, dass ihr Körper nun vollends versagen könnte. Sie haben Angst, auf Dauer hohen Blutdruck, einen Herzinfarkt, Lähmungen oder sonstige schwere Krankheiten zu bekommen. Diese

Befürchtungen sind jedoch lediglich Ausdruck dafür, dass der Körper und die Seele in irgendeiner Form „SOS" funken, um den Menschen auf seine innere Not aufmerksam zu machen. Insbesondere im Kapitel über Körpersymptome werden Sie dazu Näheres erfahren.

Wenn wir die Sprache all dieser körperlichen und seelischen Symptome verstehen, können wir gezielt Einfluss auf unser Befinden und damit auf die Neurotransmitterausstattung unseres limbischen Systems nehmen. **In diesem Buch finden Sie wirksame Selbsthilfestrategien, die dazu beitragen, dass die Alarmreaktionen im limbischen System sich zunehmend beruhigen und das Neurotransmittersystem und die Nebennierenrinde sich wieder erholen.** Durch die hier vorgestellte ganzheitliche Herangehensweise entstehen im Gehirn ganz neue Netzwerke, die ein größeres Repertoire an Handlungsspielräumen eröffnen. Damit lässt sich das eigene Leben besser steuern und die Gefahr einer erneuten Erkrankung kann gebannt werden.

Wie Dr. Joachim Bauer betont, kommt es durch diese sehr bewussten Lernprozesse auf der Ebene von Körper, Geist und Seele zu einer vollständigen Regeneration im Bereich der Botenstoffe des Gehirns und zu einer dauerhaften Heilung. Die Persönlichkeit kann sich ganz neu und auf Dauer stabilisieren. (Bauer 2004)

Warum gerade jetzt? Krankheit als Heilungs-versuch

Viele Menschen, die erstmals an einer Depression erkranken, sind erschrocken darüber, dass ausgerechnet ihnen so etwas passiert. Viele fragen sich auch, warum sie denn „gerade jetzt" so reagieren, wo doch die Belastung schon seit Jahren besteht. Leider lässt sich die Seele nicht kontrollieren und jeder „wählt" genau den richtigen Zeitpunkt, wann er oder sie krank wird: Vielleicht ist erst jetzt Ihre Partnerschaft so stabil, dass man sie mit Krankheit belasten kann. Vielleicht haben Sie durchgehalten, bis Ihre Kinder größer geworden sind oder Sie einen festen Arbeitsplatz gefunden haben. Vielleicht ist aber auch ein jahrelanges Kartenhaus „rechtzeitig" zusammengestürzt, bevor Sie zu viel Schaden nehmen könnten.

Auf der anderen Seite gibt es Menschen, die seit Jahren immer wieder Rückfälle erleiden und verzweifelt darüber sind, dass bisher keine dauerhafte Heilung eingetreten ist. In jedem Fall bestehen gute Gründe dafür, dass Sie jetzt krank oder noch nicht gesund geworden sind. Die Auslöser und die zugrunde liegenden Stressfaktoren können Sie im Laufe der Behandlung immer besser verstehen.

Die Depression ist zwar eine Krankheit, aber im Grunde ist sie auch ein wichtiger Heilungsversuch der Seele. Menschen, die ihre Depression überwunden haben, betonen immer wieder, dass sie ohne den Leidensdruck der Krankheit niemals diesen neuen und sehr viel tieferen Zugang zu sich selbst gefunden hätten. Vielleicht zum ersten Mal im Leben erlauben sich die Betroffenen, Unterstützung in Anspruch zu nehmen und zu schauen, …

- welche Faktoren in ihrem bisherigen Leben zu einer Überforderung geführt haben,

- was an ihren derzeitigen Rahmenbedingungen nicht guttut,

- welche persönlichen Bewältigungsmuster nicht mehr sinnvoll sind (und warum),

- welche „Schwachstellen" es möglicherweise in der eigenen Persönlichkeit gibt und wie sie neue Kraftquellen und Werkzeuge gewinnen, um mit dem eigenen Leben besser zurechtzukommen.

Zugegeben, unsere heutigen Lebensbedingungen mit all ihrer Hektik bereiten uns eine Menge Stress. Auch sind die Erwartungen von außen, aber auch die eigenen Ansprüche an Wohlstand und Glück oft viel zu hoch. So mancher kann dadurch aus dem Gleichgewicht geraten. Jeder Mensch hat jedoch – abgesehen von den gesellschaftlichen Bedingungen, die uns alle betreffen – ganz individuelle Voraussetzungen für seine Erkrankung. Nicht das absolute Maß an innerer und äußerer Belastung ist entscheidend dafür, ob Sie krank werden oder nicht. Vielmehr spielen Ihre ganz persönliche Vorgeschichte, Ihre körperliche und seelische Konstitution, aber auch Ihr ganz persönliches Schicksal eine wesentliche Rolle.

Im Laufe unserer Entwicklung vom Kind zum Erwachsenen kann so manches schiefgehen. Da haben Sie vielleicht ein Leben lang Ihre fehlende Selbstsicherheit mit besonderer Leistungsbetonung und betont lockerem Auftreten übertünchen müssen. Sie haben sich vielleicht schon viel zu lange „zusammengerissen", damit nur ja keiner merkt, wie es wirklich in Ihnen aussieht. Ausgerechnet Sie haben vielleicht einen Arbeitsplatz, an dem Ungerechtigkeiten oder Überforderungen an der Tagesordnung sind, was Sie schon seit Jahren in innere Not gebracht hat. Vielleicht sind Sie auch durch Schicksalsschläge völlig überfordert. Vergleiche mit anderen Menschen, die vielleicht den gleichen Belastungen ausgesetzt sind wie Sie, die aber gesund bleiben, nützen hier gar nichts.

In der Krise ist die Abwehr meist zusammengebrochen. Zusammenreißen geht nicht mehr. Tapfer sein auch nicht. Körper, Geist und Seele verweigern jegliche Leistung. Für jemanden, der es gewohnt war, sich ständig zu überfordern, ist das zunächst eine sehr bedrohliche Erkenntnis. Die Fassade bröckelt, die Fundamente wackeln. Im Grunde ist die Depression jedoch eine notwendige und „gesunde" Verweigerung des ganzen Menschen, die dazu dient, sich neu im Leben auszurichten. Endlich ist Zeit, um Ihre gesamte Energie zur Regeneration all ihrer Kräfte zu nutzen.

Die typischen Symptome einer Depression, sowohl körperliche als auch seelische, wollen uns immer etwas sagen. So kann die Tatsache, dass Sie sich körperlich und seelisch völlig erschöpft fühlen und Ihr Herz viel zu schnell schlägt, daran erinnern, dass Sie mehr Stille, Schutz und Erholung brauchen. Die Tatsache, dass Ihr Gedächtnis und der gesamte Denkapparat, ja, oft sogar das Hörvermögen in Mitleidenschaft geraten sind, will signalisieren, dass Ihr Kopf dringend Entlastung braucht. Es fühlt sich oft an, wie wenn das System abgeschaltet hat, ein seelischer „Totstellreflex", der wie im Tierreich dem Überleben dient. Auf diese Weise verschafft Ihre Seele sich mehr Gehör. Zu lange war sie unter Druck oder bekam zu wenig Aufmerksamkeit.

Manche Depressive trifft die Erkrankung zu einem Zeitpunkt, an dem die größten seelischen Belastungen eigentlich längst vorbei sind. So liegt vielleicht die überfordernde Pflege eines Angehörigen hinter ihnen und eigentlich könnte eine Phase des Aufatmens folgen. Vielleicht haben sie nach einer längeren Mobbingphase am Arbeitsplatz endlich wieder gute Arbeitsbedingungen. Offensichtlich hat die anstrengende Zeit ihre Seele jedoch so sehr überfordert, dass das System jetzt jeglichen Dienst verweigert. Jedoch kann auch die Tatsache, nun nicht mehr gebraucht zu werden oder unter Druck zu sein, eine tiefe Sinnkrise auslösen.

Bei Depressiven, die seit Jahren immer wieder Rückfälle haben und unter heftigen Symptomen leiden, fehlen nach meiner Erfahrung oft noch ganz bestimmte Bausteine für einen nachhaltigen Heilungsprozess, die es herauszufinden gilt. Vielleicht hat die bisherige Behandlung die tiefer liegenden Ursachen noch nicht berührt. Vielleicht fehlen noch Bewältigungsstrategien für den Umgang mit bestimmten Stressfaktoren. Vielleicht steckt dahinter ein Problem, das bisher noch nicht angesprochen werden konnte oder durfte. Vielleicht hat die Krankheit auch eine wichtige Bedeutung für Sie, die man nicht einfach ignorieren darf. Schließlich kann es sein, dass für eine dauerhafte Heilung noch nicht der richtige Zeitpunkt gekommen ist oder Sie noch nicht den Menschen gefunden haben, der Sie wirklich versteht.

Gerade in der Behandlung von traumabedingten Depressionen fehlt es vielfach noch an Wissen und Erfahrung, da die Auswirkungen von Traumen erst in den letzten zehn Jahren genauer verstanden werden. Vielen Betroffenen hat es geradezu „die Sprache verschlagen", sodass es ihnen schwerfällt, Hilfe in Anspruch zu nehmen. Manche werden auch als „therapieresistent" angesehen, weil sie angeblich nicht „mitmachen". Betroffene haben oft einen leidvollen Weg hinter sich, bei dem sie von Therapeuten die Zuschreibung bekommen haben, dass sie angeblich nicht therapiefähig seien. Das ist bitter! Mit dem tiefen Wunsch, gesund zu werden, und der hartnäckigen Suche nach einer kompetenten Begleitung können Betroffene jedoch Schritt für Schritt Fortschritte auf ihrem Gesundungsweg machen.

Genau dieser Prozess, nämlich herauszufinden, was Ihre Seele braucht, um wieder stabil zu werden, ist die Herausforderung dieser Krankheit. Wie im Folgenden beschrieben wird, können Sie selbst dazu eine Menge beitragen.

Worauf es bei der Heilung ankommt

Depression ist eine Antwort der Seele auf innere und äußere Not. Heilung erfolgt meist nicht direkt, sondern indirekt durch Herstellen guter Bedingungen – ein Gedanke, der in der naturheilkundlichen Medizin schon seit Jahrhunderten bekannt ist. In der wissenschaftlichen Medizin und nach der WHO-Definition wird mit „Gesundheit" ein Zustand des vollkommenen körperlichen, emotionalen, mentalen und sozialen Wohlbefindens und nicht nur das Fehlen von Krankheit, Funktionsstörungen oder Gebrechen bezeichnet. Nach dieser Definition gibt es heute streng genommen kaum gesunde Menschen. Im naturheilkundlichen Denken wird hingegen unter Gesundheit die Fähigkeit verstanden, flexibel auf das reagieren zu können, was uns immer wieder aus unserer eigenen Mitte bringt. Hier wird vielmehr die grundsätzliche Regulationsfähigkeit unseres Körpers und unserer Seele in den Mittelpunkt gestellt. Statt eines Zustands von Symptomfreiheit geht es um die Fähigkeit, uns mithilfe unserer Selbstheilungskräfte zu regenerieren und wieder zu regulieren.

Für einen Menschen in der Krise bedeutet das, zu verstehen, wie es dazu gekommen ist und welche Faktoren die „Schieflage" aufrechterhalten. Statt des Anspruchs unserer heutigen Gesellschaft auf völlige Unversehrtheit und Fitness geht es mehr um die Wertschätzung und Akzeptanz der eigenen Möglichkeiten, auch wenn diese unter Umständen begrenzt sind, sowie um unsere Verantwortung, das Beste aus dem eigenen Leben zu machen. Verständlicherweise bedeutet Gesundheit deshalb für den einen schon die Fähigkeit, wieder arbeiten zu können; für einen andern Menschen geht es um Stabilität und Glücksempfinden im privaten Bereich.

Dass es manchen Menschen schwerer fällt als anderen, wieder stabil zu werden, hat unter anderem mit der Neurotransmitterausstattung des Gehirns zu tun, die meist schon im Kindesalter ausgeprägt wird.

So hat eine Untersuchung ergeben, dass es konstitutionell gesehen zwei Gruppen von Kindern gibt. Die eine hat einen *normalen* Serotoninspiegel, der sie gegen Stresseinwirkungen sehr gut abfedert. Die andere Gruppe von Kindern weist einen erniedrigten Serotoninspiegel auf, wodurch die Kinder deutlich stressanfälliger sind. Interessant ist, dass eine fürsorgliche Haltung der Eltern in den ersten Lebensjahren diesen Mangel völlig ausgleicht und diese Kinder im Erwachsenenalter sogar besonders flexibel und stressresistent macht, mehr noch als die Kinder mit erhöhtem Serotoninspiegel. Belastende oder gar traumatische Kindheitserlebnisse wirken sich bei der einen Gruppe also besonders fatal aus, während die andere Gruppe davon weniger stark irritiert wird.

Man kann sich vorstellen, dass manche Menschen einen ausgeprägteren Neurotransmittermangel haben als andere und deshalb von Medikamenten eher profitieren. Das heißt nicht, dass die einen Medikamente benötigen, die anderen nicht. Vielmehr kann eine vorübergehende oder langzeitige Behandlung bei manchen Menschen wichtiger sein als bei anderen. Es kann sogar sein, dass insbesondere in der Anfangsphase der Krise ein ganzes Arsenal von Medikamenten notwendig ist, um eine Destabilisierung zu verhindern. Das Gehirn ist jedoch äußerst regenerationsfähig und reagiert positiv auf jede stimmige therapeutische Unterstützung.

Medikamente in Form von Psychopharmaka sind *eine* Möglichkeit, den Betroffenen unerträgliches Leiden zu nehmen und die therapeutische Verarbeitung möglich zu machen. Die *alleinige* medikamentöse Therapie bringt allerdings keine wirkliche Heilung und erhöht die Gefahr einer erneuten Erkrankung.

Der Grund ist, dass die Ursachen nicht erkannt und bearbeitet werden und sich deshalb an den zugrunde liegenden ungesunden Mustern nichts verändert. Allerdings möchte ich erwähnen, dass gewisse Mangelzustände stofflicher Art und manche Grunderkrankungen ähnliche Symptome verursachen wie Depression oder Burnout. Ich denke hier an die Wochenbettdepression, die Schilddrüsenunterfunktion oder schwere Allgemeinerkrankungen. In diesen Fällen bedarf es gezielter ganzheitlicher Behandlung und unterstützender Medikamente, damit auch die Seele wieder ins Gleichgewicht kommen kann. In den Kapiteln über Körpersymptome und Nahrung für die Seele wird darauf näher eingegangen.

In der heutigen Medizin gibt es gute therapeutische Behandlungsansätze, die sich ständig weiterentwickeln. Dabei kommt es weniger auf die verwendeten Methoden als auf die heilende Beziehung zwischen dem Hilfesuchenden und dem Behandler an, mit dem gemeinsam nach Wegen aus der Krise gesucht wird.

Es ist mir ein Anliegen, mit diesem Buch von der Festschreibung von Krankheitszuständen wegzukommen und Heilung nicht als einen idealen Endzustand, sondern als einen Prozess betrachten, der in vielen kleinen Schritten gelingen kann. Auf diese Weise erschließen sich neue Denkhorizonte und die Kreativität, die es braucht, um auch mit schwierigen Krankheitsverläufen umgehen zu können. Ich möchte deshalb die bei jedem Menschen vorhandenen Selbstheilungskräfte in den Vordergrund stellen, die dann wirksam werden, wenn sich günstige Bedingungen dafür ergeben: das Gefühl, wirklich verstanden zu werden, die Möglichkeit sich selbst zu verstehen, bessere Lebensumstände wie zum Beispiel ein geschütztes Umfeld, stärkende Substanzen, vor allem aber wirksame Strategien, die einem Menschen das Gefühl geben: „Ich bin nicht ohnmächtig, sondern handlungsfähig."

Wenn man bedenkt, dass sich erst seit etwa zehn Jahren Behandlungskonzepte für schwer traumatisierte Menschen entwickeln, kann man ermessen, wie viele an Depression Leidende noch keine Hilfe finden konnten. Auch gibt es keine Patentrezepte für Menschen, die an einer zunehmend süchtigen Gesellschaft mit all ihrer Wohlstandsverwahrlosung und der damit verbundenen Sinnentleerung leiden. Jedoch haben mir meine guten Erfahrungen in der

Arbeit mit Depressiven, die schon sehr lange krank oder wiederholt erkrankt waren, bestätigt: **Heilung im Sinne einer geglückten Lebensbewältigung ist grundsätzlich immer möglich.** Mit welchen Hilfsmitteln, ob mit oder ohne medikamentöse Unterstützung, sei dahingestellt. Sie, die Sie auf der Suche nach Antworten sind, werden hier viele Anregungen finden, wie Sie einen Schritt weiterkommen auf dem Weg zu Ihrer ganz persönlichen Gesundheit, nämlich der Fähigkeit, Ihr Leben wieder selbst zu steuern. Heilung setzt also die folgenden Schritte voraus:

- die Symptome verstehen
- das System beruhigen
- gute Rahmenbedingungen schaffen
- neue Perspektiven entwickeln

An der Tür des Aufenthaltsraumes einer psychosomatischen Klinik fand ich folgenden Spruch, dem nichts hinzuzufügen ist:

„Krankheit ist ein Symptom verirrten Lebens. Sie drosselt das Tempo falscher Bewegung. Denn verlangsamtes Leben findet zu sich selbst zurück. Der Körper verweigert sich weiterer Oberflächlichkeit und zwingt das Leben in die Tiefe."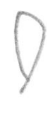

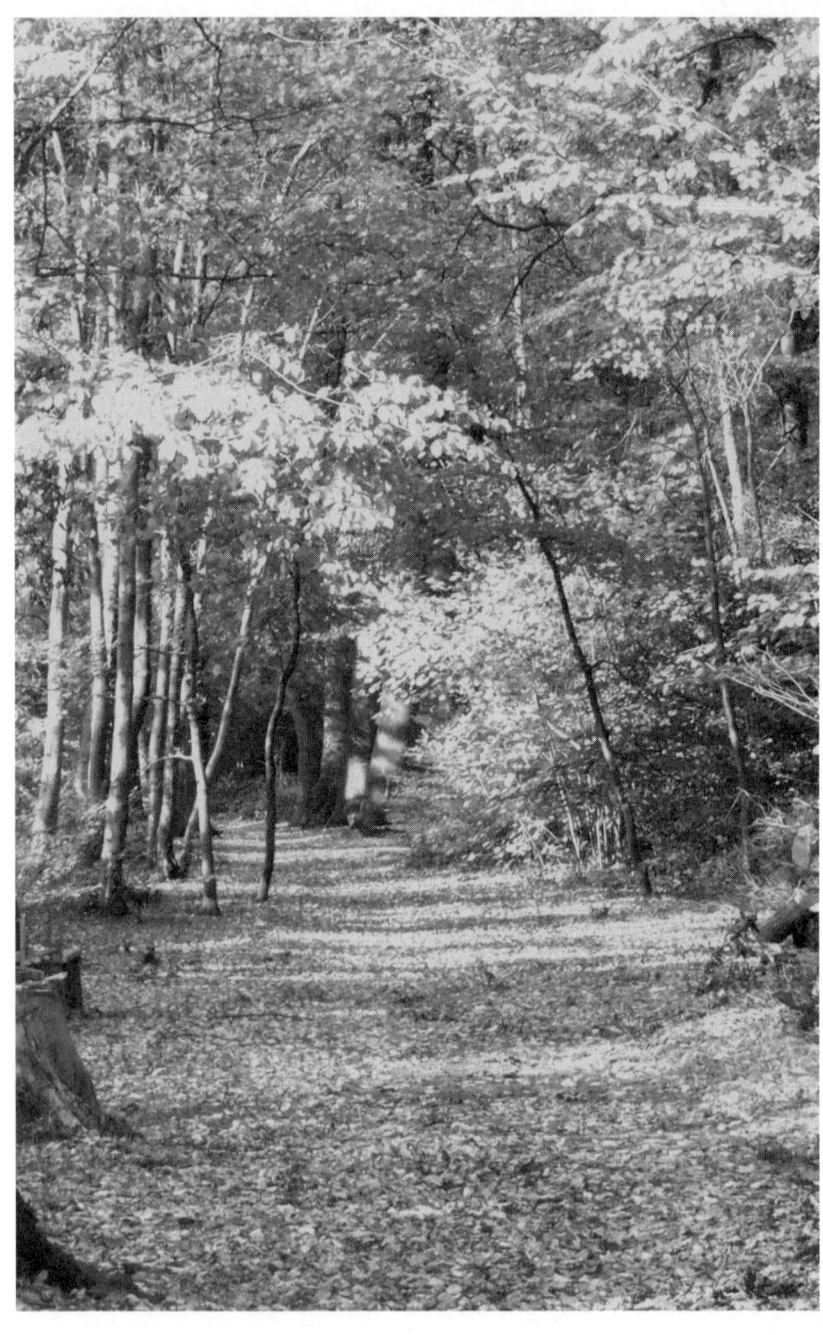

Themenkreis 1: Die Krise ist da

Der erste Schritt

Zum Verständnis:

Es gibt ein einfaches Grundprinzip: Alles, was wir *annehmen*, kann sich wandeln. Alles, was wir zu *vermeiden* versuchen, nicht wahrhaben wollen oder wogegen wir ankämpfen, bleibt so, wie es ist, oder verstärkt sich. Vor allem aber: Für unser Gehirn ist das sehr anstrengend und macht nur zusätzlichen Stress. Diese Einschätzung mag Ihnen vielleicht absurd vorkommen oder nach Fatalismus klingen. Dem ist nicht so. Annahme heißt, den derzeitigen Zustand voll und ganz anzunehmen. So verrückt es für Sie klingen mag:

Lassen Sie innerlich los, indem Sie die Schultern locker lassen und ausatmen. Gestehen Sie sich ein: „Ja, ich bin gerade in einer Krise. Ich weiß weder ein noch aus und ich brauche Unterstützung."
Damit hört der Kampf auf und in Ihrem Innern kommt etwas zur Ruhe. Das ist der erste Schritt auf Ihrem Heilungsweg.

Es ist geradezu eine paradoxe Intention, die Depression mit all ihren Begleiterscheinungen wie Verzagtheit, Angst und innerer Leere willkommen zu heißen im Sinne einer wichtigen Information, die Ihnen etwas sagen und von Ihnen ganz persönlich verstanden werden möchte.

Warum wehren wir uns dann so vehement gegen diesen Zustand? Nun, *Annehmen* ist nicht so einfach. Krank sein will kaum jemand.

Jeder Mensch kämpft erst einmal dagegen an, sich schlecht zu fühlen oder gar krank zu sein, selbst wenn es nur eine Grippe ist. Erst recht kämpfen wir, solange es geht, gegen Stimmungstiefs oder Schwächezustände an. Sie stören das eigene Selbstbild, insbesondere, wenn wir gelernt haben, immer zu funktionieren und uns stark zu zeigen. Vielleicht sind Sie außerdem seit Jahren an Gefühle des Unwohlseins und innere Spannungszustände gewöhnt. Gestresst, unglücklich und überanstrengt zu sein gehört für Sie vielleicht zum normalen Lebensgefühl. Auch deshalb fällt es schwer, sich auf einmal als schonungsbedürftig zu bezeichnen und die Krankheit anzunehmen.

Immerhin ist es ein gutes Zeichen unseres Menschseins, dass wir so lange wie möglich hoffen, es würde uns von alleine bald wieder besser gehen. Hinzu kommt, dass die Depression eine Diagnose ist, die in unserer Gesellschaft immer noch mit Scham besetzt ist. Viel „besser" ist es, einen Herzinfarkt zu bekommen. Die Gesellschaft honoriert diese Diagnose sehr viel eher. Würde man den Herzinfarkt als „die Krankheit des gebrochenen Herzens" bezeichnen, so hätte dies einen deutlichen Imagewechsel zur Folge. Ich halte deshalb das Eingeständnis, seelische Probleme zu haben und Hilfe zu suchen, für einen sehr mutigen Schritt, mit dem der Heilungsprozess beginnt. Indem wir wenigstens für einen Moment die unangenehmen Symptome willkommen heißen und sie genau ansehen, geben wir unserer Seele die so notwendige Entlastung. Der Kampf hört auf und der seelische Stresspegel wird sofort „heruntergedimmt".

Ich erinnere mich an eine Frau, die seit Jahren gewohnt war, ihr Grundgefühl von Überforderung, das schon als Kind sehr ausgeprägt war, tapfer „wegzudrücken". Ihre innere Leere und viele Körpersymptome signalisierten jedoch den starken seelischen Schmerz und sie hatte große Angst davor, dies zuzugeben. „Nein, das muss man unterdrücken!", war ihre Überzeugung, die sie mit heftigem Kopfschütteln bekräftigte. Als ich ihr die Angst vor der „Kapitulation" nahm und sie zu diesem überwältigenden Gefühl von Überforderung, Ohnmacht und Selbstabwertung stehen konnte, entspannte sich ihr ganzer Körper: „Jetzt, wo ich es zulasse und Ihnen glauben kann, dass das nicht gefährlich ist, geht es mir besser", bemerkte sie.

Menschen, die in eine Krise geraten sind, äußern sich oft sehr widersprüchlich: Auf der einen Seite sind sie ganz froh, sich endlich eingestehen zu dürfen, dass es so nicht weitergeht, doch andererseits macht die Erkenntnis, krank zu sein, ihnen Angst. Da fallen Bemerkungen wie diese: „Es fühlt sich eigentlich an wie eine Erlösung, dass ich morgen nicht wieder vor all diesen Aufgaben stehe, aber ich kann doch jetzt nicht einfach nur noch meinen Bedürfnissen nachgehen." Außerdem fragen sich die meisten: „ Wann bin ich wieder gesund?" Es gibt zwar unter Psychiatern den gängigen Spruch: „Jede Depression ist irgendwann vorbei!" Doch diese Aussage ist für die Betroffenen wenig tröstlich.

Annahme ist bei jeder Krankheit ein wichtiger Heilungsfaktor, doch mehr noch als bei körperlichen Krankheiten ist für die Heilung *seelischer* Beeinträchtigungen die Selbstannahme eine *unabdingbare* Voraussetzung.

Der Stress wird nämlich dadurch erhöht, dass die Betroffenen viel Energie darauf verwenden, sich „zusammenzureißen" und gegen Erschöpfung, Niedergeschlagenheit und innere Spannungen anzukämpfen. Durch Annehmen verringert sich dieser Stress automatisch und die Neurotransmitter im Gehirn kommen wieder in die Balance. Damit beginnt ein äußerst wichtiger psychischer Prozess.

Die Krankheit anzunehmen ist in gewisser Weise eine „Kapitulation". Zu kapitulieren beinhaltet den Mut, zuzugeben, dass Sie Ihr Leben gerade nicht mehr im Griff haben und Hilfe brauchen. Viele Betroffene haben mir nach ihrer Genesung berichtet, dass die wirkliche Kapitulation vor den eigenen Problemen ein erlösender Moment gewesen sei, an dem ihre Heilung begonnen habe. Warum ist das so und was geschieht da in unserem Inneren?

In dem Moment, in dem wir den Dingen ins Auge sehen und sagen: „Ja, so ist es gerade mit mir", hört das Kämpfen auf. Die Seele entspannt sich. Der Atem wird ruhiger, die Spannung in den

Muskeln lässt deutlich nach und die Ausschüttung von Stresshormonen nimmt ab. Unser Gehirn kann sich erholen, da es nicht mehr ausschließlich mit Verdrängung beschäftigt ist. Verdrängen kostet viel Energie und aktiviert das innere Notfallprogramm. Um diese Energie aufzubringen, benötigen wir viele zusätzliche Vitamine und Mineralien, die aber dem Körper, insbesondere dem Nervensystem, nicht zur Verfügung stehen. Dieser Mangel destabilisiert die Psyche.

Die Kapitulation ist wie der Ausstieg aus dem Hamsterrad. Es entsteht ein neuer Blickwinkel. Statt immer nur danach zu schauen, was man können *müsste* oder was andere von einem erwarten, kann die ganze Energie auf die Analyse des derzeitigen Lebens und die Erfüllung der eigenen Bedürfnisse verwendet werden. Genau das ist die Voraussetzung für den Heilungsprozess. Je bewusster Sie diesen Schritt tun, desto schneller kommt das gesamte System zur Ruhe. Mit der folgenden Übung können Sie die Selbstannahme bekräftigen.

Meine Empfehlung:

Begeben Sie sich an einen Ort, an dem Sie ungestört sind, oder kommen Sie gerade da, wo Sie sind, einmal ganz zu sich: Spüren Sie ganz konkret den Boden unter Ihren Füßen und den Kontakt Ihres Körpers mit der Unterlage, dem Stuhl, dem Sessel. Legen Sie Ihre Hände überkreuz auf Ihren Brustkorb oder umfassen Sie Ihre beiden Schultern. Lassen Sie Ihr Kinn locker auf das Brustbein sinken und sagen Sie sich innerlich in etwa Folgendes:

- Ja, im Moment ist es so, aber das muss nicht so bleiben.
- Ja, im Moment habe ich Probleme, und trotzdem bin ich gut so, wie ich bin.
- Ja, es ist bitter, dass ich im Moment nicht so viel kann, aber ich mag mich so, wie ich bin.

Auch wenn Sie diese Sätze für unsinnig halten, sie wirken trotzdem entlastend! Bleiben Sie einen Moment bei der Wahrnehmung von sich selbst und wiederholen Sie immer wieder den Satz, in dem Sie alles, was ist, annehmen *und* im Anschluss noch eine positive Aussage hinzufügen. Haben Sie keine Angst, die negativen Symptome, ja, sogar

Angst und Ärger zu *benennen*. Auch wenn Sie sich den positiven Satz nicht glauben, sprechen Sie ihn aus! Indem Sie der belastenden oder negativen Aussage eine positive hinzufügen, relativiert sich der negative Denkansatz in Ihrem Gehirn automatisch. Das wirkt beruhigend. Dabei werden Kräfte frei, sodass Sie sich mit den nächsten Schritten des Heilungsprozesses beschäftigen können.

In diesem Buch werden Sie viele Strategien kennenlernen, wie Sie das eigene Denken positiv beeinflussen können. Das *Annehmen* dessen, was jetzt gerade ist, ist schon mal ein guter Anfang! Seien Sie so verrückt, zu glauben, dass es jetzt und hier, für Sie ganz persönlich, gut weitergeht, nach dem Motto: „Wenn du denkst, es geht nicht mehr, kommt von irgendwo ein Lichtlein her."

Für existenzielle Sicherheit und Stabilität sorgen

Zum Verständnis:

Die Depression ist eine Phase im Leben, deren Heilung mehr erfordert als die Einnahme von Tabletten. Insbesondere brauchen Betroffene in ihrer Umgebung Sicherheit und Halt, um mit dieser Lebenssituation und den damit verbundenen existenziellen Ängsten umgehen zu können. Ich möchte im Folgenden einige rein organisatorische und praktische Punkte nennen, die zu bedenken sind.

Nehmen wir an, Sie haben das Gefühl, an einer manifesten Depression oder an einem Zustand des Ausgebranntseins zu leiden. Sie sind zurzeit äußerst empfindlich, unruhig und verletzlich. Ihr limbisches System ist aus irgendeinem Grund in ständiger Alarmbereitschaft. Ihre Neurotransmitter, die für gute Laune, Motivation, Frustrationstoleranz und Offenheit sorgen, verbrauchen sich viel zu schnell und Ihr vegetatives System ist aus der Balance geraten.

Auch wenn Sie sich so überhaupt nicht kennen – im Moment fühlen Sie sich depressiv, ängstlich oder unangenehm erregt. Sie leiden unter Stimmungsschwankungen, sind erschöpft oder apathisch und bringen nur wenig zustande. Zurzeit mahnt Ihr gesamtes System, dass es Halt und Schutz braucht. Für einen Depressiven heißt das: gute Rahmenbedingungen, aber auch die Unterstützung von Experten, die helfen, sich zu orientieren und systematische Heilungsschritte einzuleiten. Worauf kommt es an?

Falls Sie sich nicht sicher sind, ob es sich bei Ihrem Zustand um die Folgen einer körperlichen Krankheit handelt, lassen Sie dies von einem Arzt Ihres Vertrauens abklären, denn oftmals haben Krankheiten auf der Körperebene auch psychische Symptome zur Folge. Die Frage ist, ob es sich nur um ein momentanes Stimmungstief oder um eine tiefgehende seelische Störung handelt. **Wenn Sie nach einem Arzt oder Therapeuten suchen, achten Sie darauf, dass die „Chemie" stimmt und Sie sich im Kontakt bestärkt und aufgebaut fühlen.** Gemeinsam mit dem Therapeuten Ihres Vertrauens überlegen Sie, welche Schritte in der aktuellen Situation heilungsfördernd sind. Zunächst geht es um die **Sicherung Ihrer Existenz.**

Die Frage ist, ob es ausreicht, dass Sie gegenwärtig nur etwas besser auf sich achten und sich ein wenig schonen. Oder ist eine **zeitweilige Krankschreibung oder Beurlaubung nötig?** Dadurch bekommen Sie ein Zeitfenster, um sich über Ihren derzeitigen Gesundheitszustand klar zu werden. Falls Sie selbstständig sind und für den Fall, dass Sie länger krank sein sollten, ist die wichtigste Frage: Wie kann ich meine Existenz absichern? Sie brauchen jetzt vor allem genügend Freiraum ohne Belastung. Außerdem brauchen Sie Menschen, die Ihnen den Rücken freihalten und Sie aktiv unterstützen. Diese Tatsache wird oft unterschätzt und ist doch so wichtig, um sich endlich der eigenen Gesundheit widmen zu können.

Gemeinsam mit einem erfahrenen Therapeuten können Sie die Frage klären, welches Ausmaß Ihre Krankheit hat. Handelt es sich nur um ein leichtes Stimmungstief, das sich durch ein paar Tage Ruhe überwinden lässt? Ist es ein Überarbeitungszustand, ein Burn-out oder eine leichte bis mittelschwere Depression, in der Sie bei (zeitweiliger) therapeutischer Begleitung weiter zur Arbeit gehen können? Oder handelt es sich um einen tiefen krisenhaften Einbruch, der die Grundfesten Ihrer Persönlichkeit ins Wanken gebracht hat? Manchmal braucht man etwas Zeit, um genau herauszubekommen, welches Ausmaß der Krankheitszustand hat. Ich habe die Erfahrung gemacht, dass ein paar in kurzen Abständen geführte Gespräche oft schon helfen, dies zu klären. Dann ist Zeit, um die Ursachen kontinuierlich aufzuarbeiten und gezielte Selbsthilfestrategien anzuwenden. Dazu später.

Weiterhin ist zu **überlegen, ob ein Klinikaufenthalt sinnvoll ist.** Falls Sie zum Beispiel zurzeit gar nicht imstande sind, Ihren Alltag zu regeln, nur noch in Panik sind, keinen Schlaf mehr finden und nicht mehr alleine zu Hause zurechtkommen, kann es sein, dass der Aufenthalt in einer psychiatrischen Akutklinik Ihnen erst einmal einen geschützten Raum bietet, in dem Sie zur Ruhe kommen können. Vielleicht reicht auch eine ambulante Begleitung durch die Krise aus, um Sie zu stabilisieren. Währenddessen kann zum Beispiel auch der Aufenthalt in einer psychosomatischen Klinik vorbereitet werden.

Eine weitere Frage ist, ob Sie **Medikamente** benötigen oder ob eine therapeutische Begleitung (mit oder ohne Krankschreibung) ausreicht.

Was Sie aber vor allem brauchen, und zwar noch viel dringender als Medikamente, das ist **ein unterstützendes Netzwerk von Menschen**, die Ihnen zur Seite stehen. Zu einem solchen unterstützenden Netzwerk gehören vor allem vertraute Freunde und Verwandte. Manchmal reicht schon *eine* Person, zu der Sie Vertrauen haben. Umgeben Sie sich jetzt mit Menschen, die eine ruhige, gelassene Ausstrahlung haben und die Sie nicht noch durch ihre eigenen Ängste und Sorgen verunsichern. Sie brauchen Menschen, in deren Gegenwart Sie sich nicht verstellen müssen, die aber auch selbst Grenzen setzen können und sich nicht von allen Ihren Stimmungen anstecken lassen. Ich werde dieses Thema noch in einem eigenen Kapitel ansprechen.

Auch Selbsthilfegruppen und unterstützende Institutionen können Hilfestellung geben, zumindest aber das Gefühl vermitteln: Du bist nicht allein! Und das ist schon eine ganze Menge. In jeder Stadt kann man beim Gesundheitsamt Adressen von Anlaufstellen erfahren, die bei seelischen Problemen Unterstützung bieten. Auch im Internetforum der *Deutschen DepressionsLiga* kann man Orientierung erhalten. Scheuen Sie sich nicht vor einem Anruf bei der Telefonseelsorge, auch dort kann man Ihnen Anlaufstellen nennen. Die Hauptsache ist, Sie treten mit jemandem in Kontakt und bleiben nicht allein mit Ihren Problemen. Aus dem ersten Schritt entsteht der nächste.

Hilfe anzunehmen und zu signalisieren, dass Sie jetzt Hilfe brauchen, ist ein wesentlicher Heilungsschritt, insbesondere für Menschen, die es gewohnt sind, in ihrem Leben alles alleine zu bewältigen. Im nächsten Kapitel werde ich näher beschreiben, welche weiteren grundsätzlichen Schritte zu Ihrer Heilung beitragen.

Meine Empfehlung:

Nehmen Sie sich ein Blatt Papier (quer gelegt) und schreiben Sie alles auf, was Ihnen einfällt zu der Frage: Wer oder was kann mich im Moment unterstützen? – Fragen Sie sich: Wer hat mir bisher schon einmal zur Seite gestanden und *welche* **Anlaufstellen** gibt es in meiner Nähe (Hausarzt, Psychologe, Pfarrer, Heilpraktiker, Physiotherapeut, Freunde, Verwandte, Selbsthilfenetzwerke)? Kenne ich jemanden, der auch schon einmal eine Krise durchlebt hat und seine Erfahrung mit mir teilen kann?

Was sind *die nächsten praktischen Schritte* für mich (Krankschreibung, Gespräch mit dem Arbeitgeber wegen einer Entlastung bei der Arbeit, Klinikaufenthalt, Kontakt mit dem Kostenträger wegen spezieller Fragen wie Therapeutenliste, Recherche im Internet nach geeigneten Institutionen, Selbsthilfegruppen; Ordnen von Unerledigtem). Notieren Sie alles ganz konkret mit Telefonnummer, Adresse, Zeiten der Erreichbarkeit. Etwas zu tun macht Sie tatkräftig!

Stellen Sie Ihre Versorgung sicher, zur Not mit Unterstützung durch einen Menschen Ihres Vertrauens. *Dokumentieren Sie Ihre Erkenntnisse* mit kurzen Worten in einem Heft. Auf diese Weise können Sie Ihren Heilungsprozess ab sofort mit allen kleinen Fortschritten gut nachvollziehen. Sie nehmen dadurch mehr eine Beobachterrolle ein und werden Ihr eigener Experte. Dies fördert Ihren Heilungsprozess.

Schnelle Entlastung – das Prinzip Hoffnung

Zum Verständnis:

Eine Depression, auch wenn sie schon lange besteht, stellt für die Betroffenen eine akute Notlage dar. Hoffnungslosigkeit ist ein Faktor, der die Depression von einer vorübergehenden Niedergeschlagenheit unterscheidet. Gerade weil der Heilungsprozess viel Zeit und Geduld braucht, sind schnelle Entlastung und Unterstützung mit der Aussicht auf Besserung sehr wichtig. Menschen im Stimmungstief verlieren durch das depressive Denken sehr schnell die Hoffnung. Doch gerade Hoffnung ist der seidene Faden, an dem das Leben eines schwer depressiven Menschen hängt. Ähnlich wie bei einem Schlaganfall oder einer schweren körperlichen Erkrankung kann man hier nicht einfach abwarten. Deshalb: Gestehen Sie sich zu, dass Sie akut und schnell kompetente Hilfe benötigen.

Wie bereits beschrieben besteht im Gehirn ein hochgradiger Alarmzustand. Je schneller hier eine gewisse Beruhigung eintritt, desto besser erholt sich Ihr System und desto gezielter können Sie an Ihrer Gesundung arbeiten. Man muss dazu nicht gleich alle Probleme gelöst haben. Indem Ihr gesamtes System „merkt", dass jetzt etwas Heilsames geschieht, stabilisiert es sich. Das gibt Hoffnung. Depressivität beeinträchtigt nach der chinesischen Medizin immer auch die Schilddrüsenfunktion (*Dreifacher-Erwärmer-Meridian*) und den gesamten Energiehaushalt und muss ernstgenommen werden.

Das Prinzip einer ganzheitlichen Betrachtung ist, die aktuell schlimmsten Stressfaktoren zu erkennen und zu beseitigen. Die Frage ist also: Was trägt zu einer spürbaren Besserung Ihres jetzigen Zustands bei und gibt Ihnen eine Perspektive?

Wenn jemand wegen einer Depression zu mir kommt, stelle ich erst einmal ein paar Orientierungsfragen: Wie stabil sind Sie im Moment? Können Sie schlafen? Wie groß ist Ihre Erschöpfung? Kommen Sie zu Hause alleine zurecht? Leiden Sie an schwer zu ertragenden Panikzuständen? Haben Sie Appetit und können Sie sich selbst gut mit Essen und Trinken versorgen? All diese Fragen sind wichtig, denn in einem psychischen und seelischen Ausnahmezustand haben Sie keinen Zugang zu Ihren inneren Ressourcen, aus denen Sie normalerweise Kraft schöpfen. Zunächst muss also die größte Not gelindert werden, damit sich Ihre Neurobiologie und Ihr Stoffwechselsystem normalisieren. Ihr Ernährungs- und Ihr Kräftezustand sind ebenfalls wichtige Voraussetzungen, um sich überhaupt mit den dahinterliegenden Problemen beschäftigen zu können.

Wer zum Beispiel gar nicht mehr schläft, braucht übergangsweise ein leichtes Schlafmittel oder ein Antidepressivum, um wieder zur Ruhe zu kommen. Denn ohne **Schlaf** kann Ihr Zustand sich massiv destabilisieren. Oft tritt jedoch nach einem klärenden Gespräch, in dem die Betroffenen sich verstanden und endlich nicht mehr alleingelassen fühlen, eine Beruhigung ein. Der Schlaf kommt dann von selbst wieder in die Balance. Eine **medikamentöse Unterstützung** in Form von antidepressiv oder beruhigend wirkenden Medikamenten ist dann nötig, wenn jemand unter schwerster Niedergeschlagenheit, einer schweren Schlaflosigkeit oder unter hochgradiger Unruhe und Dauerpanik leidet und nicht mehr zur Ruhe kommt. Welche Medikamente sinnvoll sind, sollten Sie zusammen mit einem Psychiater Ihres Vertrauens entscheiden.

Ein Wort zur Gabe von Antidepressiva: Man sollte sie niemals leichtfertig oder routinemäßig bei jeglicher Form von Depression geben. Tatsächlich wirken Antidepressiva nur bei 30 Prozent der Betroffenen. Antidepressiva haben zwar auch Nebenwirkungen, aber sie machen immerhin nicht süchtig. Man kann ihre Einnahme sehr gut „ausschleichen", wenn sie nicht mehr benötigt werden. Antidepressiva können für eine gewisse Zeit sehr segensreich sein. Manchmal reichen sogar ein bis zwei Tropfen eines Antidepressivums wie zum

Beispiel Amitriptylin – das so normalerweise als unterdosiert gelten würde –, um eine Stressspirale kurzfristig zu durchbrechen. Manchmal wirken pflanzliche Mittel mit Melisse, Baldrian, Hopfen, Passionsblume schon beruhigend und stabilisierend. Johanniskrautpräparate haben eine gemütsaufhellende und nachweislich antidepressive, aber nicht schlaffördernde Wirkung. Sie sind – abgesehen von einer gewissen Lichtempfindlichkeit, die sie verursachen – sehr gut verträglich.

Warnen möchte ich vor Tranquilizern wie Diazepam-Abkömmlingen. Solche Medikamente sind in Ausnahmezuständen angebracht. Sie gehören in Expertenhände, da sie ein verheerendes Suchtpotenzial haben, das leider auch von Ärzten noch immer unterschätzt wird. Dabei ist die Dosierung nicht entscheidend, denn auch in niedriger Dosierung ist die Suchtgefahr groß. Diese Mittel helfen schnell. Sie vermitteln aber eine trügerische Selbstsicherheit, die auf längere Sicht eher schadet, als dass sie nützt. Wer den schwierigen Entzug von Tranquilizern einmal miterlebt hat, weiß, wie quälend das Absetzen dieser Mittel für die Betroffenen ist.

Ich empfehle vielfach ein gutes Vitaminpräparat mit Mineralien und allen Vitaminen, insbesondere der B-Gruppe, um das Nervensystem zu stabilisieren. Auch homöopathische Mittel sowie Bach-Blütenessenzen können sehr hilfreich sein. Zur Unterstützung der Schilddrüse erfahren Sie mehr im Kapitel über den Umgang mit Körpersymptomen. Im Kapitel „Nervennahrung und Stärkungsmittel für die Seele" habe ich verschiedene Stärkungsmittel angesprochen, die dazu beitragen, Ihren seelischen Stresszustand deutlich zu mildern.

Auch ist eine **regelmäßige und ausgewogene Ernährung** für die Betroffenen wichtig. Schwerer Appetitmangel kann zu Entkräftung führen und schwächt das Nervensystem zusätzlich. Oft kann man mit der Gabe von Vitaminen, insbesondere der B- Gruppe, Mineralien und kleinen gesunden Köstlichkeiten den Appetit wieder anregen. In einem späteren Kapitel werde ich Genaueres dazu berichten.

Ein wichtiger Stressfaktor ist, dass manchen Menschen der **Tagesrhythmus** völlig aus den Fugen geraten ist. Dann muss das Augenmerk besonders darauf gerichtet sein, wieder einen sinnvollen

Ablauf und eine haltgebende Struktur in den Tag zu bekommen. Auch dazu weiter unten.

In der Depression ist der Mensch hauptsächlich mit Grübeln und Katastrophenfantasien beschäftigt. Das Denken ist dumpf, voller negativer Gedankenschleifen, und oft breitet sich eine bedrohliche Willen- und Gefühllosigkeit aus. Das normale Empfinden von Ganzheit, insbesondere das **Körpergefühl**, ist mehr oder weniger abhandengekommen. Daher braucht es ganz konkret „Standfestigkeit" im Hier und Jetzt. Deshalb: Alles, was im Moment Ihr Körpergefühl und Ihr Gefühl für sich selbst verbessert, wirkt normalisierend auf Ihre Emotionen und Ihr Denken. Ich werde auf wohltuende Maßnahmen für das körperliche Wohl später genauer eingehen. Die Aufarbeitung von Problemen und Konflikten gilt es im Auge zu behalten, aber sie hat in der Regel Zeit. Allein die Erkenntnis: „Ja, meine Psyche und mein Körper haben einen guten Grund, warum sie sich im Moment so schlecht fühlen", hilft, sich nicht für verrückt zu erklären. Insbesondere benötigen die Betroffenen Ruhe und Entspannung. Da Ruhe für viele jedoch am Anfang schwer auszuhalten ist, begnügen wir uns erst einmal damit, den Rhythmus zu verlangsamen. Wie kommt man in einen langsameren, harmonischeren Takt? Zunächst nur so viel:

Vereinfachen Sie Ihren Tagesrhythmus. Vermeiden Sie jede Hektik. Sagen Sie Unternehmungen ab, die sich nicht gut anfühlen: lästige Besuche, reine Pflichtveranstaltungen, Sondereinsätze und unnötige Aktionen. Beschränken Sie sich auf die elementaren Dinge Ihres Lebens wie das leibliche Wohl, Essen und Trinken, genug Schlaf, frische Luft und den harmonischen Wechsel zwischen Ausruhen und Beschäftigtsein.

Widmen Sie Ihrem Körper besondere Aufmerksamkeit und Pflege. Gewöhnen Sie sich an, sich täglich viel in der Natur aufzuhalten. Den Wind auf der Haut zu spüren, die frische Luft zu riechen, natürliche Geräusche zu hören, all das bringt Sie auch wieder mit Ihrer

eigenen Natur in Kontakt. **Gehen Sie viel zu Fuß.** Berühren Sie
bewusst die Erde. Falls Sie das nicht absurd finden, setzen Sie sich
immer wieder mal unter einen großen Baum und spüren Sie seinen
Stamm in Ihrem Rücken. Das beruhigt. Gehen Sie, sofern es die
Temperaturen zulassen, immer mal barfuß. Durch das Berühren der
Erde und rhythmisches Gehen kommen Sie wieder in Kontakt mit
sich selbst. Sie tanken neue Energie. Ihr Kopf wird freier und die
Emotionen beruhigen sich.

Falls Sie nicht allein sein können, bitten Sie eine Person Ihres Vertrauens, vorübergehend bei Ihnen zu sein. **Sorgen Sie dafür, dass
Ihre Wohnung oder Ihr Haus Ihnen einen sicheren, ruhigen Ort
bieten, an dem Sie sich wohlfühlen.**

Aufräumen und Sortieren sind gute Tätigkeiten, um sich auch
innerlich zu sortieren. Falls Sie im Rückstand sind mit wichtigen
Dingen, die es zu erledigen gilt, lassen Sie sich von jemandem unterstützen, denn der zusätzliche Druck von schlechtem Gewissen oder
Angst vor Versäumnissen bringt nur zusätzlichen Stress. Beginnen
Sie mit Dingen, die für Sie im Moment am dringendsten sind. Alles
andere lassen Sie so, wie es ist.

Manchmal reichen schon kleine Maßnahmen, um Ihnen eine Last
von den Schultern zu nehmen. Manchmal sind jedoch auch bestimmte grundsätzliche Entscheidungen erforderlich, zum Beispiel
die, eine Unterstützung für den Haushalt zu finden.

*Ich erinnere mich an eine Frau, die durch den Verlust von Familien-
angehörigen in einen schweren Depressionszustand geraten war und
kaum noch schlafen konnte. Sie hatte einen kranken Hund, der mit seinem schmerzbedingten Jaulen seit Jahren die gesamte Familie terrori-
sierte. Alle waren mit ihren Nerven am Ende und die Familie drohte an
diesem Tier zu zerbrechen. Schon der Tierarzt hatte seit Monaten dazu
geraten, den Hund von seiner Pein zu erlösen. Die Frau war aus nach-
vollziehbaren Gewissensgründen nicht in der Lage, sich dazu zu ent-
schließen. Sie überschätzte aber auch ihre Fähigkeit, diesen quälenden
Zustand weiter zu ertragen. Mit Unterstützung fand die Familie ein
gutes Ritual, um sich von dem Tier zu verabschieden. Als im Haus*

erstmals seit Jahren Ruhe eingekehrt war, konnte die Frau sich langsam erholen und Schritt für Schritt ihre Probleme lösen. Manchmal zwingt uns die Erkrankung auch zu schweren Entscheidungen, die jedoch einen wichtigen Heilungsschritt einleiten.

Vor allem aber bringt der Entschluss, sich jetzt alle Zeit der Welt zu geben und sich selbst völlig in den Mittelpunkt des eigenen Lebens zu stellen, fast so etwas wie ein inneres Aufatmen. Hadern Sie nicht mit ihrer Situation. Sie können nichts dafür. Geduld fördert Ihren schrittweise vorangehenden Heilungsprozess. Vertrauen Sie darauf: In einem Halt gebenden Ambiente mit klaren Strukturen werden auch Sie wieder gesund!

Meine Empfehlung:

Stellen Sie sich folgende Fragen:

- Wie ist mein Schlaf?
- Wie steht es mit meiner alltäglichen Versorgung?
- Bin ich emotional stabil genug? Komme ich alleine zurecht?
- Fühle ich mich zu Hause sicher und geborgen?
- Gibt es dringende Entscheidungen, Erledigungen oder drohen Versäumnisse (Krankmeldung, Rechnungen, Geldangelegenheiten)?
- Habe ich in meiner Situation Verbündete, die mir Halt und Hoffnung geben?

Und dann sorgen Sie dafür, dass Sie den Rücken freibekommen und sich Unterstützung holen. Tun Sie es jetzt gleich! Etwas ist immer möglich, und wenn es nur die Notiz auf einem Zettel ist.

Trost und Halt auf dem Weg aus der inneren Einsamkeit

Zum Verständnis:

Depressive Menschen leiden vor allem unter einem quälenden Gefühl von Niedergeschlagenheit und Einsamkeit, das sich anfühlt, wie wenn jemand von sich selbst abgeschnitten ist. Es ist das *Gefühl von Gefühllosigkeit,* das so unerträglich ist und kaum richtig benannt werden kann. Manchen hat es geradezu „die Sprache verschlagen". Um da herauszukommen, braucht man einen langen Atem. In diesem Prozess sind Menschen auf Trost und Halt von außen angewiesen, denn dadurch lassen sich Zuversicht und Hoffnung schöpfen. Gerade Trost ist ein Faktor im Heilungsprozess, dem in unserer technisierten Medizin kaum Bedeutung beigemessen wird. Erfahren Menschen Trost, so schöpfen sie wieder Hoffnung. Auf diese Weise hören die Alarmreaktionen im emotionalen Gehirn sofort auf und es kommt zur Regeneration der seelischen Kräfte.

Eine Patientin berichtete mir, dass in ihrer Klinikzeit ein einziges Gespräch mit der Nachtschwester, in dem sie sich auf einer tiefen Ebene verstanden fühlte, dazu beitrug, dass sie keine Schlafmittel mehr brauchte. Psychodynamik ist eben stärker als „Pharmakodynamik", was so viel heißt wie: Heilsame Beziehungen wirken stärker als jedes Medikament. Da Sie dieses Buch in die Hand genommen haben, nehme ich an, dass Sie daraus Trost und Bestärkung schöpfen möchten. Ich werde im Folgenden beschreiben, worum es sich dabei handelt.

Menschen mit Depression quält, unabhängig davon, ob sie allein oder mit jemand zusammen leben, ein Grundgefühl von tiefer innerer Einsamkeit. Selbst in der Umgebung liebevoller Familienangehöriger kommen Sie sich phasenweise vielleicht völlig verloren vor, denn keiner kann ganz genau nachfühlen, was Sie da gerade durchmachen. Außerdem schmerzt die Erkenntnis, dass Sie an dem guten Lebensgefühl Ihrer Mitmenschen gerade überhaupt nicht teilhaben können. Stattdessen haben Sie das Gefühl wie abgeschnitten zu sein von denen, die Ihnen sonst ganz vertraut sind. Hinzu kommt, dass Sie sich kaum für Ihre Außenwelt interessieren, da sich im Moment all Ihre Kräfte nach innen richten.

Die ungewohnten Stimmungsschwankungen sind beunruhigend für Sie. Vielleicht haben Sie das erste Mal in Ihrem Leben das Gefühl, sich nicht mehr auf sich selbst verlassen zu können, und Sie können das niemandem so recht mitteilen. Die Folge ist nicht selten Verzweiflung.

In dieser Situation brauchen Sie eine sichere und zuversichtliche Begleitung durch eine Person Ihres Vertrauens, die die fachliche Kompetenz im Umgang mit solchen Lebenssituationen hat. Sie übernimmt für eine gewisse Zeit die Funktion, Ihnen Trost, Halt, und ein Geländer zu bieten, an dem Sie sich während des Heilungsprozesses festhalten können. *Gehen* werden Sie alleine.

Der Begriff „Trost" mutet in unserem modernen Medizinbetrieb, in dem es oft um gnadenlose Aufklärung geht, schon fast altmodisch an. Trost ist aber gerade am Anfang ein notwendiges Element des Heilungsprozesses. Ohne Trost zu erfahren, kann man als Depressiver leicht den Mut verlieren. Die typische Befürchtung ist, nie wieder ein normales Leben führen zu können. Auch wenn man Ihnen immer wieder versichert, dass das vorübergeht, können Sie es nicht glauben.

Das Wort „Trost" ist nach Anselm Grün (2008) vom Wortstamm „treu" hergeleitet und bedeutet „innere Festigkeit". Jemand, der Trost spendet, hält also mit seiner eigenen inneren Festigkeit zu demjenigen, der da gerade durch tiefe Gefühle von Einsamkeit und Angst geht. Trost wirkt aber nicht als *billiger* Trost. Wer *wirklichen* Trost spendet, kann mit dem Erkrankten mitschwingen und traut ihm aufgrund seiner Erfahrung zu, dass er oder sie wieder gesund wird. **Dadurch, dass jemand an Sie glaubt, kann sich das Gefühl der Zuversicht mit der Zeit auf Sie übertragen.**

Halt und Orientierung, ähnlich einem stabilen Geländer, braucht der depressive Mensch ganz besonders, weil dieses Krankheitsbild in seiner Symptomvielfalt so komplex ist. Die Betroffenen können sich nicht mehr auf Gewohntes verlassen, da täglich neue Herausforderungen bewältigt werden müssen. **Ein Therapeut hilft, zu sortieren, zu erklären und schlägt Werkzeuge vor, die helfen, auch mit schwierigen inneren Zuständen umzugehen.** Sie werden sich selbst auf diese Weise immer besser verstehen und steuern können. Der Therapeut feiert auch Ihre kleinen Siege mit, die dazu motivieren, am Heilungsprozess dranzubleiben. Ein Therapeut setzt aber auch Grenzen und fordert dazu auf, selbst kreativ zu werden.

Sie können sich diesen Prozess ähnlich dem Entwicklungsprozess als Kind vorstellen. Ein Kind geht an der Hand seines Vaters oder seiner Mutter überall durch, wenn Mutter oder Vater dem Kind Sicherheit vermitteln. Aus Ihrer Kindheit erinnern Sie sich vielleicht noch daran, dass einmal jemand zu Ihnen gesagt hat: „Ich weiß, das ist jetzt nicht so einfach für dich, aber wir schaffen das, wir beide zusammen." Vielleicht ist es wichtig, dass Sie genau diese Erfahrung jetzt machen dürfen.

Mit einem Menschen Ihres Vertrauens, der Erfahrung und Zuversicht hat, lässt sich jede Krise mit der Zeit überwinden. Anfangs braucht es vielleicht häufigere Kontakte, manchmal auch tägliche kurze Telefonate, die Sicherheit geben. Später können die Abstände länger werden, da Sie Ihre Gefühle und Reaktionen immer besser einordnen und damit umgehen können. Sie gewinnen zunehmend Ihr Vertrauen zu sich selbst zurück. Die Krankheitssymptome mögen noch so schwer zu ertragen sein – wenn da jemand ist, der Sie und die Situation versteht, lassen sich immer Lösungen und neue Perspektiven finden. Und dadurch lösen sich die Symptome mit der Zeit auf.

Nicht umsonst wird der therapeutische Prozess oftmals als ein Nachreifungsprozess verstanden. Reifung und Wachstum sind jedoch Vorgänge, die man nicht durch Aktionismus erreichen kann, sondern dadurch, dass man günstige Rahmenbedingungen schafft: indem Sie aufhören, Ihre Empfindungen wie bisher unter Kontrolle zu halten oder durch Aktionismus zu überdecken. Jetzt geht es darum, zur Ruhe zu kommen und jede Anstrengung zu vermeiden. Trost und Halt finden Sie bei Menschen Ihres Vertrauens, bei Gleichgesinnten und erfahrenen Leidensgenossen. Mit der folgenden Übung können Sie aber auch in sich selbst Halt und Trost finden.

Meine Empfehlung:

Lehnen Sie sich einen Moment entspannt zurück, spüren Sie Ihre Füße auf dem Boden und erinnern Sie sich daran, wann und wo in Ihrem Leben es einmal eine Situation gegeben hat, die Ihnen Halt und Trost gespendet hat. Wer hat Ihnen einmal gutgetan? Das muss kein besonderes Ereignis gewesen sein, es kann sich sogar nur um eine kleine Geste handeln, ein Lächeln, einen Zuspruch, kleine Dinge, die Sie einmal angenehm berührt haben.

Vollziehen Sie jetzt, in diesem Moment, nach, was für ein Gefühl das bei Ihnen ausgelöst hat. Wie hat sich Ihr Körper angefühlt? Was haben Sie gedacht? Und dann lassen Sie die Empfindungen bewusst auf sich wirken und im Körper ausbreiten. Ähnlich wie in der realen Situation können Sie den Zustand im Hier und Jetzt abrufen und bei sich verankern. Falls Ihnen gerade keine solche Situation einfällt, fantasieren Sie sich selbst eine ideale Situation und das zugehörige Körpergefühl. Für unser Gehirn macht das keinen Unterschied. Es kommt nur auf die Empfindungen und Reaktionen im Gehirn an, die dadurch ausgelöst werden. Dieses innere Bild kann zu einer wichtigen Ressource werden, die Sie immer nutzen können, wenn Ihnen danach ist.

Der bekannte Arzt und Psychotherapeut Irvin D. Yalom berichtet in einem seiner Filme, wie ein Arzt ihm als kleinem Jungen einmal seine Hand auf den Kopf gelegt und ihm tröstend die Haare „gewuschelt" habe, als er bei dem Herzinfarkt seines Vaters völlig alleingelassen war und große Angst hatte. Dieses tröstende Erlebnis war so tiefgehend, dass es zu dem frühen Entschluss führte, Arzt zu werden.

Ich selbst erinnere mich wie heute an den verstehenden Blick und ein wissendes Nicken meiner damals bereits sehr alten Atemtherapeutin, Frau Goralewski in Berlin, die mich tief in meiner Seele berührte und mir, der damals verunsicherten Studentin, vermittelte: „Ich weiß, wer du wirklich bist! Ich verstehe dich." Dieser Blick in meine Seele war mit entscheidend dafür, die tiefe Bedeutung von Trost und Zuspruch für Menschen in Not zu verstehen. Öffnen Sie sich für Trost spendenden Zuspruch! Er tut Ihnen gut.

Sie müssen jetzt nichts können!

Zum Verständnis:

Erinnern wir uns noch einmal an die neurobiologischen Ursachen für die depressive Stimmungslage: Durch andauernden Alarm im limbischen System kommt die Produktion der Neurotransmitter dem Bedarf nicht mehr hinterher. Die so wichtigen Botenstoffe, die für eine stabile Motivation und Stimmung, für Frustrationstoleranz und Offenheit im sozialen Kontakt sorgen, fehlen. Auch die Nebennierenrinde ist in Mitleidenschaft gezogen. Der Körper wird überflutet mit Adrenalin, was ein ständiges Gefühl von Unruhe oder Blockiertheit erzeugt. Indem Sie aufhören, sich anzustrengen oder sich selbst Druck zu machen, tragen Sie dazu bei, dass Ihr System aus diesem Notstand herauskommt.

Vielleicht haben Sie – schon seit Jahren – die Empfehlung bekommen, gegen ihre depressiven Stimmungen *anzukämpfen* und sich auf keinen Fall in depressive Stimmungen *hineinfallen* zu lassen, sondern stets die *Kontrolle* über ihr Erwachsenen-Ich zu behalten. Häufig haben Sie als Betroffene genau das schon viel zu lange versucht. Stattdessen ist es gerade jetzt wichtig, nichts können zu *müssen* und nichts tun zu *müssen*. Das bedeutet nicht, den ganzen Tag nur noch auf dem Sofa zu liegen, sondern ganz bewusst ein Gefühl dafür zu bekommen, wann es gut ist, von sich selbst etwas zu fordern, und wann genau das Gegenteil besser ist.

Die oben erwähnten Ratschläge sind gerade im Familien- und Freundeskreis oft gängige „Rezepte", um die eigene Angst (der Ratgebenden) vor solchen seelischen Befindlichkeiten abzuwehren. Meist sind sie gut gemeint, manchmal auch sinnvoll, oft aber eine Überforderung und vor allem *jetzt*: kein guter Ratschlag. Was können Sie selbst also zu Ihrer Entlastung beitragen?

Viele Betroffene erzählen mir, wie wohltuend es für sie ist, wenn sie die Erlaubnis bekommen, nichts tun zu müssen. Dazu gehört manchmal, einfach nur auf dem Boden zu sitzen und nur wahrzunehmen, dass es ganz still ist. Andere halten sich mit leichten Spaziergängen am liebsten in der Natur auf. Menschen im Arbeitsprozess können zum Beispiel darauf achten, dass sie keine Höchstleistungen von sich erwarten, sondern einfach nur das Notwendigste schrittweise abarbeiten. Die Seele sucht nach Ausgleich. Wenn Ihr System diesen Ausgleich bekommt, werden Sie ganz von selbst wieder aktiver, indem Sie Ihre Belastung steigern oder mehr Kontakt nach außen aufnehmen. Entscheidend ist, sich nicht einfach passiv „hängen zu lassen", sondern sich ganz bewusst in eine entspannte, anstrengungslose Verfassung zu bringen oder etwas zu tun, was Ihrer Verfassung gemäß ist.

Vielen Betroffenen ist es peinlich, sich wegen einer seelischen Krise krankschreiben zu lassen. Sie kommen sich unnütz vor und haben das Gefühl, anderen nur noch zur Last zu fallen. Aus eigener Erfahrung weiß ich, wie schlimm sich jedes Eingeständnis anfühlt, gerade nicht einsatzfähig zu sein. Ja, das ist schwer auszuhalten, nichts mehr „bringen" zu können, aber Ihr entschiedenes Ja zu all dem, was jetzt ist, wird Ihnen helfen zu heilen. Es gibt Gründe für Ihren derzeitigen Zustand, für den Sie nur bedingt etwas können. Fangen Sie an, sich selbst wertzuschätzen, mit all dem, was jetzt ist! So kommt Ihre Seele zur Ruhe und kann sich Schritt für Schritt erholen.

Nichts zu können oder nichts von sich zu verlangen ist kein Rückzug in die Resignation, im Gegenteil: Die Depression ist ähnlich wie ein Verpuppungsstadium im Tierreich. Im „Kokon" eines geschützten Raumes spart Ihr gesamtes System wertvolle Energie, um innere Kräfte zu mobilisieren. Nach außen hin geschieht nichts Großartiges, denn Anzeichen der Genesung sind sehr subtil. Und doch ist genau dieser innere Ruhezustand so notwendig, um aufzutanken und Körper, Geist und Seele wieder in Einklang zu bringen. Wenn die Zeit reif ist, werden Sie aus diesem Zustand langsam auftauchen. Ich kann Ihnen versichern, Sie werden danach alles, was wirklich für Ihr Leben wichtig ist, ganz leicht aufholen. „Ja, im Moment geht noch nicht viel" – genau dieses Eingeständnis der eigenen geringen Kraft ist etwas sehr Wertvolles.

Wenn Sie also merken, dass es Ihnen schwerfällt, Ihre Hausarbeit zu machen, dass jede Aktion sich anfühlt, als hätten Sie Blei in den Knochen, dann sagen Sie Ja dazu: „Ja, so ist es gerade!" Sie werden feststellen, dass Sie sich dadurch schon etwas leichter fühlen. Der Druck ist weg und Sie können schauen, was gerade möglich ist. Tun Sie die Dinge Schritt für Schritt und so gut Sie können. Eine Kleinigkeit geht immer. Allein dadurch, dass Sie den Druck herausnehmen, werden Sie viel mehr schaffen, als Sie gedacht haben. Sie werden dadurch Ihr Alarmsystem zunehmend außer Gefecht setzen und Ihr emotionales Gehirn wird sich erholen.

Viele Betroffene beschreiben ihre Krankheitsphase als eine besondere Zeit, in der sie ihr Leben so intensiv erlebt haben wie noch nie zuvor. Sehr gut ist, wenn Sie von einem Experten ihres Vertrauens begleitet werden, der die „Zeichen der Zeit" versteht und Sie in Ihrem Bemühen unterstützt.

Meine Empfehlung:

Die nachfolgende Übung hilft Ihnen, sich für einen Moment auf sich selbst zu besinnen und sich angenommen und beschützt zu fühlen. Falls Sie mögen, legen Sie sich eine gemütliche Decke um und lassen Sie sich an einem ruhigen Ort nieder. Sie können die Anleitung aber in jeder Haltung erst einmal *lesen*.

Die Kontaktübung

Legen Sie eine Hand auf den Brustkorb und die andere Hand auf den Bauch. Spüren Sie den angenehmen Kontakt Ihrer Hände auf Ihrem Körper. Vielleicht können Sie die feinen Atembewegungen wahrnehmen. Nehmen Sie den Kontakt von Gesäß und Rücken zu Ihrer Sitzgelegenheit, den Kontakt Ihrer Füße zum Boden, den Kontakt zu Ihrer Kleidung wahr und folgen Sie mit den Händen den natürlichen Atembewegungen Ihres Körpers. Wenn es geht, spüren Sie den Schutz, den Ihnen Ihre eigenen Hände vermitteln, und sagen Sie zu sich etwa Folgendes: „Ganz ruhig, alles gut, ganz geborgen, das wird wieder..." Falls Ihnen Tränen kommen, lassen Sie sie zu. Tränen sind unser natürliches Stressventil. Sie sind Ausdruck von Gefühlen und Zeichen innerer Bewegtheit. Depression ist eher die Stagnation von Gefühlen. Die verträgliche „Dosis" von Gefühlen werden Sie mit der Zeit selbst herausfinden.

Ich nenne diese Übung gerne die „Kontaktübung", denn sie hilft, den in der Depression verlorenen Kontakt zu sich selbst wieder herzustellen, auch wenn das nur für kurze Zeit gelingen mag. Sie können diese Übung auch ganz dezent als kleine Geste überall einschieben, wo Sie sind. Sie wird Ihnen helfen, immer wieder zu sich zu kommen und sich von innerem Druck zu entlasten.

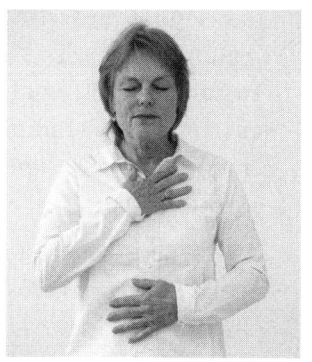

„Kontaktübung"

Schlafprobleme „in den Griff" bekommen

Zum Verständnis:

In der Depression haben Menschen oft große Angst vor dem
Einschlafen. Die Erfahrung, immer wieder grübelnd wach zu
liegen, zermürbt und kann bedrohlich werden. Schlafstörungen
sind keine Kleinigkeit, auch wenn da immer wieder lapidar
behauptet wird: „Sie müssen nicht schlafen!" Man muss genau
verstehen, welche Mechanismen da wirksam sind, damit der
Schlaf sich wieder ganz natürlich einstellen kann. Schlaf ist ein
physiologischer Bewusstseins- und Stoffwechselzustand, den
man nicht herbeizitieren kann. Der Körper, genauer gesagt:
das Gehirn, muss das Kunststück fertigbringen, vom hohen Erregungsniveau des Wachzustands in den Einschlafmodus ab-
zusinken. Und dazu braucht es ganz bestimmte Bedingungen:
ausreichende Müdigkeit, Sicherheit und Geborgenheit und
einen gelösten Zustand von Körper, Geist und Seele. Ein Kunststück für Menschen in der Krise!

Abgesehen von diesen rein physiologischen Vorgängen ist der
Schlaf ein empfindliches seelisches Phänomen. Nicht umsonst
wird der Tod in der Literatur als „des Schlafes Bruder" bezeichnet. Einschlafen setzt voraus, dass der Mensch die Zuversicht
hat, auch wieder aufzuwachen. Gerade dieses Vertrauen haben
aber viele an Depression Erkrankte gerade verloren.

Im Folgenden möchte ich Ihnen Strategien aufzeigen, die auch
Ihnen wieder zu einem erholsamen Schlaf verhelfen.

Ängste, Grübeleien und innerer Druck halten das Gehirn vom Schlafen ab. Die Dunkelheit der Nacht aktiviert dazu noch unsere tiefen
„Kinderseelenängste". Wenn wir sie nicht ernst nehmen und beruhigen, kann der Körper sich nicht entspannen und der Geist kommt
nicht wirklich zur Ruhe.

Menschen mit langwierigen Schlafproblemen haben nur ein Ziel: sofort wieder schlafen zu können. Wenn Menschen mir von ihren Schlafstörungen erzählen, geht es erst einmal darum, diesen Druck, unbedingt schlafen zu müssen, herauszunehmen. Denn sonst wird der Schlafplatz zum Kampfplatz. Und so kann niemand schlafen. Manchmal kommt man um ein schlafförderndes Medikament, zum Beispiel ein Antidepressivum, nicht herum. Oft reicht die bereits erwähnte kleine Dosis Amitriptylin zur **Beruhigung Ihres Nervensystems** aus. In leichteren Fällen reicht ein Präparat mit hoch dosiertem Lavendelöl, einem Angst lösenden Mittel, oder mit Baldrian und Hopfen aus. Seien Sie vorsichtig mit der gut gemeinten Verschreibung von Benzodiazepinen durch Ihren Arzt. Das Suchtpotenzial ist verheerend. Es gibt Besseres! **Wichtiger als starke Medikamente ist die begleitende Zuversicht eines Gegenübers, das Halt und Sicherheit vermittelt.** Vielleicht kann Ihnen dieser Text ein wenig dabei helfen.

Nach meiner Erfahrung ist das größte Problem die „Angst, dass das mit dem Schlaf nie wieder besser wird". Ich versichere Ihnen, auch *Ihr* Schlaf wird wieder besser, wenn Ihre Seele aus dem Alarmzustand herauskommt! Zunächst kommt es also darauf an, die Angst zu beruhigen. Ja, das ist nicht so ganz einfach, wenn einem die Kontrolle über das eigene Leben gerade abhandengekommen ist. Doch ist es nicht erstaunlich?: Ihr Herz schlägt mit großer Beständigkeit, Ihr Atem kommt und geht und Ihre Füße können einen Schritt nach dem andern gehen. Darauf verlassen wir uns jetzt!

Ich werde Ihnen einige Tipps geben, wie Sie günstige Rahmenbedingungen für guten Schlaf schaffen können. Und dann, aber nur dann, hilft tatsächlich das Wissen: Ich *muss* nicht schlafen. Wenn Sie ruhig und entspannt im Bett liegen und dabei sanft und ruhig atmen, erholen Sie sich auch ohne Schlaf. Es schadet nicht, wenn Sie ein paar Nächte nicht oder wenig schlafen. Die unten dargestellte spezielle Entspannungstechnik wird Sie in der Nacht angenehm beschäftigen, sodass Sie zur Ruhe kommen und schließlich auch einschlafen. Zunächst aber ein paar wichtige Informationen:

Der Schlaf ist so gut, wie der Tag war. Nach einem chaotischen Tag kann auch ein Gesunder nicht gleich in den Schlaf finden, erst recht nicht ein Mensch in der Krise. Müdigkeit entsteht durch Einwirkung von Melatonin. Das ist ein Botenstoff im Gehirn, der am Abend, wenn es dunkel wird, aus Serotonin gebildet wird. Unter dem typischen Serotoninmangel während einer Depression wird also *weniger* Melatonin produziert. Man kann jedoch durch morgendliche Bewegung draußen in der Sonne oder durch Aktivität wie tägliche Arbeit die Serotoninproduktion anregen, sodass Sie abends auch leichter müde werden. Wichtig ist also, dass Sie morgens aktiv sind und gegen Abend zur Ruhe kommen, damit Ihr System schon vor der Nacht herunterfährt. Auch wenn viele behaupten, man solle den ganzen Tag über aktiv sein, um schlafen zu können, halte ich davon nichts. Das fördert nur den sowieso schon vorhandenen Übererregungszustand im Gehirn. Besser ist eine Ruhezeit am frühen Nachmittag, um das System zu beruhigen und der Seele „Verdauungszeit" zu geben. Wer sich den ganzen Tag ablenkt, um sich nicht zu spüren, „muss" nachts wach liegen, um sich seinen Sorgen und Ängsten zu widmen. Tun Sie das also am Nachmittag!

In der Depression ist es gut, sich auf das Einschlafen sorgfältig vorzubereiten. Ähnlich wie ein Kind brauchen Sie ein ganz individuelles **Einschlaf- oder Übergangsritual**. Rituale geben uns Halt und Sicherheit, da sie in immer gleicher Weise dabei helfen, den einen Zustand – das Wachsein – zu beenden und in den andern Zustand – das Schlafen – hinüberzuleiten. Schließen Sie den Tag deshalb in Frieden ab, indem Sie vielleicht noch einmal Revue passieren lassen, was gewesen ist. Lassen Sie los, was schiefgegangen ist. Seien Sie dankbar für das, was gelungen ist. Ja, das ist sehr, sehr wichtig: Seien Sie dankbar für jeden winzigen Lichtblick des Tages! Schön ist, wenn Sie etwas in ein Tagebuch schreiben, falls Sie dabei keinen Druck empfinden. Oft hilft das Schreiben dabei, sich besser von Ereignissen zu distanzieren. Außerdem macht es müde!

Gestalten Sie Ihren Schlafplatz so, dass Sie sich dort besonders geborgen fühlen und entspannen können: ein schönes Kissen, wohltuende, entspannende Farben, zum Beispiel Dunkelblau, eine kuschelige Decke … Folgende Maßnahmen sind zusätzlich förderlich: ein warmes Fußbad oder ein Bad in der Badewanne mit Meersalz und vor allem mit Melissenextrakt, einem alten, bewährten Mittel nach Kneipp. Im Schlaf sinkt unsere Körperkerntemperatur, während unsere Beine und Arme wärmer werden. Nicht zu heiße Bäder haben genau diesen Effekt! Auch das leichte Einmassieren von warmem Sesamöl im Bereich Ihres Magens, der Gegend des „Sonnengeflechts", den Sie anschließend mit einem Tuch und einer leichten Wärmflasche abdecken, wirkt sehr beruhigend. An medikamentöser Unterstützung kann man Kombinationspräparate mit Baldrian schon am Nachmittag und zusätzlich abends einnehmen.

Wichtiger als alle Medikamente ist jedoch folgender Punkt: Menschen, die sich müde ins Bett legen und nach kurzer Zeit hellwach im Bett sitzen, haben zu wenig Leib-Seele-Kontakt. Wer sich nicht genug spürt, mag nicht in den Schlaf abtauchen: Viel zu „gefährlich"! Man könnte ja plötzlich ganz „verschwinden". Es ist also wichtig, dass Sie sich vor dem Schlafen noch einmal sehr bewusst dieses Leib-Seele-Kontaktes versichern. Sie können das tun, indem Sie sich mit einer Decke auf den harten Boden legen oder auf dem Boden „wälzen", sich bewusst spüren und dabei die Muskeln entspannen. Ich nenne diesen Vorgang gerne die „Schlabberpuppen-Übung". Wichtig ist, sich dabei etwa Folgendes zu sagen: „Ja, ich spüre mich, ich spüre den Boden unter mir. Er hält mich. Ich muss mich nicht zusammenhalten. Ich bin sicher und geborgen." Sich selbst noch einmal bewusst mit den Händen zu beruhigen hilft sehr, diesen Kontakt zu verinnerlichen. Auch alle Übungen zur Entspannung sowie das Klopfen nach Dr. Klinghardt, das im Kapitel über den Leib-Seele-Kontakt beschrieben wird, sorgen für einen Erregungsausgleich. Insbesondere das Lösen von Kreuzworträtseln oder Sudokus ist wirkungsvoll, da die ständigen Bewegungen der Augen in der Horizontalen und Vertikalen das Gehirn in die Balance bringen und ermüdend wirken.

Meine Empfehlung:

Ich möchte hier die Kurzform einer Übung aus dem *Sounder Sleep System®* vorstellen, die sich bei vielen Betroffenen bewährt hat. (Vgl. Literaturverzeichnis, Krugmann 2014) Sie trägt zur Beruhigung des Gehirns und des Nervensystems bei und gleichzeitig vermittelt sie ein Gefühl von wohliger Geborgenheit und Kontakt zu sich selbst.

Das „Atemsurfen"

Feine kontrollierte Bewegungen führen, wenn sie zusammen mit sanfter Atem- und Körperwahrnehmung verbunden werden, zu hemmenden Impulsen im Gehirn und zu einer Beruhigung des vegetativen Nervensystems. Ein wohlig entspanntes Gefühl stellt sich ein und Sie können leichter in den Schlaf sinken.

Wenn Sie in Ihrem Bett liegen, spüren Sie erst einmal nur die Unterlage und das Gefühl, „von der Erde getragen" zu sein. Legen Sie eine Hand auf Ihr Herz und die andere auf Ihren Bauch und nehmen Sie den Kontakt und die Wärme Ihrer Hände bewusst wahr. Verbinden Sie sich mit dem Gefühl zu sich selbst. Achten Sie auf den wärmenden Kontakt mit Ihrer Bettdecke und das sanfte Auf und Ab Ihrer Atembewegungen.

Nun drücken Sie beim Ausatmen immer mal wieder ganz leicht *mit den Daumen (!)* gegen den Brustkorb und die Bauchdecke, so, als würden Sie jeweils eine „Aus-Taste" drücken. Auf diese Weise beruhigt sich Ihr Atem und Sie werden ruhiger. Sie können auch abwechselnd mal oben, mal unten drücken. Oder Sie lassen die Hände einfach so liegen und sagen etwas Freundliches zu sich selbst, zum Beispiel: „Ich liege hier ganz sicher und geborgen. Ich bin ganz bei mir." Auf diese Weise können Sie in Ihrem Bett angenehm ruhen, auch ohne zu schlafen. Nach einer Nacht, die Sie in tiefer Ruhe mit einem sanften Atem verbracht haben, sind Sie garantiert nicht „wie gerädert". Sie brauchen also keine Angst zu haben!

Flechten Sie am Tage immer einmal kleine Sequenzen dieser Übung – auch im Sitzen – in den Alltag ein, denn dann wird Ihnen dieses Gefühl des wohligen Kontakts zu sich selbst vertraut und der innere Stresstonus nimmt ab. Und noch etwas: Scheuen Sie sich nicht, wie die Kinder ein Kuscheltier oder einen symbolischen Gegenstand mit in Ihr Bett zu nehmen, und sei es ein hölzerner Stab, den ein Mann nachts neben sich legte und der ihm die Festigkeit gab, die ihm gerade fehlte. Das ist nicht albern, im Gegenteil: Ihre Seele braucht jetzt die Erinnerung an

Dinge, die Halt vermitteln. Bilder von innerem Frieden und Schutz oder religiöse Vorstellungen sind ebenfalls hilfreich. Sie werden sehen, wenn Sie neues Vertrauen zu sich selbst gewonnen haben, wird sich Ihr Neurotransmittersystem erholen und Sie werden wieder leichter in den Schlaf sinken.

Der Notfallkoffer

Zum Verständnis:

Menschen, die sich in schwer aushaltbaren seelischen Zuständen befinden, ist eines gemeinsam: Die Ganzheit von Körper, Geist und Seele ist verloren gegangen. Es kann leicht geschehen, dass Sie als Betroffene aus ihren Gedankenschleifen, den Emotionen und der Unruhe nicht mehr herauskommen. Das Gefühl für die Realität gleitet Ihnen weg und Katastrophenfantasien, das typische „Kopfkino" oder bestimmte Körpersymptome nehmen überhand. Das liegt an den Alarmreaktionen im limbischen System, die die normale Körperwahrnehmung und das nüchterne Denken beeinträchtigen. Die gesamte Persönlichkeit ist auf Notfallprogramm geschaltet, bei dem es allein darauf ankommt, zu fliehen, zu kämpfen oder sich tot zu stellen, was meist wenig nützt. Deshalb sind Sie vielleicht immer wieder außer sich, unruhig, panisch, verkrampft oder blockiert.

In solchen Situationen sind alle Maßnahmen hilfreich, die dafür sorgen, dass Sie sich körperlich wieder besser spüren und in die Realität des Hier und Jetzt zurückfinden. Erfahrungsgemäß haben Sie in solchen Situationen jedoch keinen klaren Kopf. Es fällt Ihnen gerade dann, wenn Sie es am nötigsten brauchen, nichts ein, was Sie für sich tun könnten. Sie sind, ähnlich wie es Menschen im ganz normalen Alltag oft geht, wie abgeschnitten von Ihrer Kreativität. Ihr „Notfallkoffer" hält *die* Maßnahmen für Sie bereit, die für Sie ganz persönlich hilfreich sind, um da wieder herauszukommen.

Dieser „Notfallkoffer" ist eine Auflistung aller für Sie derzeit hilfreichen Aktivitäten, die Ihnen helfen können, wieder klar zu werden und zur Realität zurückzufinden. Praktischerweise haben Sie ihn (sie) immer bei sich oder Sie wissen, wo er liegt. Was ist darin enthalten?

Der Notfallkoffer ist so individuell, wie die Betroffenen verschieden sind, und vor allem: Sie kann für den objektiven Beobachter sehr unorthodoxe, ja, sogar absurde Empfehlungen enthalten. Die Maßnahmen dieser Notfallliste haben nur *einen* Zweck, nämlich den, dass Sie sich selbst steuern können, indem Sie etwas „Sinn-volles" tun.

Nehmen wir diesen Fall: Sie bekommen plötzlich Panik, allein zu sein. Sie werden von extremen Verlassenheitsgefühlen überschwemmt, da ihr Mann gerade das Haus verlassen hat. Sie können sich noch so oft sagen, dass das doch Unsinn sei, da sie ja eben gerade noch in Ruhe die Zeitung gelesen haben, doch das nützt Ihnen wenig.

Egal, was es ist – es *ist* gerade so. Kein Grund jedenfalls, mit sich zu hadern, sondern die Aufforderung, die Situation so, wie sie ist, anzunehmen und konkret damit umzugehen.

Ihr Notfallkoffer könnte die folgenden Maßnahmen für Soforthilfe enthalten:

- Stopp! Bewusstheit einschalten, die Situation *annehmen*: Ja, es ist jetzt wieder so. Ich bin panisch, obwohl das eigentlich nichts mit der Realität zu tun hat. Was kann ich tun?
- Ein großes Glas kaltes Wasser trinken, eventuell mit Rescue-Tropfen (5 Tropfen) oder mit Baldriantropfen (50 Tropfen)
- Auf die Schnelle erst einmal die *Thymusdrüse* klopfen oder den „Wunden Punkt" reiben, wie im Kapitel „Leib-Seele-Kontakt durch Klopfen und Berühren" beschrieben, und sich sagen: „Auch wenn ich gerade totale Panik habe, bin ich gut so, wie ich bin ..."
- Für ein kraftvolles Körpergefühl sorgen – Ausrichtung in der Horizontalen und Vertikalen: Fest mit den Füßen auf den Boden stampfen (Erdung) und/oder die Hände fest gegen die Wand stemmen (eigene Kräfte spüren). Einen Gegenstand in der Hand fest drücken (handlungsfähig werden).
- Mit den Händen die Innenseiten der Knie berühren und ein paar ruhige Atemzüge zulassen.

- Ausprobieren, ob Willenskraft hilft, die Abwärtsspirale zu durchbrechen (zum Beispiel wütend werden: „Jetzt aber Schluss mit dem Quatsch!"). Sie dürfen in dieser Situation gerne Kraftausdrücke benutzen, in einer anderen Sprache sprechen oder singen. Werden Sie von mir aus zum Clown, zum Schauspieler, falls Sie dadurch eher die Kontrolle über sich bekommen. (Eine Frau sprach in solchen Situationen gerne bayrisch, da sie auf diese Weise besser schimpfen konnte.)
- Ortswechsel, Ebenenwechsel: Sie gehen nach draußen oder tun etwas, was Sie beschäftigt (Gehweg fegen, aufräumen, staubsaugen ...).
- Auf Bewährtes zurückgreifen. Eine Klientin hatte beispielsweise folgende Punkte auf ihrer Liste: Ein festes Kissen umarmen und sich beruhigen durch sanftes Hin- und Herwiegen; Fahrrad fahren; sich in die Badewanne legen, duschen, einkaufen; einen Freund anrufen; Wut am Boxsack ausagieren; eine „Trommelmusik" anhören
- Wenn das alles nicht hilft, gehen Sie durch das Gefühl hindurch: Wo im Körper spüre ich das Gefühl? Das Gefühl vor sich sehen, es als Gegenstand vor sich hinstellen und Augenbewegungen machen (längere Zeit rechts und links daran vorbeischauen).
- Entlastung durch Schreiben: Aus „Verzweiflung" eine Story ähnlich einem Märchen (er)finden und sich buchstäblich aus dem unglücklichen Zustand herausschreiben („Es war einmal ein ganz unglücklicher kleiner Junge. Er hatte sich im Wald verlaufen ... Da sah er auf einmal ... Sie gingen zusammen ... Da war er endlich sicher und geborgen ...") Märchen sind immer in der Vergangenheit geschrieben. Der Held geht durch schwierige Gefühle hindurch und die Geschichte nimmt ein gutes Ende. Das weiß unser Unbewusstes. Ich werde später darüber noch ausführlicher berichten.
- Jemanden zur Unterstützung dazuholen oder anrufen, der sich nicht verwickeln lässt und der einem etwas zutraut („Mit dem Rest der Angst kommst du auch allein zurecht!")
- Klopfserien nach Dr. D. Klinghardt (2014), wie im Kapitel „Leib-Seele-Kontakt" (S. 189) beschrieben, oder Mentaltechniken anwenden. (Siehe Kapitel „Probleme kompostieren", S. 201)

Alle Techniken, die Sie gut finden und mit denen Sie sich auskennen, gehören auf Ihre Liste. Notieren Sie alles, was Sie schon einmal als hilfreich empfunden haben, auch wenn Sie meinen, dass das doch albern sei. Ist es nicht! Niemand anders muss das lesen.

Eine Frau fragte mich einmal allen Ernstes: „Ich rede immer mit mir wie mit einem Hund, ist das nicht verrückt?" Ich erklärte ihr, dass ich das für äußerst sinnvoll hielte. Wer mit sich selbst spricht, nimmt mit sich Kontakt auf. Sprache ist unser wichtigstes Kontaktmedium. Und Beziehung zu uns selbst ist das, was die Seele gerade jetzt braucht, um Ruhe und Selbstkontrolle zurückzugewinnen. Nebenbei bemerkt haben viele Menschen genau deshalb einen Hund, damit sie einen Vorwand haben, um mit sich selbst sprechen zu dürfen. Und sie sprechen mit ihrem Hund meist netter als mit sich selbst!

Sie können sich auch spezielle Notfallkoffer für ganz verschiedene Gefühlszustände kreieren: für Panik, für Lethargie, für Verwirrung, für Traurigkeit, für negative Stimmen …

Meine Empfehlung:

Schreiben Sie ganz schnell ein paar Dinge auf, die Ihnen vertraut sind und von denen Sie wissen, dass sie Ihnen schon einmal gutgetan haben. Tun Sie es jetzt, jetzt sofort! Dann haben Sie schon etwas Wichtiges unternommen.

Im Anhang finden Sie ein Verzeichnis aller praktischen Maßnahmen, die im Buch vorgestellt werden. Wählen Sie die Selbsthilfemaßnahmen aus, die Ihnen spontan einleuchten und die zu Ihnen passen. Vor allem aber: Finden Sie Ihr eigenes Repertoire an Maßnahmen. Von Angeln über Holz hacken bis Zeitung verbrennen ist alles erlaubt. Hauptsache, es hilft!

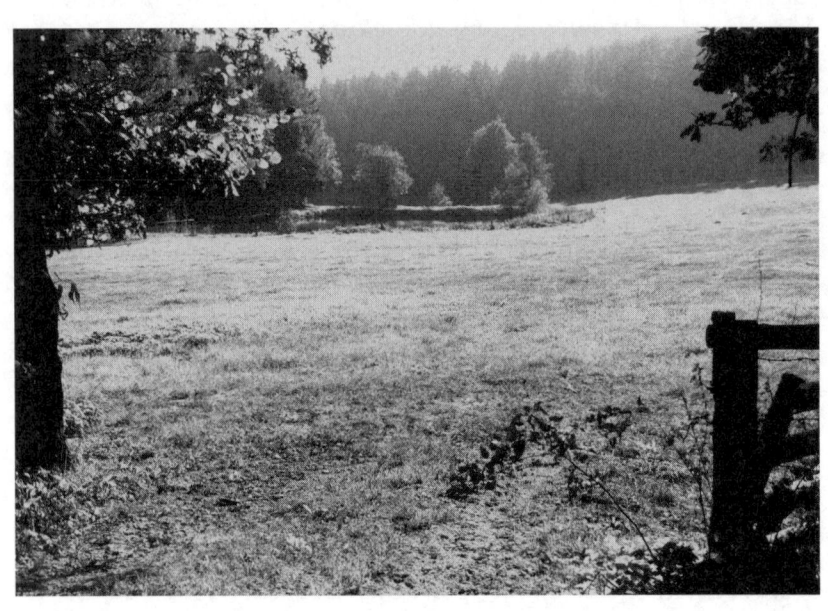

Themenkreis 2:
Gute Rahmenbedingungen schaffen

Was ist richtig oder falsch? –
Stimmige Entscheidungen treffen

Zum Verständnis:

Gerade in der Anfangszeit, wenn Sie sich der Krankheit bewusst geworden sind, stehen viele Entscheidungen an: Klinikaufenthalt – ja oder nein? Medikamente – ja oder nein? Ausruhen oder belasten? Kontakt oder Rückzug? Viele Betroffene berichten mir, dass sie sich überfordert fühlen, irgendwelche Entscheidungen zu treffen, insbesondere, wenn sie sowieso schon ständig hin- und hergerissen sind und sich schwach oder unausgeglichen fühlen. Der Grund: Bei jeder Entscheidung riskiert man, etwas Falsches zu tun, mit der Konsequenz, dass es einem danach noch schlechter gehen könnte, denn leider gibt es keine Garantie, immer das Richtige zu tun. Was ist in dieser Situation hilfreich?

Ein Mann, der schon einige Zeit krankgeschrieben war, berichtete mir, eigentlich habe er nur noch ein einziges tiefes Bedürfnis, nämlich zu Hause zu sein. Er würde am liebsten mit niemandem sprechen, gerade mal das Notwendigste mit seiner Frau und seinen Kindern, und er könne stundenlang einfach nur so in einer ruhigen Ecke sitzen und nichts tun. Er habe keine Lust, Musik zu hören, Medien zu nutzen, zu lesen oder Beschäftigungen nachzugehen, die er sonst immer sehr gerne gehabt habe. Er fragte mich, ob das denn in Ordnung sei oder ob er sich zwingen solle, etwas Bestimmtes zu tun. Seine Wortwahl, dass er eigentlich nur ein tiefes Bedürfnis habe, war im Grunde schon seine klare Entscheidung für Ruhe und Konzentration auf sich selbst. Sie kam ganz von innen. Sein Verstand meldete jedoch Zweifel an.

Gerade dann, wenn Menschen lange Zeit über ihre eigenen Bedürfnisse hinweggegangen sind oder sich nicht erlaubt haben, zu sich selbst zu stehen, fehlen ihnen das Vertrauen und der Mut, ungewohnte Bedürfnisse zuzulassen. Doch gerade das ist der „not-wendige" Lernprozess bei Krankheit oder jeglichem anderen Leiden. Auch mit ganz kleinen Entscheidungen wie „Gehe ich jetzt raus oder bleibe ich zu Hause?" kann man lernen, eigene Bedürfnisse zu erkennen. Richtige Entscheidungen erkennt man daran, dass sie sich „nicht anstrengend" anfühlen. Es ist vielleicht ungewohnt, dem lockeren Gefühl im Körper zu trauen, der Entspannung im Kopf und dem Empfinden „Ja, das ist es!". Stattdessen wären viele andere Optionen vielleicht vernünftig, empfehlenswert oder gesundheitsfördernd, aber das Gefühl sagt dazu: „Nee, keine Lust!"

Eine Frau gestand mir, dass es ihr fast etwas peinlich sei, dass ihr „die banalsten Beschäftigungen wie die, ein wenig herumzuräumen", schon vollauf genügen würden. Sie plagte sich sehr mit der Entscheidung, ob sie der Einladung zu einer Familienfeier folgen solle. All die netten Angehörigen hatte sie vor Augen, die ja so viel Verständnis für ihre Situation zeigen würden und den Wunsch hätten, sie dabeizuhaben. Ihr Empfinden war jedoch eindeutig: Eine so große Gesellschaft wäre jetzt nicht das Richtige für sie. Allerdings fürchtete sie, man werde ihr eine Absage übel nehmen.

Tatsächlich können wir es im Leben nicht allen Menschen recht machen. Immer zieht einer den Kürzeren, entweder wir selbst oder die anderen. Da es aber in der Krise vornehmlich darauf ankommt, die eigenen Bedürfnisse kennenzulernen und ernst zu nehmen, gehen diese vor.

Da die Patientin noch unsicher war, machte ich ihr den Vorschlag, zu testen, welche Option sich stimmiger anfühlte, indem sie sich zuerst auf einen Stuhl mit der Option „Einladung annehmen" und dann auf einen anderen Stuhl mit der Option „Zu Hause bleiben" setze. Im ersten Fall verkrampfte sich ihr ganzer Körper. Sich die vielen Menschen vorzustellen machte ihr Kopfschmerzen und alles zog sich in ihr zusammen. Sie kam zu dem Schluss: Ich will zurzeit nicht viel sprechen. Bei der Vorstellung, zu Hause zu bleiben, machte sich ein wohliges Gefühl von Geborgenheit in ihrem Körper breit und sie atmete erleichtert aus. Es erstaunte sie selbst, wie eindeutig die Signale waren. Doch in ihr kam auch Angst vor ihrer eigenen Entscheidung hoch. Ihr „inneres Kind" fürchtete sich davor, nicht mehr gemocht zu werden. Wir überlegten deshalb eine Formulierung, die niemand vor den Kopf stoßen würde, wie etwa: „Im Moment ist es besser für mich, zu Hause zu bleiben. Wenn ich wieder fit bin, freue ich mich, euch wiederzusehen." Statt also nur abzusagen, drückte sie es positiv aus. Auf diese Weise kann man negativen Befürchtungen meist den Wind aus den Segeln nehmen.

*

Nicht immer ist die Sachlage so eindeutig, da eine Entscheidung vielleicht noch gar nicht getroffen werden kann. Die Zeit ist einfach noch nicht reif. Vielleicht muss sich ein eindeutiges Gefühl erst entwickeln. Lassen Sie sich deshalb Zeit. Meine Erfahrung ist, dass die Betreffenden Schritt für Schritt Klarheit gewinnen, zur Not mit Unterstützung von außen. Immer geht es um die beste Lösung für die Seele.

> Fremder, warum sitzt du hier und starrst vor dich hin?
> Der Fremde: Ich bin drei Tage scharf geritten und warte darauf, dass meine Seele mich einholt.

So lautet ein Spruch aus dem Orient. Er beschreibt treffend das Bedürfnis von Seele und Körper nach Ausgleich und Ganzheit. Wie Sie noch sehen werden, ist Ruhe ein zentraler Heilungsfaktor, um die Ganzheit wieder herzustellen. Haben Sie also Geduld und lassen Sie Ihre Entscheidungen *reifen*.

Meine Empfehlung:

Der Stühletest

Mit dem Stühletest können Sie leicht überprüfen, ob Entscheidungen stimmig sind oder nicht. Stellen Sie zwei oder mehrere Stühle hin, die verschiedene Lösungen repräsentieren. Indem Sie sich auf die jeweiligen Stühle setzen, können Sie genau herausfinden, auf welchem Stuhl es sich am stimmigsten anfühlt. Manchmal ergeben sich auch Teillösungen oder eine Rangfolge von Lösungen. Man kann sich auch ein Zeitfenster vorstellen, in dem eine bestimmte Lösung *vorläufig* gelten soll.

Leiten Sie die Übung damit ein, dass Sie sich etwas „dumm" stellen. Das gibt Ihrer Kreativität mehr Raum und Sie entscheiden mehr „aus dem Bauch". Stimmige Entscheidungen fühlen sich immer entlastend, leicht und richtig an, selbst wenn Sie damit nicht vollends auf Zustimmung Ihrer Umwelt stoßen sollten. Entscheidend sind im Moment aber nicht die anderen, sondern ganz alleine Sie.

Die Gratwanderung zwischen zu viel und zu wenig

Zum Verständnis:

Die Depression ist eine Lebensphase, die von starker Instabilität geprägt ist, sowohl seelisch als auch körperlich. Sie haben wechselnde Stimmungen, fühlen sich körperlich mal völlig erschöpft, mal hoch angespannt und getrieben. Mal überschlagen sich die Gedanken, mal haben Sie einen völlig leeren Kopf, der nichts verarbeiten mag. Die „Mitte", das normale nüchterne Denken, das Sie von sich kennen, ist Ihnen mehr oder weniger abhandengekommen. Insbesondere am Anfang ist es eine wirkliche Gratwanderung zu entscheiden, was für Sie im Moment gerade zu viel und was zu wenig ist.

Sie haben vielleicht schon Ratschläge gehört wie diese: Du musst dich jetzt mal gründlich ausruhen! Oder: Du solltest jetzt ganz viel Sport machen und aktiv werden! Oder: Du solltest dich jetzt mal völlig zurückziehen! Oder: Du darfst jetzt auf keinen Fall allein sein!

Es geht einerseits darum, sich nicht zu überfordern, und andererseits darum, nicht in Lethargie abzurutschen und mit der Zeit ein Gefühl dafür zu bekommen, was guttut und was nicht.

Ich betone diese Herangehensweise deshalb, weil jede Überforderung, aber auch jede Unterforderung Stress erzeugt. Im Gehirn werden dann wieder zu viele Stresshormone ausgeschüttet und wertvolle Neurotransmitter verbraucht. Sowohl Lethargie als auch übersteigerte Anstrengung müssen deshalb vermieden werden.

Wie kommt es, dass in der Depression so leicht die Gefahr besteht, sich entweder zu überfordern oder im Gegenteil in die völlige Passivität abzugleiten? Wir haben weiter vorn von den Stimmungsschwankungen gesprochen. Die depressiven Gefühlszustände sind mal sehr schlimm und manchmal sind sie auch völlig verschwunden, sodass die Betroffenen meinen, nun seien sie wieder fit. Da die Sehnsucht groß ist, möglichst schnell wieder normal zu funktionieren, ist die Versuchung groß, dass Sie Ihre Belastbarkeit überschätzen, sobald Sie sich nur ein wenig besser fühlen. Das bisschen mehr an Energie wird dann oft in Aktionen umgesetzt, die Sie noch überfordern.

Ich erinnere mich an eine Patientin, die in einem Anflug von Euphorie mit Freunden eine eintägige Städtereise machte, um eine Freizeitmesse zu besuchen. Sie waren vierzehn Stunden unterwegs. Es war ein tolles Erlebnis, doch war die Patientin danach zwei Wochen lang in einem heftigen Stimmungstief. Offensichtlich hatte sie die Reise nur unter Aufbietung von sehr viel Adrenalin geschafft. Die Nebenniere brauchte zwei Wochen, um sich davon zu erholen. Adrenalin wird dann ausgeschüttet, wenn unser emotionales Gehirn Notsignale empfängt und sendet. In der Depression kann das schon durch eine ganz geringe Überanstrengung geschehen.

Verführerisch ist, dass Adrenalin kurzfristig das Stimmungsbarometer ansteigen lässt. Für einen Gesunden hat das durchaus positive Konsequenzen. In der Depression aber verstärkt sich durch die Überanstrengung und den Stress das Neurotransmitter-Defizit nur noch mehr. Das Gehirn braucht lange, bis es sich davon erholt hat. Viele Hilfesuchende haben erst nach dieser Erklärung verstanden, warum es ihnen nach solch einem positiven Erlebnis schlechter geht als vorher. Vermeiden Sie also jede Übertreibung und gehen Sie im Zweifelsfall eher zwei Schritte zurück. Vor allem zu Beginn der Erkrankung, wenn das Hormonsystem instabil ist, gilt es, ein „Polster an Energie" anzulegen, etwa im Sinne von: Eigentlich könnte ich noch mehr. Aber erst mal lieber nicht … Das gilt insbesondere für Sport, dem ich in diesem Buch ein eigenes Kapitel widme, aber auch für alle anderen Tätigkeiten. Egal, ob es sich um Gartenarbeit oder um das Erledigen von beruflichen und privaten Pflichten handelt –

gewöhnen Sie sich an, nach einer oder zwei Stunden zu überprüfen: Was tue ich da gerade? Wie geht es mir dabei? Wechseln Sie die Tätigkeit und wechseln Sie vor allem zwischen Aktivität und Ruhe.

Es versteht sich von selbst, dass es auch wenig sinnvoll ist, stundenlang apathisch im Bett zu liegen, es sei denn, Sie gönnen sich bewusst mal einen Tag im Bett, weil Ihr Körper und Ihre Seele diese Fürsorge jetzt brauchen und sie genießen können.

Übertreibungen erkennt man daran, dass man sich damit letztlich nicht richtig wohlfühlt. Es fühlt sich entweder so an, wie außer sich zu sein, oder so, wie dumpf und leer zu sein. Viel gesünder ist jetzt ein Pendeln um die Mitte. Deshalb ist ein harmonischer Tagesrhythmus so wichtig, in dem der Körperpflege, dem Essen und Trinken, den kleinen Belastungen und Pflichten des Alltags, aber auch musischen Beschäftigungen bestimmte Zeiten gewidmet sind, die mit Bewegung und Ruhe abwechseln. Berufstätige sollten auf einen guten Tagesbeginn, auf bewusste Körperwahrnehmung und schrittweise erfolgendes, ruhiges Arbeiten mit vielen kleinen Pausen achten, indem Sie ständig positive Selbstgespräche führen im Sinne von: „Schau mal, das haben wir jetzt schon gut geschafft! Den Rest kriegen wir auch noch hin."

Wenn die Krankheit einen Sinn hat, dann den, dass Sie sich selbst besser kennenlernen und herausbekommen, was Ihnen guttut. Die meisten Menschen haben erst durch die Erkrankung die Balance der eigenen Kräfte entdeckt.

Sie können Ihren Zustand in etwa vergleichen mit der Phase eines Säuglings kurz nach der Geburt, in der die Seele äußerst empfindlich ist. Da müssen Temperatur und Lichtverhältnisse stimmen. Anregung und Ruhe müssen sich die Balance halten. Der Säugling möchte mal allein sein, mal braucht er ganz viel Zuwendung und Pflege. Ähnlich wie bei einem Säugling geht es nicht um Standardmaßnahmen, sondern um Dinge, die ganz individuell richtig sind.

Finden Sie für sich selbst heraus: Wie viel Rückzug in mein Schneckenhaus ist gut und wie viel Kontakt brauche ich? Auch hier kommt es auf die Qualität an. Rückzug in die Atmosphäre des eigenen Zuhauses ist dann sinnvoll, wenn Sie sich dort geborgen fühlen. Kontakt ist dann wichtig, wenn Sie sich zu viel um die eigene Achse drehen und sich selbst verlieren.

Nehmen Sie sich täglich eine kleine Unternehmung vor, um mit Menschen in Kontakt zu sein: Einkaufen, eine physiotherapeutische Anwendung, Kontakt mit dem behandelnden Arzt oder Therapeuten, Besuch einer wohltuenden Veranstaltung oder eine Tätigkeit, die angenehme Empfindungen auslöst. Achten Sie darauf, dass Sie zwischen Aktivität und Ruhe abwechseln. Kommen Sie sich auf die Schliche, wenn Sie drauf und dran sind, wieder in Extreme zu verfallen. Sie wissen ja jetzt, warum.

Meine Empfehlung:

Verschaffen Sie sich in jeder Phase Ihres Tages Klarheit darüber, ob die Tätigkeit oder das Untätigsein gerade guttun und wie lange Sie darin verweilen wollen. Sie könnten sich fragen:

- Habe ich einen guten Tagesrhythmus?
- Habe ich Bewegung und Ruhe im Blick?
- War ich heute schon an der frischen Luft?
- Habe ich genug gegessen und getrunken?
- Habe ich heute schon einen menschlichen Kontakt gehabt?
- Habe ich heute etwas Schönes erlebt (Musik, Tiere, Garten, eine Kerze, ein Lächeln)?
- Brauche ich meinen Notfallkoffer?
- Habe ich heute schon etwas Aufbauendes gelesen (einen Spruch, ein Gebet, ein paar wohltuende Worte oder Zeilen)?
- Habe ich heute schon dokumentiert, was ich gemacht habe und was gut war?

Sie werden sehen, wie nützlich das „Übungsfeld Depression" für Sie ist, wenn Sie wieder aktiver am Leben teilnehmen. Leiden ist nicht angenehm, aber es zwingt zu wichtigen Erkenntnissen und macht kreativ.

Zum Abschluss dieses Kapitels ein Sinnspruch aus dem Sanskrit:

> *Achte gut auf diesen Tag,*
> *denn er ist das Leben – das Leben allen Lebens.*
> *In seinem kurzen Ablauf*
> *liegt alle Wirklichkeit und Wahrheit des Daseins,*
> *die Wonne des Wachsens, die Größe der Tat,*
> *die Herrlichkeit der Kraft.*
> *Denn das Gestern ist nichts als ein Traum*
> *und das Morgen nur eine Vision.*
> *Das Heute jedoch – recht gelebt –*
> *macht jedes Gestern zu einem Traum voller Glück*
> *und jedes Morgen zu einer Vision voller Hoffnung.*
> *Drum achte gut auf diesen Tag.*

[Neben dem *Sanskrit* wird als Quelle für diesen Text vielfach auch genannt: *Rumi* (1207–1273), persischer Mystiker und Dichter, Begründer des Sufismus. Anmerkung des Verlags]

Raus aus dem Morgentief!

Zum Verständnis:

Genauso, wie es manchmal schwer ist, vom Tag in die Nacht hinüberzugleiten, so ist auch der Übergang von der Nacht in den Tag nicht immer leicht. Wer zur Depression neigt, schlägt morgens die Augen auf und registriert als Erstes: Die Depression ist noch da. Das bleierne Gefühl, vielleicht Übelkeit und Appetitlosigkeit, manchmal auch nur noch Hoffnungslosigkeit. Wie kommt das?

In der Nacht tauchen wir seelisch in unsere unbewusste Welt ein. Wir rollen uns zusammen wie ein Embryo und geben im geschützten Bett die Kontrolle über unser Leben auf. Das Bett ist wie ein Rückzugsraum, in dem wir in einen passiven Zustand gleiten. Diese Passivität ist zwar erholsam, fördert aber auch die depressive Lethargie, über die ich noch berichten werde. Da der Seele die positive Kraft fehlt, sind depressive Menschen vor allem morgens mit ihrem ganzen Unvermögen konfrontiert. Die allgemeine Erschöpfung ist unter anderem auch auf die darniederliegende Energieversorgung mit ATP, unserem „Zelltreibstoff", der in den Mitochondrien gebildet wird, zurückzuführen.

Ähnlich wie ein bedürftiges Kind brauchen Betroffene ein Sicherheit gebendes Ritual, das in den neuen Tag hineinführt. Ein depressiver Mensch sollte versuchen, positive Empfindungen in sich entstehen zu lassen, damit die Bildung der Neurotransmitter für gute Laune und Motivation aktiviert wird. Ich rate deshalb, morgens nicht zu lange im Bett zu verbringen, da dieser Effekt sonst ungenutzt verstreicht. Wie könnten Sie den Morgen besser angehen?

Depressiv Gestimmte sehen den Tag wie einen riesigen Berg vor sich, den es zu erklimmen gilt. Das macht Angst. Um da herauszukommen, sollten sie mit sich selbst fürsorglich umgehen. Auch Gesunde brauchen eine Weile, um sich am Morgen im realen Leben zurechtzufinden. Umso schwerer hat es ein Mensch, der vielleicht schon wieder eine Nacht mit wenig oder ohne Schlaf verbracht hat oder der nur noch schlafen und am liebsten nie mehr aufwachen möchte.

Viele Betroffene gehen abends ins Bett in der Hoffnung, dass am nächsten Morgen die Depression einfach verschwunden und alles wieder ganz „normal" ist. Die Enttäuschung ist dann immer groß, wenn dem nicht so ist. Oftmals hassen sie sich selbst dafür, dass sie am Morgen so missmutig sind und nichts zustande bringen. Stellen Sie sich deshalb ganz bewusst auf das Tief am Morgen ein. Es fühlt sich etwa so an, wie allein und verloren auf der Welt und ohne Hoffnung oder Perspektive zu sein. Es ist das Grundgefühl eines alleingelassenen Kindes. Wie aber schafft man es, als „unglückliches Kind" Mut für den Tag zu bekommen und Vertrauen zu sich selbst zurückzugewinnen?

Unser Körper repräsentiert unser Kind-Ich. Kontakt zu unserem Körper hilft uns, Kontakt zu unserer Seele herzustellen, auch wenn das nicht immer gelingen mag. Probieren Sie einmal aus, sich selbst liebevoll zu berühren: Berühren Sie mit den Händen Ihr Gesicht, Ihre Schultern, Brustkorb, Arme, Bauch, Beine – so, wie Sie mögen. Sie können sich auch ganz fest umfassen oder beklopfen, wenn Ihnen das angenehmer ist. Wenn Ihnen das schwerfällt, nehmen Sie in Gedanken Ihren Körper wahr, sprechen Sie ihn vielleicht vorsichtig an: „Hallo, gerade sind wir wieder ziemlich down, ja, das ist blöd. Schau'n wir mal, wie wir da wieder rauskommen …"

Nehmen Sie sich Ihre bedrückte Stimmung vor allem nicht übel. Ihre Seele ist zurzeit in Not. Sie braucht keine Vorwürfe, sondern Trost und Zuspruch. Die Depression ist ja die Aufgabe, wieder mit sich selbst in Einklang zu kommen. Versuchen Sie herauszubekommen, was Ihnen gerade guttun könnte. Sagen Sie sich: „Ja, im Moment ist mir morgens übel, ich bin lustlos, ängstlich und deprimiert, aber das

bleibt nicht so!" Hören Sie auf, sich dafür fertigzumachen! Sie können nichts dafür. Haben Sie Verständnis für sich selbst, wie verständ-
nisvolle Eltern es für ihr Kind hätten. In dem Maße, wie Sie sich
damit annehmen, wird das Morgentief mehr und mehr verschwinden.

Bis das so ist, sorgen Sie am Morgen mit kleinen Gesten für ein an-
genehmes Wohlfühlambiente: aufmunternde Musik, eine Blume oder
Kerze, etwas Duftendes im Bad, eine wohltuende Körperpflege ...
Vielleicht lesen Sie vor dem Aufstehen ein paar aufbauende Worte.

*Ein Mann berichtete, er liege morgens oft stundenlang im Bett, weil er
Angst vor dem Tag habe. Es sei so trostlos für ihn. Obwohl er sich zu
Hause wohlfühle, erscheine seine gemütliche Wohnung ihm am Mor-
gen wie feindliches Land. Bei näherer Analyse fanden wir heraus, dass
es für ihn schon schwer war, vom Liegen zum Sitzen zu kommen.
Außerdem war ihm das Bad kein angenehmer Ort.*

*Wir überlegten gemeinsam, wie man diese Situation angenehmer
gestalten könne, und kamen auf folgendes Ritual: Schon am Abend
vorher kochte er sich einen würzigen Tee und stellte ihn in einer Ther-
moskanne neben sein Bett. Wenn er morgens zu der für ihn stimmigen
Zeit aufstehen wollte, setzte er sich erst einmal auf die Bettkante,
legte sich die warme Bettdecke um und trank seinen Tee. Die Stille
dabei zu genießen war ihm angenehm. Im Bad schaltete er sich seine
Trommelmusik ein und zündete sich eine große Kerze an. Sodann
genoss er sein morgendliches Pflegeritual, unter anderem das kraftvol-
le Trockenbürsten, das im Kapitel „Wohltuendes für den Körper"
erwähnt wird. Die Aussicht auf eine duftende Tasse Kaffee aus einer
bestimmten Lieblingstasse und auf ein kleines Frühstück spornte ihn
zum Gang in die Küche an. Weiterhin half dann ein guter Tagesplan,
die Angst vor den Aufgaben des Tages zu verringern.*

**Worauf kommt es also an? Wie oben angedeutet ist es wichtig, in
sich selbst angenehme Gefühle zu erwecken.** Selbst eine Kleinigkeit
kann Ihnen schon über die Angst vor dem Tag hinweghelfen. Da
Angenehmes immer mit einer angenehmen Körperempfindung
beginnt, sollte es etwas Wohltuendes für den Körper sein, das Sie sich

selbst bewusst geben. Ihre Sinne sollten etwas Schönes empfinden wie einen guten Duft, ein Geborgenheit vermittelndes Ambiente, eine Blume, Kerzen oder Gegenstände, die Ihnen etwas bedeuten, zum Beispiel ein schönes Foto. Vor allem aber braucht Ihre Seele etwas Aufbauendes wie ein paar liebevolle Worte zu sich selbst, das Lesen eines sinnhaften Textes oder eine aufbauende Musik.

Tun Sie etwas Angenehmes, was Sie zugleich aktiviert. Während ein warmes Fußbad am Abend beruhigend wirkt, könnten Sie sich morgens mit der warmen und kalten Dusche erfrischen und in einen aktiven Körperzustand bringen. Ich selbst genieße es, am Morgen mit bloßen Füßen die kühle, nasse Wiese zu berühren. Ich erinnere mich dann daran, wie ich als Kind bei meinen Großeltern immer als Erstes die Schuhe ausgezogen habe. Barfußlaufen, war für mich der Inbegriff von Freiheit und Wohlgefühl. Aus dem Yoga ist bekannt, dass gerade der unmittelbare Kontakt mit der Erde antidepressiv wirkt. Falls Sie die Möglichkeit haben, verbringen Sie im Sommer lieber einen ganzen Morgen unter einem Baum in der Natur als im Bett. Die Natur wirkt wie ein Lebenselixier. Sie urteilt nicht, sie heißt alle willkommen.

Sie könnten auch durch aktives Schreiben die Schatten der Nacht vertreiben, indem Sie ohne Punkt und Komma alles aufschreiben, was gerade durch Ihren Kopf geht. Ihre depressiven Gedanken sind nur das, was Sie *denken*, und nicht das, was Sie *sind*. Benennen Sie die Denkmuster und bringen Sie sie aufs Papier, bereit zum Verbrennen oder für den Kompost. Das erleichtert und Sie kommen schneller von dem depressiven Tunnelblick weg.

Wenn Sie Zugang zu religiösen oder spirituellen Gedanken haben, nutzen Sie sie! Sie verbinden sich dadurch mit Kräften, die größer sind als sie selbst. Das kann die Natur sein oder die Kräfte des Universums. Sie bekommen ein Gefühl von Ganzheit und Verbundenheit und das Gefühl, dazuzugehören, auch wenn Sie meinen, im Moment nicht so viel zum Leben beisteuern zu können wie andere. Machen Sie sich jeden Morgen bewusst, dass für Sie der Sinn darin besteht, bewusst durch diese Phase des Lebens zu gehen. Eine

Depression zu erleben ist Schwerstarbeit! Allein das ist eine große Leistung Ihrer Persönlichkeit. Auf kleine Siege können Sie stolz sein. Wenn *Sie* das schaffen, machen Sie dadurch auch andern Mut!

Meine Empfehlung:

Schreiben Sie, wenn Sie mögen, Ihren morgendlichen Ablauf auf und bereiten Sie schon am Abend vorher den Frühstückstisch, den Tee und alle Utensilien vor, die Sie brauchen. Auf diese Weise verinnerlicht sich Ihre Selbstfürsorge, die Ihnen später im Leben noch gute Dienste erweisen wird. Zum Beispiel könnten Sie folgende Stichworte notieren:

- Sofort nach dem Aufwachen **die Thymusdrüse klopfen**, bis ein tiefer Atemzug kommt, und dabei den Satz sagen: „Auch wenn ich gerade depressive Gedanken habe, bin ich gut so, wie ich bin."
- Mir alles von der Seele **schreiben**
- Meinen Text lesen, meine **Lieblingsmusik anhören**
- Tee trinken, einen Moment still genießen
- Fenster auf, ein paar tiefe Atemzüge, mit den Armen schwingen oder den „**Grübelwischer**" anwenden (vgl. S. 153)
- Mein Badritual mit angenehmem Duft
- Mein Spezialfrühstück mit süßem Dinkelgries, Ahornsirup und gerösteten Mandelsplittern
- Mit den bloßen Füßen raus auf die Wiese …
- Meinen Tag Schritt für Schritt angehen: „Ich gehe einen Schritt nach dem anderen."

Stellen Sie sich gerne auch vor, dass eine höhere Kraft oder eine imaginäre Kreatur Sie heute begleitet und beschützt. Seien Sie freundlich mit sich selbst: Heute! Jetzt!

Themenkreis 3:
Unterstützendes für Körper und Seele

Sich selbst gut spüren – Wohltuendes für den Körper

Zum Verständnis:

Die Depression ist zwar eine *seelische* Erkrankung, doch auch das Körperbefinden ist sehr stark beeinträchtigt. Abgesehen von einem deutlichen Verlust an Elan, Flexibilität und Spannkraft leiden viele unter diversen, oft als psychosomatisch bezeichneten Körpersymptomen und Schmerzen. Oft ist das Körpergefühl regelrecht verloren gegangen. „Ich spüre mich irgendwie nicht mehr", höre ich oft. Die seelische Erstarrung und der Verlust der eigenen Schwingungsfähigkeit zeigen sich auch im Körper. Das liegt an dem hochgradigen inneren Druck und der inneren Anspannung. Oft haben Menschen, die depressiv geworden sind, in ihrem bisherigen Leben wenig auf ihre Leiblichkeit geachtet, da ihr Körper meist funktioniert hat. Die Erkrankung ist der Aufruf zu einer neuen Selbstfürsorge. Worauf kommt es an?

Der Körper ist für uns Menschen wie ein Haus, in dem Seele und Geist ihre Wirkung entfalten. Geht es unserem Körper besser, strahlt dieses Empfinden immer auch auf die psychische Verfassung aus. Umgekehrt erkennen wir eine trübsinnige Stimmung sofort an hängenden Schultern oder Kraftlosigkeit. Diese enge Verknüpfung zwischen Körper und Seele haben Sie schon oft erlebt, wenn Sie sich beim Erschrecken völlig verkrampft haben. Jemand hat Ihnen vielleicht die Hand auf die Schulter gelegt und Sie mit den Worten beruhigt: „Lass los, es ist alles in Ordnung!", und sofort konnten Sie sich wieder entspannen. Diese Ressource können wir uns in psychischen Krisen zunutze machen. Statt erstarrt können wir uns gelöster, statt eng können wir uns offener fühlen. Statt Angst können wir Liebe zu unserem Körper empfinden. **Wohltuende Maßnahmen für einen besseren Kontakt zum eigenen Körper tragen dazu bei, dass die Neurotransmitterproduktion im Gehirn angeregt wird und Ihre Stimmung sich aufhellt.** Die Seele kann sich wieder neu stabilisieren.

Alles, was Sie für sich tun, sollte möglichst einfach handhabbar und konkret spürbar sein. Vor allem aber sollten Sie es *gerne* tun und nach Möglichkeit zu einer Routine werden lassen. Wir verlegen uns deshalb auf kleine Dinge mit großem Effekt, die sich leicht in den Alltag einbauen lassen. Suchen Sie sich etwas aus, was Ihnen gefällt, und tun Sie sich damit immer wieder etwas Gutes. Sie werden merken, dass Sie sich dabei zunehmend besser fühlen. Insbesondere, wenn Sie Medikamente einnehmen, helfen Ihnen wohltuende Anwendungen für den Körper, die Nebenwirkungen zu mildern. Ganz nebenbei sehen Sie nach einiger Zeit deutlich frischer aus und Ihre Augen strahlen allmählich wieder.

Aus meiner eigenen Erfahrung möchte ich das *Bürsten* des Körpers ganz besonders erwähnen. Es hat mich in meinem Leben durch alle schwierigen Zeiten wohltuend begleitet und hilft mir bis heute, mich schon morgens auf das Aufstehen zu freuen.

Das Trockenbürsten

… ist wie eine kleine Massage der Reflexzonen des Körpers sowie eine Anregung sämtlicher Meridiane (– das sind nach der chinesischen Medizin die „Energielinien" des Körpers). Die Anwendung übt nachhaltige Heilungsimpulse aus und aktiviert Körper und Seele. Sie dauert nur wenige Minuten und ist wie eine kleine Gymnastik. Mit der Bürstenmassage verschaffen Sie sich selbst ein wohliges Körpergefühl und kommen morgens besser in Schwung. Sie fühlen sich danach lebendig, durchströmt und durchwärmt und haben sofort ein frischeres Aussehen. Das baut auf. Und so funktioniert sie:

Mit einer Sisalbürste oder einem Sisalhandschuh wird der Körper morgens nach dem Duschen oder Waschen gebürstet, und zwar, nachdem die Haut mit dem Handtuch nur leicht abgetrocknet wurde, aber noch ein wenig feucht ist. Man bürstet von unten nach oben bzw. immer zum Herzen hin:

Bürsten Sie die Beine von der äußeren Fußspitze außen hoch bis über das seitliche Gesäß, dann an der inneren Seite vom Fuß aus bis zur Leiste, dann die hintere Seite des Beines von der Ferse aus bis übers Gesäß: Außen, innen, hinten jeweils einen kraftvollen Bürstenstrich, je dreimal im Wechsel. Die Arme werden genauso wie die Beine außen, innen, hinten, dreimal im Wechsel, jeweils bis zur Schulter bzw. bis zur Achselhöhle gebürstet. Den Bauch bürsten Sie mehrmals im Uhrzeigersinn entsprechend dem Verlauf der Darmbewegungen von rechts unten nach oben, zur linken Seite und nach rechts unten. Den Brustkorb bürsten Sie, indem Sie beide Brustseiten mehrmals umkreisen. Den Rücken bürsten Sie mit mehreren Strichen von unten nach oben entlang der Wirbelsäule (Anregung der Nieren-, Leber-, Galle-Reflexzonen!) und seitlich, so, wie Sie herankommen. Ein paar Mal können Sie auch die Halsvorderseite vorsichtig zum Herzen hin bürsten. Menschen mit Schilddrüsenüberfunktion sollten diesen Bereich jedoch meiden.

Anschließend, und das ist sehr wichtig, wird die noch leicht feuchte Haut mit einem angenehm duftenden Körperöl oder einer Lotion ganz nach Ihrem persönlichen Belieben von unten nach oben massiert. Ich bevorzuge Olivenöl mit ein paar Tropfen ätherischen Öls (Rosenöl oder Citronellaöl).

Wenn Sie Zeit und Lust haben, können Sie Ihre Füße ganz besonders ausführlich massieren. Das gibt Ihnen ein festeres Standvermögen und tut einfach gut. Die meisten meiner Patienten genießen diese Anwendung und bestätigen die verblüffend wohltuende Wirkung. Sie haben dadurch schon am Morgen das Gefühl, sich selbst besser zu spüren. Insbesondere sind sie stolz darauf, etwas für sich getan zu haben.

Wie oben betont, fällt es Menschen im Stimmungstief oder im Zustand ängstlicher Verkrampfung schwer, sich selbst etwas Gutes zu tun. Der Körper ist nicht gerade ein Quell von Wohlgefühl und wird dafür oft sogar mit Vernachlässigung gestraft, die sich bis zur Selbstablehnung entwickeln kann. Ein Teufelskreis entsteht: Noch mehr schlechte Gefühle, noch mehr Selbstablehnung.

Eine Frau hatte starke Bauchbeschwerden, doch sie war nicht in der Lage, sich ihrem Bauch zuzuwenden. Sie mochte sich selbst nicht berühren und konnte sich nicht entspannen. Das hatte seine Gründe in lange vergangener Zeit. Ein feuchtwarmer Bauchwickel am Abend half ihr, ein wohlig warmes Gefühl für ihren Bauch zu empfinden, ohne sich direkt berühren zu müssen.

Der Oberbauch ist die Region des „Sonnengeflechts", eines Zentrums des vegetativen Nervensystems, das dafür zuständig ist, die Arbeit der Organe im Bauchraum zu unterstützen und innere Ruhe zu vermitteln. Dem Bauch und auch uns geht es erfahrungsgemäß am besten, wenn Parasympathikus und Sympathikus in der Balance sind. Wie bereits erwähnt herrscht bei schlechter Stimmung und innerem Stress jedoch die Regie des Sympathikus vor. Mit wohltuenden Anwendungen kann man die Balance wieder herstellen. Alles, was den Bauch beruhigt, trägt auch zu einer Beruhigung dieses Stresstonus bei. Auf diese Weise wird nicht nur die Arbeit unserer inneren Organe gefördert, sondern wir erreichen damit auch eine bessere Verfassung unserer Psyche.

Bei der oben erwähnten Frau führte der Bauchwickel dazu, dass sie auch besser einschlafen konnte und Angst und Aufregung verschwanden.

Der warme Oberbauchwickel

Sie nehmen ein Gästehandtuch, tauchen es in heißes Wasser und wringen es sehr gut aus. Legen Sie es mit einer leichten Wärmflasche auf Ihre Magengegend und decken Sie das Ganze mit einer warmen Decke zu. Auf diese Weise fördern Sie auch die Durchblutung der Leber, was deren Entgiftungstätigkeit fördert und nebenbei müde macht.

Emotionale Verbindung zum Körper aufnehmen

Wie oben erwähnt geht depressiven Menschen oft das Gefühl für sich selbst verloren. Denken und Fühlen sind voneinander getrennt. Wenn Sie das Körpergefühl wieder bewusst einschalten, macht Sie das nüchterner, klarer, ruhiger. Katastrophenfantasien und Grübelphasen nehmen deutlich ab.

Dabei hilft, wenn Sie den ganzen Körper beklopfen, statt wie beim Bürsten auszustreichen. Die eine mag das kräftiger, der andere zarter. Auch kann man den Körper einfach fest anfassen. Sprechen Sie dabei die Körperteile bewusst einzeln an: „Das ist meine Hand, zusammen mit meinem Unterarm, in Verbindung mit meiner Schulter." Spüren Sie bewusst Ihre Muskelkraft: „Das ist meine Kraft!" Streichen Sie bewusst über die Haut: „Das ist meine Grenze!" Nehmen Sie den ganzen Körper als Raum wahr: „Das bin ich!"

Bodenkontakt und Selbstwahrnehmung

Sobald Sie merken, dass Sie zu sehr in belastende Gedanken abdriften oder „wegtreten", stellen Sie sich hin und nehmen bewusst Kontakt zum Körper auf: Schütteln Sie sich oder lassen Sie den Körper leicht vibrieren. Das ist eine Bewegung, wie wenn Sie minimale Kniebeugen in der Senkrechten machen würden. Sie können sich vorstellen, an Ihrem Steißbein wäre ein Gewicht befestigt, das nach unten zieht. Das Hohlkreuz richtet sich dabei wieder auf. Stampfen Sie zum Beispiel mit den Füßen fest auf den Boden oder nehmen Sie einfach nur bei allem, was Sie tun, Kontakt zum Boden auf. Sie können sich vorstellen, dass „Mutter Erde" Sie trägt. Sagen Sie sich bewusst: „Das ist mein Boden, der mir Sicherheit gibt, auf dem ich stehe, sitze!" Auch eine Ausrichtung des Körpers in der Horizontalen ist dabei hilfreich: Drücken Sie mit den Händen zum Beispiel ganz fest gegen eine Wand. Stemmen Sie den Körper von allen Seiten dagegen. Sie können auch einen Baum oder einen netten Menschen nehmen, der sich zur Verfügung stellt. Wenn Sie mehr realen Körperkontakt haben, dann haben Sie automatisch auch besseren Realitätskontakt. Sie spüren Ihre Kraft im Hier und Jetzt. Das vertreibt die Gefühle und Gedanken von Ohnmacht und Hilflosigkeit.

Sehr gut ist auch, sich mit dem Körper am Boden zu wälzen oder lange am Boden zu sitzen oder zu liegen – die schon erwähnte „Schlabberpuppen-Übung" (vgl. S. 59 u. 162). Ich selbst liebe es nach anstrengenden Aufgaben, mich zum Ausgleich eine Weile auf den Boden zu legen. Ich lege die Beine hoch und schaue in den Himmel. Dabei kann ich mich seelisch sehr schnell wieder auftanken. Auch wenn es für Sie ungewohnt ist – verbringen Sie viel Zeit an der Erde. Setzen Sie sich im Sommer draußen unter einen schönen Baum oder laufen Sie nach Möglichkeit barfuß. Das Motto ist: Raus aus den Hirngespinsten und zurück zur Erde!

Insbesondere am Abend sind **Salzbäder** in der Badewanne oder auch **warme Fußbäder** sehr beruhigend. Für ein Salzbad nimmt man 500 bis 1000 Gramm Totes-Meer-Salz, für ein Fußbad entsprechend weniger. Man kann auch Melissenextrakt hinzufügen, der sehr schlaffördernd wirkt. Alles, was Ihnen angenehm ist, ist richtig. Auch die im Kapitel „Umgang mit Körpersymptomen" erwähnte Dauerdusche sowie das Dauerbad sind sehr effektiv. Für manche Menschen ist eine zu ausgeprägte Entspannung jedoch beängstigend. Nehmen Sie sich damit ernst und tun Sie dann das, was für Sie angenehmer ist. Niemand *muss* baden können! Vielleicht reicht es schon, wenn Sie die Hände auf Ihren Brustkorb legen und sich damit beruhigen. Im Kapitel „Beruhigung für Körper, Geist und Seele" erfahren Sie weitere hilfreiche Übungen, die Sie sehr gut mit den hier beschriebenen Maßnahmen verbinden können.

Falls Sie mögen, können Sie auch **Klopftechniken** anwenden, um sich zu beruhigen oder zu zentrieren: Sehr effektiv und zuverlässig wirkt hier allein schon das Beklopfen des Brustbeins, entweder mit den Fäusten, mit den Fingerspitzen oder mit der flachen Hand. Diese Technik stammt aus der Psychokinesiologie, die bei traumatischen Erregungszuständen sehr wirksam ist. Der Grund: Bei Stress schrumpft die Thymusdrüse, die hinter dem Brustbein liegt, auf einen Bruchteil ihrer Größe zusammen beziehungsweise sie schaltet sich ab. Das macht sich als Ohnmachtsgefühl und Kraftlosigkeit bemerkbar. Durch Beklopfen wird dieser „Schockzustand", der in der Depression manchmal schon chronisch ist, rückgängig gemacht. Klopfen Sie so lange, bis Sie den Impuls zu einem oder mehreren tiefen Atemzügen haben. In meiner Praxis arbeite ich sehr erfolgreich mit verschiedenen Klopftechniken, zum Beispiel auch mit dem wechselseitigen **Beklopfen der Schultern:** Man umarmt sich selbst an den Schultern, während immer abwechselnd die rechte Hand auf die linke Schulter, die linke Hand auf die rechte Schulter klopft: rechts, links, rechts, links … Man kann auch wechselweise mit dem Zeigefinger sanft die Ohren beklopfen. Durch den taktilen und auditiven Reiz wird das Gehirn wieder beidseits aktiviert und man kommt aus der Problem-trance heraus. Der Herzschlag beruhigt sich. Im Kapitel über den Leib-Seele-Kontakt durch Klopfen und Berühren ist detailliert das Klopfen nach Dr. Klinghardt beschrieben, das eine ganze Serie von Punkten umfasst und eine noch umfassendere Wirkung hat.

Meine Empfehlung:

Schauen Sie, was für eine kleine Anwendung oder Übung sich in Ihren Alltag einbauen lässt, damit Sie sich in Ihrem Körper wohlfühlen. Eine Kleinigkeit geht immer, und wenn es nur das bewusste Gehen ist, bei dem Sie sich ständig Ihrer Fußsohlen bewusst sind und das Gefühl verinnerlichen, von der Erde getragen zu sein. So banal es klingt: Allein diese Übung bringt wirklich sehr viel!

Bei allem, was Sie tun, achten Sie immer darauf, sanft und mit einem kleinen Impuls in den Bauch hinein zu atmen. Im Kapitel über Techniken zur Entspannung werde ich darauf noch genauer eingehen. Selbst an Ihrem Arbeitsplatz können Sie sich gut „erden", indem Sie die Sitzfläche des Stuhls, die Rückenlehne und den Boden unter Ihren Füßen für eine „Körperfühlübung" nutzen. Tun Sie's jetzt! Jetzt sofort! Sie werden sehen: Wenn Sie bewusster in Ihrem Körper „drinstecken", wird Ihre Stimmung deutlich stabiler!

Bewegung hilft – aber wie?

Zum Verständnis:

Das Element Bewegung ist ein außerordentlich wichtiger Heilungsfaktor bei der Depression. Wohldosierte Bewegung regt nachweislich die Neurotransmitterproduktion im emotionalen Gehirn an und hebt die Stimmung. Doch gerade Menschen, die sich im Stimmungstief befinden, mögen sich ungern bewegen. Sie sind entweder zu apathisch oder überreizt – Erstere können sich nicht aufraffen und Letztere brauchen eher Ruhe und Beruhigung.

Die „Krankheitslogik" ist folgende: Bewegungslosigkeit und Starre als „Totstellreflex" schützen vor zu heftigen Emotionen und können sich wie ein gewisser Schutzraum anfühlen. Das gesamte System spart auf diese Weise Energie für innere Arbeit. Häufig hat sich das Gefühl völlig aus den unteren Körperregionen, dem Becken, den Beinen zurückgezogen. Die Betroffenen fühlen sich „wackelig". Sie sind nur noch im Kopf.

Durch behutsame Bewegung kann man den Körper wieder erden und die Lebenskräfte anregen. Auch lässt sich durch gezielte rhythmische Bewegung das System beruhigen. Dabei baut sich Stress ab und das Körpergefühl wird gestärkt. Körperliche Bewegung bringt auch die Gedanken in Bewegung und die Betreffenden kommen aus dem depressiven Zustand des „Tunnelblicks" heraus. Bei Bewegung können aber auch Emotionen hochkommen, die schwer zu handhaben sind. Deshalb ist es wichtig, eine Form zu finden, die dem aktuellen Gemüts- und Kräftezustand angepasst ist und als seelisch unterstützend und angenehm empfunden wird. Selbstquälerei macht zusätzlichen Stress und sollte vermieden werden. Finden Sie deshalb selbst heraus, welche Art von Bewegung für Sie sinnvoll ist. Im Folgenden möchte ich einige Beispiele nennen.

Oftmals hören Menschen mit Depression von ihren Therapeuten, von Bekannten und Freunden, sie sollten sich viel bewegen. Dieser Rat treibt die Betroffenen häufig dazu, sich mit letzter Kraft zum Joggen zu quälen. Für kurze Zeit baut das zwar auf und macht fit, das gute Gefühl lässt jedoch schnell nach und weicht einer noch schlimmeren Lethargie mit Stimmungstief und Erschöpfung. Man kann sich den Zustand etwa so vorstellen wie bei jemandem, dessen Auto auf Reservetank fährt: Statt mit langsamem Tempo sparsam zu fahren, um noch bis zur nächsten Tankstelle zu kommen, rast er über die Autobahn und bleibt auf halber Strecke liegen.

Wichtig ist also Bewegung ohne Überforderung. Wenn ein depressiver Mensch sich zu übermäßiger Bewegung zwingt, regt dies die Ausschüttung von Adrenalin an. Adrenalin im Blut fühlt sich zwar zunächst wie ein Aktivitätsschub an, kann jedoch ebenso schnell wieder ins Gegenteil umschlagen.

Wenn Betroffene zu mir kommen, frage ich immer sehr genau danach, wie sie ihre derzeitige Belastbarkeit einschätzen und wonach sie ein tiefes Bedürfnis haben. Meist empfehle ich in den ersten Wochen vor allem *kurze*, aber möglichst *häufige* Spaziergänge in der Natur – mit oder ohne Walkingstöcke. Es ist sogar ratsam, sich nach jeder kleinen Belastung gründlich auszuruhen, so, als hätte man sich völlig verausgabt. Diese übertriebene Vorsicht führt dazu, dass die Betroffenen sich sehr viel schneller erholen und die Belastung schneller steigern können.

Anfangs sollten Sie sich also ganz ohne Anstrengung bewegen, um zu verhindern, dass Ihr limbisches System alarmiert und die Regeneration der Neurotransmitter blockiert wird. An einem Beispiel möchte ich dies erläutern:

Ein Mann hatte durch die Nebenwirkungen starker Tranquilizer und Neuroleptika sein normales Körpergefühl völlig verloren. Er fühlte sich wie ferngesteuert, verkrampft und ohne Bodenhaftung. Ihm halfen langsame Spaziergänge am Waldrand und regelmäßige Tai-Chi-Übungen wieder „auf die Füße". Ganz allmählich bekam er wieder ein Kraft- und Stabilitätsgefühl in den Beinen, wurde lockerer, sodass er

Lust bekam, zu joggen und Fußball zu spielen. Dies trug neben seiner therapeutischen Aufarbeitung sehr dazu bei, dass die Medikamente Schritt für Schritt abgesetzt werden konnten.

Wenn Sie also für sich ein Bewegungsprogramm zusammenstellen, achten Sie darauf, dass Sie sich nicht überfordern und sich auch noch zwei oder drei Stunden *nach* dem Bewegen wohlfühlen. Manche Menschen reagieren wegen ihres inneren Stresszustands auch schon bei niedriger Belastung (zum Beispiel bei längerem Gehen) mit lang anhaltendem Herzklopfen. Wenn Sie sich stark genug fühlen, können Sie in Ihrer sportlichen Aktivität vom Wellness- in den Fitnessbereich übergehen. Dabei spielen aber Gewicht, Alter und Geschlecht eine Rolle. Lassen Sie sich dazu am besten von einem Fachmann beraten und benutzen Sie eine Pulsuhr.

Durch jede Form von Bewegung bekommen Sie ein besseres Körperempfinden. Sie fühlen sich wohler in Ihrer Haut und dadurch wird Ihr Neurotransmittersystem positiv stimuliert. Das baut auf. Aber nicht nur das: Sie können auch besser denken, und Ihre Seele wird schwingungsfähiger. Die Dumpfheit im Kopf verschwindet. Sie haben neuen geistigen Elan und Lust, zu lesen oder ihrem Hobby nachzugehen. Musikbegabte beobachten beim Musikmachen eine bessere Koordination der Finger. Abgesehen davon trägt Bewegung in jedem Falle dazu bei, dass Ihr Körper geschmeidig bleibt und Sie Ihr Gewicht besser regulieren können.

Ich möchte im Folgenden einige Arten von Bewegung nennen, die sich besonders harmonisierend und stärkend auf Seele und Körper auswirken. Wenn Sie sich jedoch in einer bestimmten Sportart zu Hause fühlen, bleiben Sie gerne dabei. Beobachten Sie nur genau, ob Sie sich damit auch jetzt wohlfühlen. Haben Sie keine Angst davor, durch den derzeitigen Mangel an Training gewisse sportliche Fertigkeiten zu verlieren! Sie werden sehen, wenn es Ihnen besser geht, kommt Ihre Fitness wieder zurück. Manches funktioniert sogar sehr viel besser als vorher. Ein Mann zum Beispiel hat durch die Depression seine Leidenschaft für den Marathonlauf entdeckt, etwas, was er sich früher nie hätte vorstellen können.

Grundsätzlich ist **Bewegung in der Natur** oder zumindest an der frischen Luft besonders gut. Man schlägt dabei mehrere Fliegen mit einer Klappe: Durch einen Szenenwechsel bekommen Sie neuen Wind um die Ohren. Außerdem bringt Sie das Gehen in einen harmonischeren Rhythmus und aktiviert Ihre Atembewegungen. Besonders **das morgendliche Tautreten** (im Sommer auf einer Wiese mit bloßen Füßen) bringt Sie mit der Erde in unmittelbaren, wohltuenden Kontakt. Nicht von ungefähr wirken diese und andere althergebrachten Bewegungsformen nach Sebastian Kneipp so heilsam bei nervlicher Erschöpfung. Stressmindernd wirkt beim Gehen und Laufen, dass die rechte und die linke Gehirnhemisphäre gleichermaßen aktiviert werden. Dadurch verringert sich der depressive Tunnelblick. Zu **walken** ist hier besonders wirkungsvoll, da dabei Arme und Oberkörper harmonisch mitschwingen und den Effekt verstärken. Viele Kranke und Erschöpfte haben mir berichtet, dass sie sich mit Stöcken auch „nicht so alleine" fühlen. Alleine spazieren zu gehen – es sei denn mit einem Hund – wird oft als langweilig erlebt; mit Stöcken wird es zum Sport. Außerdem kann man beim Walken sehr bewusst das „Erden" üben, indem man darauf achtet, wie die Füße den sicheren Boden berühren und einem das Gefühl geben: „Die Erde trägt mich, egal, wie schwer ich mich gerade fühle." Mit dem „Einstechen" der Stöcke kann man eine gewisse Aggressivität ausdrücken oder dem Willen Nachdruck verleihen: „Verdammt noch mal, ich will gesund werden!" Sie können auch in Ihrer Vorstellung bewusst auf Ihr Ziel, gesund zu werden, zugehen. Auch **Fahrradfahren** ist eine Sportart, die durch das kräftige Treten die untere Körperregion aktiviert und buchstäblich den Antrieb fördert.

In der akuten Depression ist es für viele schon eine Leistung, sich überhaupt zu einem kleinen Gang nach draußen aufzuraffen. Manchmal reicht es schon, am offenen Fenster oder draußen mit den Knien zu wippen und rhythmisch mit den Armen zu schwingen oder auf der Stelle zu gehen oder zu laufen. **Schwingen** ist eine besonders harmonisierende Bewegung, die jedem gelingt. Nach fünf Minuten Schwingen geht es Ihnen schon deutlich besser! Ein neuartiges Sportgerät (Smowey® – zwei Plastikringe mit beweglichen

Kugeln im Inneren) bringt beim Schwingen auf besondere Weise die Tiefenmuskulatur in Vibration und regt die Körperdrüsen an. Es macht leicht und beschwingt.

Wer Lust hat, kann gerne zu seiner Lieblingsmusik **tanzen** und dabei die Bewegung ganz den eigenen Empfindungen anpassen. Ich erinnere mich an eine Frau, die in der Phase der Depression ihre Liebe zum orientalischen Tanz und „Schritt für Schritt" ihr weibliches Wohlgefühl entdeckte. Gleichgültig, ob Barockmusik, Rock, Trommelmusik oder Techno, Sie können sich zu *jeder* Musik bewegen und Ihre Stimmung zum Ausdruck bringen. Doch auch ohne Musik können Sie sich hier und jetzt bewegen, indem Sie auf Ihrem Stuhl von rechts nach links hin und herschwingen und die Arme ein wenig dazu bewegen. Tun Sie es einfach auf Ihre Weise. Tun Sie es jetzt! Jetzt gleich!

Ein **Trampolin** mit sehr weicher Bespannung macht ebenfalls gute Laune und aktiviert. Wer mag, kann einen Crosstrainer nutzen, bei dem Arme und Beine gegen einen leichten Widerstand ähnlich wie beim Langlauf trainiert werden. Ein Boxsack kann dazu beitragen, die eigene Kraft zu spüren und sich auch einmal abzureagieren. Wichtig ist, sich dabei nicht in Emotionen hineinzusteigern, sondern „auf dem Teppich" zu bleiben. Aggression als lebendige Kraft ist jedoch notwendig für unsere Vitalität.

Das Element Wasser hat für diejenigen, die es mögen, eine besonders wohltuende Wirkung auf die Ganzheit von Körper, Geist und Seele. **Schwimmen**, insbesondere in Seen oder Flüssen und vor allem im Meerwasser, vermittelt ein sehr lebendiges Körpergefühl. Wasser ist unser Urelement, aus dem wir letztlich kommen. Während *kaltes Wasser* einen belebenden Reiz ausübt, vermittelt warmes Wasser ein Gefühl von Geborgenheit, Leichtigkeit und Harmonie. **Im *warmen* Badewasser** kann man seelisch „auftanken". Hier möchte ich noch einmal auf das im Kapitel „Umgang mit Körpersymptomen" erwähnte „Dauerbad" verweisen.

Selbst wenn Ihnen zurzeit nicht nach Bewegung zumute ist und Sie mehr Zeit im Bett verbringen, weil Sie so erschöpft sind, können

Sie den Körper fit halten, indem Sie ähnlich wie bei der **Progressiven Muskelentspannung nach Jacobson** die Muskeln aller Körperteile nacheinander kurz anspannen und wieder entspannen. Auf diese Weise werden Sie spannkräftiger und steigern Ihr Körpergefühl erheblich – sogar im Liegen.

Selbstverständlich sind meditative Disziplinen wie **Yoga oder Tai-Chi** wunderbar geeignet, uns ins Gleichgewicht zu bringen. Ich möchte auch **Mannschaftssportarten** wie Volleyball, Fußball oder Tennis nicht unerwähnt lassen, die Sie wieder unter Menschen bringen. Falls Sie ein **Fitnessstudio** kennen, in dem Sie sich wohlfühlen, nutzen Sie die Angebote, die Ihnen zusagen. Bewegung ist immer gut, aber sie muss zu Ihrem Typ passen. Probieren Sie ruhig einmal etwas Neues aus. Auch das ist ein sinnvoller Lernprozess in Ihrer Krise.

Meine Empfehlung:

Finden Sie heraus, welche Art von Bewegung Ihnen ganz persönlich liegt. Die Hauptsache ist, sich überhaupt zu bewegen, denn das animiert zu weiteren Aktivitäten. Entscheiden Sie sich, wann, wie lange und wie oft Sie die ausgewählte körperliche Aktivität praktizieren möchten. Machen Sie nach Möglichkeit ein regelmäßiges Ritual daraus. So müssen Sie sich nicht jedes Mal neu entscheiden und sich immer wieder mühsam aufraffen. Grundsätzlich ist es besonders gut, Bewegungseinheiten am *Morgen* zu „installieren"; Licht und Luft tun dann besonders gut. Erinnern Sie sich auch an Bewegungsvorlieben aus Ihrer Kindheit. Vielleicht sind Sie gern Rollerskate gefahren oder haben Fußball gespielt? Integrieren Sie Bewegung in Ihren Alltag! Man kann immer wieder neu damit anfangen, das baut auf. Feiern Sie jeden kleinen Sieg über die Lethargie und bestätigen Sie sich selbst: „Ja, das hat mir gutgetan!" Und vor allem: Tun Sie's gleich, jetzt sofort!

Achtung, Alkohol & Co.!

Zum Verständnis:

Warum widme ich dem Thema Alkohol ein eigenes Kapitel? In meiner Arbeit habe ich vielfach die Beobachtung gemacht, dass sich allein durch den Verzicht auf Alkoholkonsum das Befinden von Patienten so augenscheinlich, teilweise sogar dramatisch verbessert hat, dass Sie etwas darüber wissen sollten. Menschen fühlen sich *ohne* Alkohol auffällig wohler, auf körperlicher und vor allem auf psychischer Ebene. Die Besserung des Befindens betrifft nicht nur Menschen, die chronisch zu viel Alkohol zu sich nehmen, sondern auch Menschen mit „normalem" Alkoholkonsum.

Durch Alkohol wird kurzfristig der antriebssteigernde Neurotransmitter Dopamin erhöht. Alkohol wirkt im Gehirn in niedrigen Dosen leicht euphorisierend, aber auch entspannend – Effekte, nach denen Menschen mit Depression sich oft besonders sehnen, da sie es selbst damit so schwer haben. Für einen Moment mag dies angenehm sein, jedoch hält der Effekt nicht lange an. Und was danach kommt, ist schlimmer als vorher. Gerade in der Depression, in der alle Stoffwechselvorgänge auf Sparflamme arbeiten und Sie sich geistig und seelisch oft dumpf, niedergeschlagen und instabil fühlen, wirkt Alkohol verstärkt: Er belastet die Leber mehr als sonst, was zu latenten Vergiftungserscheinungen führt. Auch destabilisiert Alkohol das psychische Erleben. Warum ist das so?

Alkohol hat unter anderem die Eigenschaft, bestimmte Rezeptoren im Nervensystem und im Gehirn zu stimulieren und andere zu hemmen; das kann die Kommunikation zwischen Nervenzentren im Gehirn stören. Der Effekt ist, dass die Reizschwelle für Stressreaktionen sinkt, sodass Sie schon bei kleinen Störfaktoren außer sich geraten. Überdies ist die neuronale Vernetzung zwischen Fühlen und

Denken erschwert. Depressive Menschen können sich selbst dann schlechter einschätzen und steuern. Sie werden auf diese Weise leichter von Stimmungen überflutet. Gerade eine gewisse seelische „Nüchternheit" ist jedoch für den Heilungsprozess besonders wichtig. Ein Beispiel möge dies verdeutlichen.

Ein junger Mann kam zu mir in die Praxis mit den Worten: „Ich habe ein Burn-out, ich komme nicht mehr klar. Ich gerate ständig aus der Fassung und bin nur noch niedergeschlagen. Kleinste Vorfälle regen mich auf." Er wirkte sehr krank. Es gab auch tatsächlich einige Stressfaktoren in seinem Arbeitsbereich, doch bei näherem Befragen wurde ein gewisser Alkoholmissbrauch deutlich. Allerdings, so betonte er, betreffe das nur das Wochenende. Ich vereinbarte mit dem Patienten eine völlige Abstinenz, ohne die ich nicht bereit war, ihn weiter zu begleiten. Schon nach kurzer Zeit hörten die Stimmungseinbrüche auf und er wirkte klarer, geordneter. Das Gesicht hellte sich auf, die Augen zeigten wieder Interesse an der Welt und er konnte einige wichtige Veränderungen in seiner Lebensgestaltung vornehmen. Es war nicht nötig, ihn lange zu behandeln. Nach kurzer Zeit hatte er sein Leben wieder in der Hand.

Manchmal ist die Depression mehr oder weniger eine Folge von fortgesetztem Alkoholmissbrauch. Dabei kommt es nicht auf die absolute Menge des Konsums an. Manche Menschen erleben bei Alkoholkonsum in kleinen Mengen ähnliche Auswirkungen wie „Quartalstrinker". Alkohol- oder Drogenmissbrauch fängt schon da an, wo die entsprechenden Suchtstoffe dazu dienen sollen, sich besser zu fühlen. Das genussvolle „Gläschen Wein" hat damit nichts zu tun.

In einem anderen Fall machte ich eine wichtige Beobachtung bei einer Frau, die sich in einer depressiven Krise befand. Es war lange schwierig, in ein Arbeitsbündnis mit ihr zu kommen, da sie sich ständig in einer dumpfen, antriebslosen Stimmung befand. Sie berichtete mir eines Tages, sie würde „fasten". Auf meine erstaunte Frage, was sie denn damit meine, erklärte sie mir, sie nehme zurzeit keinen Alkohol und keinen Kaffee zu sich. Mir war deutlich aufgefallen, dass sie präsenter wirkte und in ihrem Ausdruck wacher, klarer und gefestigter. Die Veränderung war so positiv, dass wir ein „Dauerfasten" vereinbarten; das führte zu einem deutlichen Wendepunkt in ihrem Heilungsprozess.

Insbesondere dann, wenn Sie antidepressive Medikamente einnehmen, sollten Sie unbedingt auf Alkohol verzichten, da es unberechenbare Wechselwirkungen mit den Medikamenten gibt und die Entgiftungsfähigkeit der Leber eingeschränkt ist.

Dabei ist es oft einfacher, ganz auf Alkohol zu verzichten, als sich an kleine Mengen zu halten (nur zum „Genießen"). Durch die positiven Belohnungssysteme im Gehirn wird die verträgliche Dosis schnell wieder überschritten. Wenn Sie also möglichst bald gesund werden wollen, verzichten Sie einfach ganz auf Alkohol und jegliche Suchtmittel, nach Möglichkeit auch auf Kaffee und schwarzen Tee sowie auf größere Mengen Süßigkeiten, und zwar so lange, bis Sie psychisch wieder ganz stabil sind. Meist hat nach dieser Zeit dieses Thema an Bedeutung verloren, da das wirkliche Leben ohne Depression als äußerst genussvoll empfunden wird.

Viele wollen sich auch auf keinen Fall neu destabilisieren und wenden sich anderen Themen zu: kreativen Hobbys, Naturerlebnissen und schönen Begegnungen mit lieben Menschen. Ein Glas Sekt oder Wein an einem besonderen Fest ist dann ein echter Genuss, den man nicht täglich haben muss. Menschen mit einem schweren Alkoholproblem sollten sich Unterstützung bei Gruppen wie den Anonymen Alkoholikern suchen, die es inzwischen in jedem größeren Ort gibt. Darauf komme ich im Kapitel über Selbsthilfe in Gruppen.

Ich möchte noch anfügen, dass auch ein zu hoher Medienkonsum, insbesondere dann, wenn Sie ständiger WLAN-Strahlung ausgesetzt sind, Ihren Heilungsprozess stört. Ähnlich wie bei stofflichen Drogen wird Ihre Stresstoleranz herabgesetzt.

Meine Empfehlung:

Listen Sie einfach einmal auf, was Sie *anstelle* von Alkohol oder Ihren üblichen Suchtmitteln zu sich nehmen oder was Sie *tun* könnten. Besorgen Sie sich duftende Teesorten, vielleicht ein Buch über alkoholfreie Drinks, und schauen sie, welchen Beschäftigungen Sie zu *den* Zeiten nachgehen könnten, in denen Sie normalerweise zu einem „Suchtkick" greifen würden. Treffen Sie eventuell auch Vereinbarungen mit Ihren Angehörigen oder Freunden. Vielleicht lassen diese sich sogar zum Mitmachen animieren. Sie werden sehen, dass das „Alkoholfasten" beziehungsweise „Suchtmittelfasten" zu einem deutlich klareren Befinden führt.

Beruhigung für Körper, Geist und Seele

Zum Verständnis:

Das erhöhte Erregungsniveau zu senken ist ein vorrangiges Ziel bei der Depression und bei allen kleineren oder größeren seelischen Tiefs. Wie es so treffend heißt: In der Ruhe liegt die Kraft. Vielleicht mögen Sie einwenden: „Ja, aber ich bin schon viel zu ruhig", da Sie sich kaum zu etwas aufraffen können. Diese „Ruhe" ist eher Ausdruck einer inneren Blockierung infolge von seelischem Stress. Wirkliche innere Ruhe besänftigt unser emotionales Gehirn, das limbische System. Kommt es zur Ruhe, so nehmen die Alarmreaktionen ab. Unser emotionales Gehirn ist dann mehr in einem „Stand-by-Zustand". Stressende Reize perlen dann eher an uns ab und unser Neurotransmittersystem kann sich wieder erholen.

Im Folgenden werde ich verschiedene Techniken vorstellen, die hilfreich sind, wenn Sie aus Aufregung, Gedankenkreisen oder Aktionismus zu sich selbst zurückfinden wollen. Sie müssen nicht erst einen Zustand vollkommener Gelassenheit erreicht haben, um gesund zu werden. Auch kleine Momente der Ruhe haben eine positive Wirkung auf Ihre Genesung.

Ruhe kann am besten durch *körperliche* Ruhe eingeleitet werden. Wenn sich der Körper als das „Haus" von Geist und Seele beruhigt, überträgt sich dies auf unser Empfinden und Denken. Körperliche Behaglichkeit und bewusst herbeigeführte Stille sind gute Bedingungen für die Gelassenheit von Geist und Seele. In einer ruhigen Verfassung können wir präziser denken. Wir können die Realität nüchterner betrachten und uns selbst und unsere Situation klarer einschätzen. Durch bewusst herbeigeführte Momente der Stille werden Sie seelisch stabiler und können sich selbst besser steuern. Das gibt Ihnen neues Selbstvertrauen.

Kommt die Seele zur Ruhe, so stellt sich in uns auch wieder ein Gefühl von Urvertrauen ein, das in der Depression vielfach verloren gegangen ist. Manchmal kommt Menschen durch die Krankheit auch erst zu Bewusstsein, dass Urvertrauen ihnen immer schon gefehlt hat. Das ist schmerzlich, aber daran kann man etwas ändern. Vielleicht gab es traumatische Erfahrungen in der Kindheit, vielleicht haben Sie im Lauf Ihrer Entwicklung auch zu viele gestresste Vorbilder erlebt und diese Bilder verinnerlicht. Manche Menschen haben auch gelernt, nur durch das, was sie leisten, Bestätigung zu bekommen. Sie kennen kaum das entspannte Gefühl, einfach nur da zu sein. Dabei möchte ich betonen:

> Nicht schlimme Erfahrungen, die uns geschehen sind, machen uns krank, sondern es sind deren Auswirkungen auf unsere Wahrnehmung und unser Erleben.

Und darauf können wir mit Momenten der Stille Einfluss nehmen. Sie werden vielleicht einwenden, dass Sie gar nicht zur Ruhe kommen, da Sie voller innerer Erregung sind, und dass Ruhe alles nur noch schlimmer macht. Auch das mag erst einmal so sein, aber es gibt verschiedene Möglichkeiten, um zur Ruhe zu kommen. Probieren Sie aus, was für Sie am besten funktioniert. Ruhe muss nicht unbedingt heißen, dass Sie innerlich völlig ruhig sind. Wie Sie inzwischen wissen, ist *Annehmen dessen, was ist*, der erste Schritt, um eine Situation zu verändern. **Indem Sie das, was gerade ist, annehmen, können Sie die Dinge aus der Beobachterposition, von der sogenannten Metaebene aus, betrachten. Schon allein dadurch stellt sich eine gewisse innere Ruhe ein.** Wie weiter vorn beschrieben, können Sie eine Hand auf Ihr Herz legen und sich sagen: „Auch wenn ich gerade Angst habe oder mich aufgeregt fühle, bin ich gut so, wie ich bin." Vermeiden Sie Gedanken wie diesen: „Wie schlimm ist meine Unruhe jetzt schon wieder!" Vergleichen Sie sich nicht mit anderen. Besser ist, sich zu sagen: „Okay, gerade bin ich wieder dabei, zu bewerten, zu vergleichen und verschiedene Katastrophenfantasien durchzuspielen." Auch das ist ein Schritt in Richtung Ruhe und Gelassenheit.

Falls die innere Unruhe zu heftig ist, können Sie sich erst einmal etwas abreagieren. Das kann man mit alltäglichen Erledigungen wie **Putzen, Ordnen** oder mit einem **Gang nach draußen** tun. Man kann die Unruhe auch mit sportlicher Bewegung ausagieren, indem man sich zum Beispiel eine Weile bewusst schüttelt oder den Körper in der Senkrechten ganz schnell vibrieren lässt. Sie können als Einstieg auf der Stelle laufen oder hüpfen oder gleichmäßig mit den Armen schwingen. Manchmal ist es hilfreich, sich etwa an einem Boxsack oder einem Kissen abzureagieren. Alles, was Sie gern tun, von **Gartenarbeit** bis **Musizieren**, ist hier richtig.

Eine der wenigen wirklich wertvollen und sehr beruhigenden Behandlungsmaßnahmen aus der Psychiatrie des letzten Jahrhunderts ist das **Dauerbad** über mehrere Stunden bei 37 °C, das im Kapitel über den Umgang mit Körpersymptomen näher beschrieben wird. Man kommt dabei sehr gut zur Ruhe und es wirkt klärend, lösend, entgiftend und regenerierend. Im weiteren Verlauf werde ich auf Strategien wie das kreative Schreiben eingehen. Das beruhigt.

Stellen Sie bei allem, was Sie tun, einen guten **Kontakt mit dem Boden** her. „Erden" Sie sich. Sodann können Sie die folgenden kleinen Strategien anwenden, die einen deutlich fühlbaren Zustand von innerer Ausgeglichenheit herbeiführen und sich leicht in Ihren Alltag integrieren lassen. Sie stammen aus einem vielgenutzten Repertoire an Beruhigungstechniken, die ich in meiner Arbeit ständig anwende und die auch bei Menschen funktionieren, die von sich glauben, sich überhaupt nicht entspannen zu können. Sie stammen unter anderem aus der Psychokinesiologie und aus dem *Sounder Sleep System*®. Alle Übungen können im Stehen, im Liegen und vor allem im Sitzen gemacht werden.

Die Stirn-Hinterkopf-Übung

Berühren Sie mit der einen flachen Hand die Stirn, während die andere Hand sanft den Hinterkopf hält. Sie können dabei ruhig an die stressige Situation denken. Wenn Sie möchten, stützen Sie einen Ellbogen auf. Diese Übung wirkt tröstend, beruhigend auf innere „Kindergefühle" und Sie kommen aus dem Zustand des Tunnelblicks heraus. Sie können die Übung auch nutzen, um sich vor Ihrem inneren Auge eine Veränderung Ihrer Situation vorzustellen. Atmen Sie dabei wie immer sanft, so, als würden Sie den Duft einer Rose einsaugen. Konzentration auf das Tun verstärkt die Wirkung!

Die kinesiologische Balancierung

Unter Stress befinden wir uns in einem Notfallprogramm. Es handelt sich dabei um eine Problemtrance, in der das Gehirn nur einseitig aktiviert ist. Die „Grübelspiralen", die vorwiegend von der linken Gehirnhälfte gesteuert werden, lassen kreatives Denken nicht zu. Um das Gehirn wieder ganzheitlich zu aktivieren, hilft folgende Übung:

Entweder im Sitzen oder im Stehen kreuzen Sie den linken (!) Fuß über den rechten, dann strecken Sie die Arme mit den Handflächen zueinander nach vorn. Drehen Sie die Handflächen nach außen und falten Sie die rechte Hand in die linke, indem Sie die Handgelenke (rechts über links) kreuzen. Dann führen Sie die gefalteten Hände zum Brustbein und lassen sie dort liegen. Verstärkend wirkt, wenn Sie die Zunge an den Gaumen legen. Nach der chinesischen Medizin wird dadurch ein Akupunktpunkt des Gouverneursgefäßes aktiviert, der ein Gefühl von Abgrenzung und Geschlossenheit vermittelt.

Atmen Sie ein paar Mal tief durch und lassen Sie den Atem dann sanft fließen. Vielleicht mögen Sie auch die Augen schließen. Bleiben Sie so lange in dieser Haltung, wie Sie möchten. Wichtig ist, die Schultern locker zu halten und sich nicht zu verkrampfen. Die Übung kann auch als Einstieg in eine längere Stillephase genutzt werden. Lassen Sie dann einfach die Hände sinken und legen Sie sie gefaltet oder offen in den Schoß. Wenn Sie in den Wachzustand zurückkommen möchten, dehnen und strecken Sie sich kräftig. Das ist sehr wichtig!

*

Im Folgenden möchte ich verschiedene **Übungen aus dem** *Sounder Sleep System*® vorstellen, die – wie der Name schon sagt – auch bei Schlafstörungen hilfreich sind. Das Prinzip ist: Feine kontrollierte Bewegungen führen, wenn sie mit sanfter Atem- und Körperwahrnehmung verbunden werden, zu hemmenden Impulsen im Gehirn und damit zu einer Beruhigung des vegetativen Nervensystems. Ein wohlig entspanntes Gefühl für sich selbst stellt sich ein.

Der geheime Handschlag

Machen Sie es sich im Sitzen bequem. Spüren Sie den Boden unter Ihren Füßen, die Sitzfläche und die Unterstützung durch die Rückenlehne. Nun „grapschen" Sie mit einer Hand den Daumen der anderen Hand, so, wie Sie beispielsweise eine Fahrradstange anfassen. Die Hand, die den Daumen umgreift, streckt den Zeigefinger aus, der nun von der anderen Hand mit deren restlichen Fingern umgriffen wird. Legen Sie die Hände in den Schoß oder auf ein Kissen und bleiben Sie eine Weile so sitzen. Spüren Sie erst einmal nur die verschränkten Hände, während Sie Ihren sanften Atemstrom wahrnehmen.

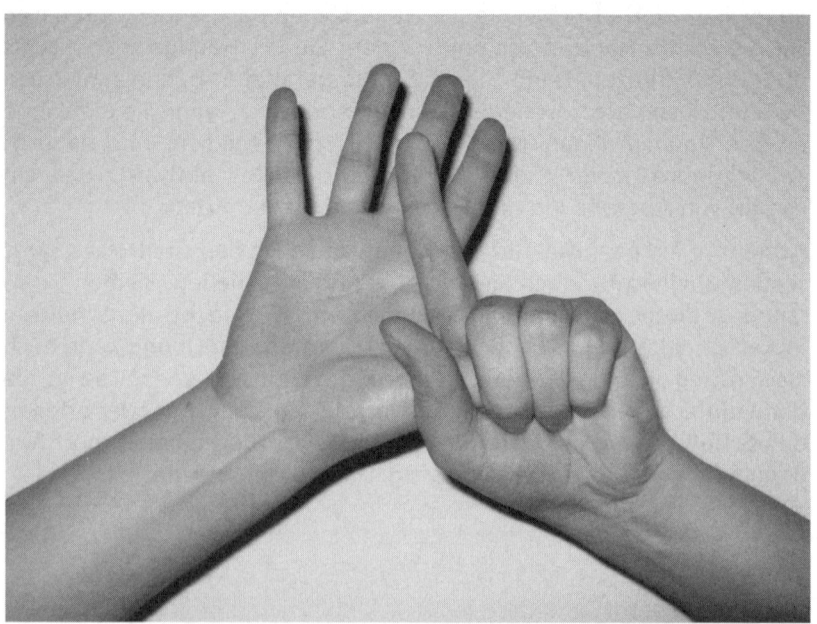

Als Steigerung können Sie jedes Mal, wenn Sie ausatmen, ganz minimal den Daumen drücken. Beim Einatmen lassen Sie mit dem Druck nach und halten den Daumen nur. Sie können alternativ auch den Zeigefinger drücken oder abwechselnd mal den Daumen, mal den Zeigefinger. Machen Sie nach einigen Druckaktionen immer wieder eine Pause, die mindestens so lang ist wie die aktive Phase. Durch diese Übung wird Ihr Geist beschäftigt und gleichzeitig kommen Sie vom Denken ins Wahrnehmen und Fühlen. Das macht Sie insgesamt ruhiger und tut gut.

Das „Atemsurfen" auf Brustkorb und Bauch

Diese Übung ist auch als Einschlafübung geeignet (vgl. Foto zur „Kontaktübung", S. 55 und Übungsanleitung „Atemsurfen", S. 60). Stellen Sie wie bei den vorausgehenden Übungen Kontakt zu sich selbst her. Wenn Sie liegen, nehmen Sie sehr bewusst die Unterlage wahr. Spüren Sie die sichere Unterstützung von unten. Dann legen Sie eine Hand auf Ihre Herzregion, die andere auf Ihren Bauch, etwas unterhalb des Bauchnabels. Wenn es bequemer für Sie ist, können Sie sich zur Unterstützung auch etwas unter die Ellbogen legen. Spüren Sie den wohltuenden Kontakt Ihrer warmen Hände, die ganz leicht mit den Atembewegungen auf dem Leib „surfen" – beim Einatmen hoch, beim Ausatmen runter.

Allein dieser Kontakt wirkt schon beruhigend. Der Atem wird ruhiger und sanfter. Verstärkt wird dies, indem Sie jedes Mal beim Ausatmen die Daumen jeweils ganz minimal gegen die Brustwand und den Bauch drücken. Während Sie damit beschäftigt sind, können Sie sich selbst aus der Beobachterperspektive wahrnehmen. Sie werden sich weniger mit Ihren Problemen identifizieren und gelassener reagieren. Die meisten Patienten erleben diese Übung ähnlich wie eine Selbstumarmung mit sehr tröstlichen Empfindungen, die hilft, bei sich zu bleiben und Geborgenheit zu genießen. Auch Verlassenheitsgefühle können auf diese Weise besänftigt werden.

*

Ein wichtiger Hinweis: Manche Menschen werden beim Beobachten des eigenen Atems unruhig. Konzentrieren Sie sich in diesem Fall einfach nur auf die Körperberührung. Diese hat den gleichen Effekt und irgendwann ist der Atem auch für Sie vertrauter.

Und hier noch ein paar *unorthodoxe Tipps:*

Wenn Sie es schwer haben mit dem Entspannen, dann probieren Sie doch einmal aus, wie es ist, wenn Sie sich ganz sanft berühren: Legen Sie einfach beide Hände übereinander auf Ihr Brustbein und spüren Sie, wie die eine Hand den Handrücken der anderen Hand wärmt. Viele meiner Patienten können sich damit sehr schnell beruhigen. Es fühlt sich für sie tröstlich an, sich auf diese oder andere Weise zu umfassen und zu halten. Sie können dabei auch etwas hin und her schaukeln. Auch auf dem Boden zu liegen, die Beine zu umfassen und mit dem Kreuzbein Kreise zu machen bringt Sie in einen ruhigeren Rhythmus. Vielleicht mögen Sie sich auch einfach nur über das Gesicht streichen oder sich beim Ausatmen vom Brustbein nach unten bis zu den Beinen hin auszustreichen.

Damit können Sie innere Spannungen sehr gut ableiten. Ein begleitender innerer Satz (wie „Alles wird gut" oder „Sei ganz ruhig") kann tief nach innen wirken. Auch Musik, die in besonderer Weise die Aktivität beider Gehirnhemisphären in die Balance bringt (wie im Buch *Wingwave-Coaching* von Cora Besser-Siegmund beschrieben), sowie langsame Barockmusik, Naturklänge oder Obertonmusik können beruhigend wirken. Erfinden Sie selbst etwas, was Ihnen guttut, was Sie berührt und beruhigt. Alles, was funktioniert, ist richtig. Selbstverständlich sind alle Entspannungstechniken wie zum Beispiel die Progressive Muskelentspannung nach Jakobson oder das autogene Training sinnvoll, wenn Sie damit gute Erfahrungen gemacht haben.

Je öfter Sie Entspannungsmomente in Ihren Alltag einflechten, desto mehr gewöhnt sich Ihr Gehirn an die wohltuende Ruhe und Sie kommen immer besser zu sich selbst. Abends, wenn Sie schlafen gehen, kann Ihre Seele dann darauf vertrauen, dass sie Sicherheit und Geborgenheit findet. Ihr Schlaf wird auf die Dauer tiefer und damit erholsamer. Mit den beschriebenen kleinen Übungen haben Sie auch in der Nacht eine gute „Beschäftigung", falls Sie einmal beunruhigt aufwachen sollten.

Meine Empfehlung:

Machen Sie sich bewusst, dass Ruhe ein zentraler Heilungsfaktor für Sie ist. Finden Sie Ankerpunkte am Tage, an denen Sie immer wieder zur Ruhe kommen: Einfach ein wenig innehalten; den Körper im Kontakt mit Sitzgelegenheit oder Unterlage wahrnehmen; den Atem sanft fließen lassen; die Gelenke, vor allem Kiefergelenk und Schultern, locker lassen; die Augen schließen ... Allein schon *mit den Händen die Innenseiten Ihrer Knie berühren* ist hilfreich. (Dies ist eine Übung aus dem Jin Shin Jyutsu; vgl. Weber und Friedl 2013.) Falls Sie eine religiöse Orientierung haben, können Sie die Übungen mit Gebet und Besinnung verbinden. Nicht die Methode ist wichtig, sondern Ihr persönlicher Zugang, den Sie dazu haben. Stille-Übungen werden Ihnen helfen, geduldiger mit sich zu werden. Ihre Stimmung wird sich damit immer mehr stabilisieren und Sie gewinnen neues Urvertrauen. Nicht zuletzt haben Sie damit entscheidende Werkzeuge, die Ihnen später von Nutzen sind, um gesund zu *bleiben*.

Erschöpfung, Schmerzen und Beschwerden –
Umgang mit Körpersymptomen

Zum Verständnis:

Eine gedrückte seelische Stimmung macht sich immer auch in unserem Körper bemerkbar: Schon beim Gesunden hängen die Schultern herunter, der Elan fehlt und hier und da meldet sich ein Organ oder ein Teil des Körpers mit Beschwerden. Wenn depressive Stimmungen länger anhalten, hat das einen erheblichen Einfluss auf unseren Stoffwechsel. Auch können Zellerinnerungen, zum Beispiel aus der Kindheit, in denen Angstsignale verarbeitet werden mussten, vielfältige Störungen verursachen. Sie werden in der Krise erneut wachgerufen oder verstärkt. Umgekehrt können auch gewisse Grunderkrankungen sich in depressiven Symptomen zeigen. Was zuerst da war, lässt sich oft nicht genau sagen.

Jeder Mensch hat andere konstitutionelle Schwächen, die jeweils zu ganz unterschiedlichen Funktionsstörungen führen. Das liegt daran, dass der Körper unter Stress den Blutfluss in einzelnen Organen gezielt verändern kann. Eine verminderte Immunabwehr oder Stauungsphänomene sind oft die Folge. Ich möchte deshalb einige Grundprinzipien dafür aufzeigen, wie Sie den Körper stärken, beruhigen, anregen und entlasten und damit zur Besserung Ihrer seelischen Befindlichkeit beitragen können.

Nicht selten leidet der Körper dann, wenn es der Seele die Sprache verschlagen hat. Deshalb ist es wichtig, die Symptome als Notsignale zu verstehen, statt sie lediglich „weghaben" zu wollen. Lassen Sie genau abklären, um welche Art von Funktionsstörung es sich handelt. Selbst wenn man keine plausible Erklärung dafür finden sollte, handelt es sich trotzdem nicht um eine eingebildete, sondern eine ernst zu nehmende Störung, die auf andere Weise verstanden werden muss.

Widmen Sie der Stelle, an der Ihr Körper sich krank anfühlt, immer besondere Aufmerksamkeit. Das kann eine lindernde Anwendung am Ort der Beschwerden oder die Einnahme unterstützender Heilmittel sein. Letztlich ist jede Form von Krankheit durch eine Unterversorgung mit Sauerstoff, Energie sowie Nährstoffen und Wasser mitbedingt. Deshalb trägt jede Art der Verbesserung der Durchblutung und Entstauung zur Selbstheilung bei.

Horchen Sie in sich hinein oder tauschen Sie sich mit einem Therapeuten darüber aus, was das Symptom für Sie bedeuten könnte, denn ein Symptom will uns immer etwas sagen. Falls Sie wegen ständiger kleiner Beschwerden zu sehr und zu oft ängstlich in sich hineinhorchen, kann die ärztliche Abklärung der Beschwerden beruhigend wirken. Seien Sie darüber hinaus aber auch besonders fürsorglich mit sich, denn übertriebene Sorgen um die eigene Gesundheit verschwinden durch gute Selbstfürsorge.

Nach einer exakten Diagnose – sofern möglich – empfiehlt sich also eine konkrete Behandlung an der Stelle, an der die Körpersymptome sich zeigen: „Der Arzt soll die Krankheit dort behandeln, wo sie heraus will", heißt es in alten naturheilkundlichen Schriften von Paracelsus. In der konventionellen Medizin ist dieser Aspekt fast völlig verloren gegangen:

Der Griff zu starken Medikamenten, die das Symptom unterdrücken, steht oft viel zu sehr im Vordergrund. Doch auf diese Weise wiederholt sich das Verstummen der Seele auf der körperlichen Ebene. Auch der Körper als Sprachrohr der Seele wird mundtot gemacht!

Unerklärliche Symptome

Der Körper übernimmt oft die Rolle, durch eine Krankheit die Seele von Schmerz zu entlasten. Denn oftmals sind körperlicher Schmerz und die Ausrichtung der Aufmerksamkeit auf den Körper leichter zu ertragen als tiefer seelischer Schmerz.

Ein Mann hatte sich nach dem plötzlichen Tod seiner Frau auf sehr schmerzhafte Weise den Arm gebrochen – durch eine kleine Unachtsamkeit. Das war zwar schlimm, lenkte ihn jedoch für die erste Zeit etwas von seinem tiefen seelischen Schock ab.

*

Eine Frau, die durch eine tiefe depressive Lebensphase ging, hatte folgendes schwer erklärliche Symptom: Neben völliger Antriebslosigkeit spürte sie zuweilen ein Brennen am ganzen Körper, so, als wäre sie in Brennnesseln eingehüllt. Obwohl medizinisch üblicherweise als reine Einbildung deklariert, kann man dieses Syndrom als einen hochgradigen inneren Stresszustand verstehen, bei dem unter Umständen die Schilddrüsenhormone „verrückt spielen" und das vegetative Nervensystem abnorme Schmerzzustände hervorruft. Das Einzige, was dagegen half, war, ganz still am Boden zu liegen und sich dem Empfinden für eine Weile völlig auszuliefern. Es war meist nach ein bis zwei Stunden vorbei, kam aber sofort wieder, wenn sie sich überforderte. In dem Maße, wie sie lernte, gut mit sich umzugehen, ging das Brennen nach einiger Zeit zurück. Es hatte seinen Sinn erfüllt.

*

Eine andere Frau hatte sehr starke Schmerzen in den Sehnen der Unterarme bis in die Hände. Es handelte sich nicht um eine der üblicherweise vermuteten Diagnosen wie Karpaltunnelsyndrom. Auch konnte man dafür keinerlei sonstige Erklärung finden. Ich riet zu einer durchblutungsfördernden pflanzlichen Salbe mit Thymol und Arnika und wickelte ihr die Unterarme angenehm fest ein. Diese Maßnahme tat ihr augenblicklich gut. Als die Patientin sich mit ihren beiden stillgelegten Unterarmen ansah, bemerkte sie halb lachend und halb weinend: „Jetzt kann ich endlich nichts mehr tun." Es war ein sehr deutliches Bild. Die Schmerzen ließen nach ein paar Tagen nach.

*

Ein Mann kam in meine Praxis mit einem hartnäckigen Husten, der sich nach einer Erkältung nicht mehr beruhigen wollte. Auf die Frage, ob er denn nachts schlafen könne, meinte er, husten müsse er nur tagsüber, wenn er spreche. Kaum wolle er etwas sagen, dann gehe es los. Es würde immer schlimmer. Bei der Untersuchung sah ich keine entzündeten Schleimhäute und auch die Lunge war völlig unauffällig.

Ich gab ihm ein Schleimhautmittel mit Hyaluronsäure, das einen beruhigenden Film auf den Schleimhäuten hinterlässt, und riet zu häufigen kurzen Inhalationen mit Meersalz zum Befeuchten und Beruhigen.

Auf meine Frage, was der Husten denn für einen Sinn haben könnte, fiel ihm nichts ein. Ich machte mit ihm mehrere Sequenzen der Klopftechnik nach Klinghardt, das ich im Kapitel über „heilsames Klopfen" beschreibe, wobei er immer lockerer wurde und schließlich sagte: „Ohne den Husten würde ich keine Pausen machen, obwohl es mir gerade so schlecht geht." Wir fanden dann noch heraus, dass es für ihn ganz wichtig war, sich immer wieder zu erden, und vor allem, sich zu beruhigen. „So, wie man ein Pferd beruhigt", bemerkte er, indem man ganz sanft sagte: „Nun ganz ruhig, alles ist gut, immer ganz ruhig bleiben!"

Die Erklärung: Husten hat immer etwas mit „hochgehen" und sich aufregen zu tun. Dahinter steckt oft unbewusste Wut oder Angst. Dadurch, dass er bewusst auf eine gute Bodenhaftung achtete, beruhigte sich die explosive Energie. Sich zu erden ist also ein wesentlicher Faktor, um Angst und Stress zu reduzieren. Es ist das immer wieder erwähnte Gefühl, von der Erde getragen zu sein, indem man den Boden bewusst spürt oder sich vorstellt, man würde sich mit dem Gesäß tief in Sand eingraben. Auf diese Weise kann man den Atem, die Schleimhäute und oft eben auch hartnäckigen Husten beruhigen.

Generelle Erschöpfung, Schwitzen, Antriebs- und Kraftlosigkeit

Viele Patienten kommen mit der Beschwerde in die Praxis: „Ich bin so unendlich erschöpft. Ich kann mich zu nichts aufraffen. Schon bei kleinen Aktionen gerate ich ins Schwitzen." Erschöpfung ist ein Zeichen von großer innerer seelischer Arbeit und innerem Stress sowie einer starken vegetativen Instabilität. Schwitzen bei kleinsten Anstrengungen ist oft nichts anderes als unterschwellige Angst vor Überforderung. Trotzdem ist es wichtig, eine Blutuntersuchung machen zu lassen, die Schilddrüsenwerte und insbesondere den Eisenspiegel und den Blutfarbstoff messen zu lassen. Selbst bei normalen Schilddrüsenverhältnissen kann es sich um einen schlichten Jodmangel handeln, der sich in Antriebsarmut, Denkstörungen und

Schwäche äußert. Auch Blutarmut kann sich auf diese Weise zeigen. Manchmal stecken unterschwellige Virusinfekte dahinter. Deshalb sollte man eventuell die Serologie von Herpes-, Epstein-Barr- und Cytomegalie-Viren testen lassen.

Einmal besuchte mich eine Frau, die nach einer unangenehmen Stalking-Periode an einer schweren Herpes-zoster-und Cytomegalie-Virusinfektion (Gürtelrose) erkrankt war. Ab dieser Zeit wurde sie zunehmend lethargisch und depressiv und konnte den therapeutischen Prozess nur schwer nutzen. Ein Versuch mit 200 Mikrogramm Jod (täglich) munterte sie schon nach wenigen Tagen auf und sie konnte ihre belastenden Erfahrungen besser verarbeiten. Man kann vermuten, dass durch den seelischen Stress ihr Immunsystem geschwächt worden war, sodass sich der Virusinfekt ausbreiten konnte, der ein gewisses chronisches Müdigkeitssyndrom verursacht hatte und über verschiedene Zwischenschritte, deren Ausführung hier zu weit führen würde, die Bildung von genügend Schilddrüsenhormon verhindert hatte. Der Faktor Jod setzte viele andere Regulationsprozesse in Gang

Auch Vitamin D hat neben einer immunstärkenden eine deutlich stimmungsstabilisierende Wirkung. Viele profitieren davon. Man kann in Nordeuropa generell von einem chronischen Vitamin-D-Defizit ausgehen; je dunkelhäutiger ein Mensch ist, desto größer ist dieses Defizit.

Manchmal stecken auch chronische Infekte wie die Borreliose dahinter, vor allem dann, wenn noch Nerven- oder Muskelstörungen hinzukommen. Dies ist jedoch eher selten. Trotzdem sollte man den Immunstatus und den Vitamin-D- und insbesondere den Vitamin-B-Spiegel im Auge behalten, um beurteilen zu können, ob jemand in seiner Regenerationsfähigkeit geschwächt ist. Ohne zu sehr ins Detail gehen zu wollen, halte ich es hier für sinnvoll, den Körper zu stärken, indem Sie vorübergehend ein geeignetes Multivitamin- und Mineralpräparat einnehmen, das auch alle essenziellen Aminosäuren enthält.

Das Gegenargument ist oft: „Ich esse doch gesund und dadurch bekomme ich doch alles ..." Das mag sein, aber wenn Sie sich in einer psychischen Ausnahmesituation befinden, ist Ihr gesamter Stoffwechsel in Not. Die Resorption und die Verarbeitung von Nährstoffen sind gestört und der Verbrauch an lebenswichtigen Mineralien und Vitaminen, insbesondere der regenerativen B- Gruppe und der Folsäure, ist stark erhöht. Um das „Nervenkostüm" zu stärken, reicht es manchmal schon aus, für eine Woche B-Vitamine und ein Lecithin- Präparat zu nehmen. Die Betroffenen erkennen den Effekt daran, dass sie sich stabiler fühlen. Indem sie ihre vermehrte Kraft nicht gleich wieder verausgaben, sondern sich besonders gut ausruhen, stabilisiert sich das System und man kann an den Ursachen arbeiten.

Darüber hinaus sind alle Maßnahmen, die ich im Kapitel „Wohltuendes für den Körper" angesprochen habe, hier sinnvoll: das Bürsten und Massieren, Bäder, morgendliches Tautreten … Trinken Sie viel, und zwar nicht auf einmal, sondern stets in kleinen Mengen, insbesondere heißes Wasser, dem Sie eine kleine Prise Kristallsalz und/oder etwas frischen Ingwer hinzugefügt haben. Das Wasser wird auf diese Weise leichter resorbiert und der Stoffwechsel wird angeregt. Der Körper kann so besser ausleiten und auch das Schwitzen wird weniger.

Herzrhythmusstörungen, erhöhter Blutdruck

Häufig sind Herzrhythmusstörungen und eine Erhöhung des Blutdrucks die ersten Symptome für eine seelische Notlage. Sie signalisieren, dass jemand innerlich übererregt ist und sich in einem latenten Panikzustand befindet. Oft ist die erste Anlaufstelle der Internist, der aber keine Auffälligkeiten findet und versichert: Es ist alles in Ordnung.

Ein Mann ging zu seinem Hausarzt, weil er sich so seltsam flatterig und einen Druck auf dem Herzen fühlte. Ärztlicherseits wurden keine Auffälligkeiten gefunden. Blutdruck und Puls waren angeblich noch im Normbereich. Der Mann war Sportler mit einem sehr langsamen, ruhigen Puls. Für ihn war es nicht normal, sich so aufgeregt zu fühlen. Auch ein Puls von 80 Schlägen pro Minute und ein Blutdruck von 130 zu 80 waren für Ihn viel zu hoch. Erst als schwere Schlafstörungen hinzukamen, wurde auch dem Arzt klar, dass es sich um eine psychische Krise handelte. Lassen Sie sich also nicht mit beruhigenden Bemerkungen abspeisen, wenn Sie selbst das Gefühl haben: Hier stimmt etwas nicht!

Die Befürchtung allerdings, dass dieser Zustand auf Dauer bleibt, ist unnötig: Wenn die Emotionen sich beruhigen, beruhigt sich auch Ihr Herz wieder und der Blutdruck normalisiert sich! Oft werden Patienten mit zu schnellem Puls Betablocker verordnet, die aber nicht immer etwas bringen und noch dazu Nebenwirkungen haben. Besser sind alle beschriebenen beruhigenden Maßnahmen und eine therapeutische Unterstützung. Immerhin ist unser Herz das zentrale Organ, das sehr eng mit unserer Gefühls- und Empfindungswelt zu tun hat. Nicht von ungefähr produziert das Herz als einziges Organ unseres Körpers den Neurotransmitter Oxytocin, der mit unserem Mitgefühl für uns selbst und andere zu tun hat. Die im allgemeinen Sprachgebrauch benutzten Redewendungen wie „sich ein Herz fassen" oder „das schnürt einem das Herz zu" deuten darauf hin, dass es sich hier um eine wichtige Gefühlszentrale handelt.

Wohltuend sind Einreibungen mit einer homöopathischen Herzsalbe (Aurum, Lavendula) und die Einnahme von Cardiodoron-Tropfen, die beide eine besänftigende Wirkung haben. Auch die oben erwähnten Vitamingaben und Mineralien stärken und stabilisieren das Herz-Kreislauf-System. Medikamente wie Tranquilizer (insbesondere der Diazepamgruppe) sind für einen Ausnahmezustand gedacht und gehören ebenso wie alle Psychopharmaka in die Hand von Fachärzten.

Hormonungleichgewichte wie bei der Wochenbettdepression

Ich möchte an dieser Stelle darauf hinweisen, dass eine depressive Grundstimmung immer auch und gerade bei Frauen von der hormonellen Situation beeinflusst wird. Das heißt nicht, dass *alle* Frauen

Opfer ihrer Hormone seien, jedoch besteht gerade bei der Wochenbettdepression durch den plötzlichen Abfall von Progesteron eine besondere Situation: Nach der Geburt können alte Verlassenheitsgefühle aktiviert werden, die zusammen mit der fehlenden Hormonausstattung, eventuell auch einem zusätzlichen Jodmangel infolge des Stillens die Psyche destabilisieren. Durch kurzzeitige Unterstützung mit natürlichem Progesteron und Jod in niedriger Dosierung kann es zu einer Stabilisierung kommen. Dann greifen alle anderen Maßnahmen auch wieder besser.

Bezüglich der Wechseljahre halte ich nichts von einer reinen Hormonsubstitution. Sie kaschiert eventuell zugrunde liegende Probleme und hat erhebliche Nebenwirkungen. Die Wechseljahre sind nicht der Grund für depressive Stimmungen, sondern der Östrogenmangel macht Frauen (ähnlich wie der Testosteronmangel bei Männern in etwas höherem Alter) empfindsamer und verletzlicher für belastende Lebensumstände – was ja durchaus sinnvoll ist: Man ist aufgefordert, damit umgehen zu lernen. Alle beschriebenen Maßnahmen sind dabei hilfreich.

Übelkeit, Magen-Darm-Störungen

Häufig klagen Patienten über Übelkeit und Schmerzen im Magen-Darm-Bereich. Sie vertragen auf einmal das Essen schlecht, haben keinen Appetit, klagen über Sodbrennen oder Blähungen. All dies ist Ausdruck dafür, dass jemand innerlich „sauer" ist, seelisch nichts mehr „verdauen" kann und „mit den Nerven am Ende" ist. Gerade der Bauch und das Verdauungssystem sind sehr empfindlich für jede Form von Stress. Bei hochgradigem innerem Stress herrscht vorwiegend der vegetative Tonus des Sympathikus, der „Stresstonus" vor. Für eine funktionierende Verdauung brauchen wir aber das Regime des Parasympathikus, des „Regenerationstonus", der Ruhe und Ausgeglichenheit vermittelt. Das ist für Menschen in der Krise aber gerade das Problem.

Eine besonders schonende und bekömmliche Ernährung einzuhalten und nach Quellen von Ruhe und innerer Sicherheit zu suchen ist hier hilfreich. Alle angenehmen Anwendungen wie feuchtwarme Bauchwickel oder eine Einreibung des Oberbauchs mit warmem Sesamöl, abgedeckt mit einem Tuch und einer Wärmflasche, wirken wohltuend. Auch das unten beschriebene Dauerbad ist hier hilfreich. Starke Kräutertees mit Kamille, Schafgarbe, Ringelblume, Süßholzwurzel und Bittertropfen (zum Beispiel Schwedenbitter) tonisieren und beruhigen den Magen-Darm-Bereich. Auch die „Karottensuppe nach Moro" (500 Gramm klein geschnittene Karotten in einem Liter Wasser eine Stunde kochen, etwas salzen und pürieren) wirkt sehr heilend.

Trinken Sie ständig kleine Schlucke gekochtes Wasser. Essen Sie langsam, in Ruhe und in kleinen Bissen, und zwar warme und bekömmliche Speisen. Ich werde im Kapitel über die Ernährung noch speziell darauf eingehen. Bei sehr schlimmem Sodbrennen muss Ihr Arzt prüfen, ob Sie Medikamente nicht vertragen und kurzzeitig Säureblocker benötigen, die jedoch langfristig keine Lösung sind. Sodbrennen vergeht, wenn Sie mit Ihrem Gewicht wieder im Lot sind und Ihr innerer Stresszustand sich beruhigt hat. Kurzzeitig helfen das Kauen von Mandeln oder die oben genannte Karottensuppe. Auch die Einnahme von Basenmitteln nach (!) dem Essen gleicht die Übersäuerung aus.

Nehmen Sie nur drei Mahlzeiten zu sich und lassen Sie vorübergehend Milch und Brot weg. Brot säuert sehr. Auch Retterspitz-Lösung mit dem entzündungshemmendem Thymol sowie Obstessig (einen Esslöffel in einem Glas mit warmem Wasser verrühren) – schluckweise eingenommen – stabilisieren das Magen-Darm-Milieu, das in der Depression, insbesondere auch durch die Einnahme von Antidepressiva, gestört sein kann. Die Nebenwirkung der Mundtrockenheit ist ein typisches Zeichen dieser Störung, die man jedoch durch Trinken lindern kann.

Kopfschmerzen und Migräne

Sie sind ein Ausdruck dafür, dass Sie zurzeit nicht genug geerdet sind und die Spannungen sich im Kopf stauen. Sie werden nicht über Bewegung und einen guten Bodenkontakt nach unten abgeleitet.

Außerdem sind Kopfschmerzen immer ein Zeichen für ungenügende Entgiftung. Sie kennen vielleicht den typischen Kopfschmerz nach zu viel Alkoholgenuss. Notfallmäßig helfen hier neben gezielten Medikamenten, die Ihr Arzt empfiehlt, Einreibungen mit Chinaöl, kalte Kompressen auf Stirn und Hinterkopf und warme Wickel auf dem aktuell schwachen Magen. Erfahrungsgemäß nimmt der Medikamentenverbrauch bei Migräne und Kopfschmerzen in dem Maße ab, wie Sie Ihre inneren Probleme und Sorgen aussprechen und bearbeiten können.

Auch hier, wie eigentlich bei den meisten Krankheiten, wirken bittere Tees lindernd (typischerweise Magen-Leber-Tee). Sie tonisieren die Gefäße und verbessern den Stoffwechsel und damit die Ausscheidung von Toxinen. An dieser Stelle möchte ich erwähnen, dass während des therapeutischen Prozesses tatsächlich auch Psychotoxine freigesetzt werden, die ausgeschieden werden müssen. Das merken die Betroffenen oft an einem veränderten Geschmack im Mund und/oder einem veränderten Geruch von Haut, Stuhl und Urin, dem typischen „Spargelgeruch". Werten Sie dies positiv!

Eine Frau beschrieb, dass ihr gesamtes Schlafzimmer einen stark veränderten Geruch gehabt habe, der sich plötzlich normalisierte, als sie auf dem Weg der Besserung war. Präparate mit Chlorella-Algen und ausreichendes Trinken sowie die erwähnten Salzbäder, das unten beschriebene Dauerbad und die Dauerdusche wirken hier entgiftend.

Schwere Allgemeinerkrankungen

Jede schwere Beeinträchtigung durch eine Krankheit kann depressiv, ja, sogar hoffnungslos machen. Ich denke an eine Frau mit schwerem Rheuma in der Kindheit, die ohne Schmerzmittel schon gar nicht mehr leben konnte. Das sind schwere Schicksale, die einer besonderen Begleitung bedürfen. Andererseits erinnere ich mich an einen älteren Herrn, der seit seiner Berentung zunehmend depressiv und lethargisch wirkte. Erst eine auffällige Gewichtsabnahme legte den

Verdacht einer Krebserkrankung nahe. Ein angeblich inoperabler Lungentumor mit einem typischen „paraneoplastischen Syndrom" war die Ursache. Der Tumor konnte tatsächlich entfernt werden und die Depression war damit ebenfalls verschwunden. Auch schwere Vergiftungserscheinungen etwa durch große Mengen Amalgam in Zahnfüllungen können bei besonders empfindlichen Personen und in besonderen Lebensumständen Zustände wie bei einer schweren Depression herbeiführen. Ich habe deshalb immer auch ein Augenmerk auf besondere Körperzeichen und lege Wert auf eine körperliche Untersuchung, um nicht etwas Wichtiges zu übersehen.

Allgemeine Stärkungsmittel, Wasseranwendungen und sonstige Tipps

Es gibt viele pflanzliche Mittel, die eine besonders stabilisierende Wirkung auf das vegetative Nervensystem, die Psyche und das Gehirn haben. Dazu gehören zum Beispiel Ginseng-Präparate und Misteltee (über Nacht kalt angesetzt und am Morgen kurz erwärmt). Misteltee wirkt stabilisierend auf das vegetative Nervensystem, senkt den Blutdruck und beruhigt, ohne müde zu machen. Ginseng erhöht die Belastbarkeit und fördert das klare Denken. Weitere stärkende Mittel erfahren Sie im nächsten Kapitel.

Auf zwei heilsame Wasseranwendungen mit tiefgreifender Wirkung auf den Körper und auch auf die seelische Verfassung möchte ich besonders hinweisen: Die 40 °C heiße Dauerdusche und das neutrale Dauerbad bei 37 °C. Die **Dauerdusche** wird heute in vielen naturheilkundlichen Kliniken zur Schmerzlinderung, Entzündungshemmung und Regeneration von Erschöpften mit Erfolg angewendet und kann auch in der eigenen Badewanne genutzt werden. Man lässt dabei lange Zeit die sanfte, etwa 40 °C heiße Dusche auf Bauch, Rücken, einzelne Glieder von oben herunterrieseln, während man sich entspannt. Das darf – falls möglich – gerne Stunden dauern. Je länger, desto besser. Diese Maßnahme beruhigt, entschlackt und stärkt.

Mit weniger Wasserverbrauch kann man das neutrale **Dauerbad** ohne Zusätze anwenden. Es hat die Temperatur des Blutes (etwa

37 °C) und belastet daher nicht den Kreislauf. Der Körper wird durch ein stundenlanges Bad, dem immer wieder etwas heißes Wasser zugeführt wird, regelrecht aufgeweicht. Schlacken kommen in Bewegung und insbesondere die Leber, ein in der Depression besonders belastetes Organ, wird entschlackt. Die Erschöpfung weicht und der Geist wird klarer. Wichtig ist, dabei dünnen Kräutertee zu trinken und danach auszuruhen. Am Schluss kann man dem Bad für eine Stunde ein bis zwei Pfund Bittersalz zufügen, das insbesondere Menschen mit Gelenkproblemen Erleichterung verschafft.

Nutzen Sie wohltuende Behandlungen wie Osteopathie, die auch bei Kopf- und Rückenschmerzen verordnet werden können, sowie entspannende Verfahren wie Feldenkrais, Atemmassagen oder andere Körpertherapien.

Liegen oder sitzen Sie viel auf dem Boden, gehen Sie im Sommer draußen viel barfuß, um sich zu erden. Halten Sie sich viel in der Natur bzw. an der frischen Luft auf. Das versorgt Sie mit viel Sauerstoff und gibt Ihnen Energie und neuen Elan. Sicherlich sind einige Krankheiten nicht so leicht behandelbar. Meine Erfahrung ist jedoch, dass man mit ganzheitlichen Methoden immer eine zusätzliche Linderung erreichen kann. Falls Sie keinen Fachmann in Ihrer Nähe haben, können Sie im Internet nach naturheilkundlichen Tipps fahnden. Stöbern Sie in naturheilkundlichen Büchern in einer Bibliothek oder Buchhandlung. Ansonsten hilft es oftmals, ein Symptom *in der Vorstellung* nach außen zu verlagern, indem man es „vor sich hinstellt":

Eine Frau schilderte, dass sie ihre Rückenschmerzen wie einen dicken, schwarzen Klumpen im Rücken empfand. Auf die Frage, was der „Klumpen" denn sagen würde, wenn er sprechen könnte, meinte sie, er bewache etwas. Bei genauem Nachfragen ergab sich, dass der Klumpen beruhigt werden und die Zusicherung haben wollte, dass die Patientin gut auf sich aufpasse. Als sie sich täglich kleine Momente für den „Klumpen" freihielt, wurde er heller, kleiner und schließlich steckte sie ihn imaginär als kleinen Stein in ihre Hosentasche und hatte ihn zur Erinnerung immer bei sich.

Meine Empfehlung:

Nehmen Sie sich einen Moment Zeit und spüren Sie in sich hinein, was Ihr Körper, der sich gerade krank fühlt, braucht. Gibt es den Verdacht auf bestimmte Funktionsstörungen, denen Sie nachgehen möchten? Mag Ihr Körper es warm oder eher kühl, dunkel oder hell, möchte er etwas zu sich nehmen oder lieber fasten? Braucht er sanfte Berührung oder eher einen Schutz, Rückzug oder Bewegung, feuchte oder trockene Wärme? Vielleicht ist es möglich, in den betreffenden Körperteil hinein zu atmen, während Sie Ihre Hände auf die betreffende Stelle legen. Ihre Hände haben die heilsame Fähigkeit, Energie und Wärme abzustrahlen und für einen verstärkten Blutfluss zu sorgen.

Denken Sie immer daran:

Der Körper ist unser Haus, in dem die Seele ihre Wirkung entfaltet. Kontakt zu den Symptomen unseres Körpers heilt auch immer unsere Seele mit.

Nervennahrung und Stärkungsmittel für die Seele

Zum Verständnis:

In der Depression sind die Neurotransmitter und der Energiehaushalt des gesamten Körpers, insbesondere aber des Gehirns, aus dem Gleichgewicht geraten. Deshalb reicht die rein psychische Behandlung oft nicht aus, um eine schnelle Besserung des Gesamtzustands zu erreichen. Wenn wir uns vergegenwärtigen, dass unter extremem Daueralarm Körper und Gehirn einen stark erhöhten Verbrauch an Vitaminen und Mineralien haben, kann man sich vorstellen, wie schnell dadurch ein zusätzlicher Energiemangel eintreten kann. Auch gewisse Grunderkrankungen können ein schwerwiegendes Müdigkeitssyndrom hervorrufen, das wie eine Depression anmutet. Außerdem wird allein im Darm wichtige „Nervennahrung" resorbiert und ein hoher Anteil der Serotoninproduktion bereitgestellt, sodass die Darmgesundheit unser Augenmerk verdient. Besondere Bedingungen sind außerdem nach einer Entbindung und nach bestimmten Krankheiten gegeben, auf die ich ebenfalls hinweisen möchte.

„Essen und Trinken hält Leib und Seele zusammen" oder „Wir sind, was wir essen", so heißt es oft. Sich liebevoll und gesund zu ernähren ist eine völlig unterschätzte Ressource im Heilungsprozess seelischer Krisen. Ernährung ist zwar nicht alles, aber wertvolle und gesunde Nahrung kann erheblich dazu beitragen, dass Sie mehr Energie, mehr Stabilität und Lebensfreude bekommen. Ich möchte Ihnen keine Diät verordnen, sondern ein paar grundsätzliche Tipps geben, worauf es ankommt, denn Ernährung hat mehrere Aspekte. Zum einen bekommt der Körper die wesentlichen Stoffe, mit denen er alle Organe, insbesondere das Gehirn, optimal regenerieren kann.

Zum anderen ist die Versorgung mit stärkender Nahrung eine gute Gelegenheit zur Selbstfürsorge, die bei vielen Betroffenen zu kurz gekommen ist. Manche, die gewohnt waren, Nahrung entweder als etwas Nebensächliches oder als Suchtbefriedigung zu sehen, kommen zu mehr Genuss und Wohlgefühl. Worauf kommt es an?

Während einer psychischen Krise benötigen Sie Speisen, die gute Laune machen, die Sie vertragen und die beruhigend, aber auch aktivierend wirken. Und das ist Nahrung von hoher Qualität, die Ihnen ganz persönlich bekommt. Nahrungsmittel bestehen nicht nur aus den biochemischen Bestandteilen, die der Körper als Bausteine braucht, sondern haben allein durch ihre Farbe, ihren Duft und ihre vielfachen Wirkungen im Körper eine eigene Bedeutung. Außerdem verträgt nicht jeder das Gleiche. Wenn Sie zurzeit keinen Appetit haben, brauchen Sie Anregung. Wenn Sie ständig *zu viel* Appetit haben, benötigen Sie nachhaltige Nahrung, und zwar zur richtigen Zeit.

„Nervennahrung" versorgt Sie in der Krise mit wertvollen Ölen, Eiweißen und Kohlenhydraten und vor allem mit genügend Mineralien, Vitaminen und Vitalstoffen. Die letzteren drei unterstützen den Stoffwechsel dabei, die hochgradigen inneren Stressreaktionen und deren Folgen unschädlich zu machen. So haben Menschen mit psychischen Problemen häufig einen deutlich erniedrigten Vitamin-B-Spiegel und vor allem einen verringerten Serotoninspiegel. Insbesondere Folsäure und die B-Vitamine werden unter Stress vermehrt verbraucht. Wie auch bei Serotoninmangel resultiert daraus oft ein Heißhunger auf Süßigkeiten, insbesondere solche mit isoliertem Zucker wie Schokolade, wobei noch mehr wertvolle Vitamine verbraucht werden. Ein Teufelskreis entsteht. Die Betreffenden werden immer dünnhäutiger.

Serotonin, der Botenstoff für Ihre innere Ausgeglichenheit, wird im Gehirn aus der Aminosäure Tryptophan hergestellt und sorgt tagsüber für gelassene Stimmung und nachts in Form von Melatonin für gesunden Schlaf. Nahrungsmittel mit hohem Gehalt an Tryptophan sind unter anderem Cashewnüsse, Erdnüsse und Haferflocken. Nun könnte man meinen, dass es ausreiche, einfach Tryptophan als Tablette einzunehmen. Doch hier wird es etwas kompliziert: Falls Sie ein Antidepressivum einnehmen, also meist ein Tryptophan „sparendes" Medikament, verbietet sich ohnehin die Einnahme von Tryptophan, da Sie sonst eine Überdosis bekommen – mit diversen Nebenwirkungen wie Durchfall oder Übererregung. Außerdem ist im gesunden Darm meist genug Tryptophan vorhanden, das jedoch die Gehirnschranke oft nicht passieren kann beziehungsweise im Gehirn nicht zu Serotonin verstoffwechselt wird.

Gerade bei Menschen mit Nahrungsunverträglichkeiten – meist infolge von immensem innerem Stress – ist die Darmgesundheit gestört. Für stabile Schleimhautverhältnisse im Darm sorgen **Bakterienpräparate mit Lakto- und Bifidobakterien** sowie **Vitamin D (täglich 1000 IE)**. Wenn Sie viel mit Darmschmerzen und Blähungen zu tun haben, sind eventuell vorübergehend Präparate mit **Huminsäuren** notwendig, die die Schleimhaut regenerieren. Denn nur ein gesunder Darm kann Nahrung aufschließen und verdauen! Ganz besonders möchte ich **Enzymgetränke aus Brotgetreide** (Kanne Brottrunk) erwähnen. Sie schaffen bei regelmäßiger Einnahme vor dem Essen ein gesundes Darmmilieu, sorgen für gute Verdauung (was bei den Nebenwirkungen der Antidepressiva nicht unwesentlich ist), sind billig und leicht zu bekommen. Enzymgetränke schlagen sozusagen mehrere Fliegen mit einer Klappe!

Ich möchte betonen: Rein mechanistisch irgendwelche Nahrungsmittel in sich hineinzustopfen, um den Serotoninspiegel zu korrigieren, hat keinen Zweck. Wenn wir aber im Rahmen einer ganzheitlichen Behandlung unseren Gesamtzustand verbessern, leistet gute Ernährung einen sehr wichtigen Beitrag. Zwar kommt Menschen in der Krise alles erst einmal sinnlos vor, doch der Sinn für köstliches Essen geht nie ganz verloren!

Um es ganz einfach auszudrücken: **Ihr Essen sollte bunt, frisch, schmackhaft und bekömmlich sein.** Auf diese Weise regt es Ihre

Sinne an und bereitet den Verdauungsvorgang vor. Auf Fast Food sollten Sie verzichten. Fast Food ist nachweislich eine Mangelernährung, belastet die Leber und macht dick und träge. Lassen Sie deshalb Chips und Fertiggerichte im Supermarktregal! Gehen Sie nach Möglichkeit auf den Markt. Werfen Sie mal einen Blick in ein schönes Vollwertkochbuch mit einladenden Bildern, die Sie zum Kochen animieren. Zwar ist nicht jeder ein Kochkünstler, doch schmackhaft kochen kann jeder:

- Was ist einfacher, als ein paar Pellkartoffeln zu kochen, etwas frischen Quark mit ein paar Gewürzen anzurühren und dazu ein paar Tomatenscheiben oder ein paar Blättchen Salat anzurichten. Wenn Sie über dies alles noch ein gutes Olivenöl träufeln, haben Sie im Nu ein wunderbares Geschmackserlebnis.

- Wer kann am Morgen widerstehen vor einem Teller mit ein paar bunten Pfirsich-, Melonen- oder Apfel-, Orangen- und Bananenschnitzen, ein paar Stücken Vollkornbrot mit frischem Käse oder Haferflocken mit Nüssen, Rosinen und frischem Joghurt?! Auch ein Grießbrei mit gerösteten Mandelsplittern, saftigem Obst und Ahornsirup mundet jedem, der gerade nicht essen mag.

- Wer reagiert nicht auf den Duft einer süßen Curry-Mischung mit Koriander, Kardamom und Zimt, die in einer Pfanne mit Ghee, dem reinen Butterschmalz, angeschwitzt werden? Es ist eine Kleinigkeit, ein paar Gemüsescheiben (von süßen Pastinaken, Möhren, Lauch, Blumenkohl oder Fenchel) hineinzuschneiden und in etwas Wasser kurz zu dünsten. Wenn Sie nun noch etwas gerösteten Sesam (Gomasio) darüberstreuen, haben Sie zusammen mit Kartoffeln, Nudeln oder Reis fast ein Gourmetgericht. Sie können auch ohne großen Aufwand für fünf Minuten ein gewürztes Fischfilet über das Gemüse legen. So schnell haben Sie eine hochwertige Speise! Ich hoffe, Ihnen läuft beim Lesen schon das Wasser im Mund zusammen. Deshalb: *Machen Sie aus dem Kochen ein Spiel!*

Sagen Sie nie wieder: „Ich muss noch kochen!" Stattdessen fragen Sie sich: „Was möchte ich sehen, riechen? Wie soll es schmecken?"

Meine Mutter hatte folgenden Standardsatz: „Man muss nicht kochen können, aber man muss wissen, wie es schmecken soll."

Nun, auf welche Nahrung kommt es im Erschöpfungszustand an? Nahrungswissenschaftler empfehlen **„Brainfood"**. Diese speziell auf das Gehirn abgestimmte Nahrung enthält viele Vitamine und Mineralien und vor allem Omega-3-Fette. Quellen für die **B-Vitamine** sind in Vollkorngetreide, Gemüse und Bananen zu finden, für Folsäure in allem, was schön grün ist, wie Mangold oder Salat, für die **Vitamine C und A** in Obst und Gemüse, für **Magnesium, Mangan und Zink** in Nüssen, Samen und Fisch. Für die Omega-3-Versorgung können Sie morgens und mittags des Öfteren Hering, Makrele, Forelle, Lachs oder Sardinen, Thunfisch und Eier zu sich nehmen. Verwenden Sie frisches Leinöl, Rapsöl oder Hanföl. Diese **Omega-3-Quellen** (insbesondere deren Gehalt an Eicosapentaensäure) wirken positiv auf das Gehirn und haben sogar eine gewisse antidepressive Wirkung. Auch das Herz profitiert davon, indem der Herzschlag natürlicher und variabler reagiert. In Apotheken gibt es entsprechende **Nahrungsergänzungsprodukte,** mit denen man sicher gehen kann, genügend von diesen Fetten (schadstofffrei) zu sich zu nehmen. Seltsamerweise machen sie nicht dick, da ungesättigte Fette offenbar den Aufbau von Fettgewebe einschränken.

Außerdem kommt es auf einen stabilen, konstanten Blutzuckerspiegel an, den Sie durch Vollkornprodukte mit Kürbis-, Sesam- oder Sonnenblumensamen erreichen, vor allem im Zusammenhang mit guten Fetten und Eiweiß. Auf diese Weise verschwindet der ständige Heißhunger. Spielen Sie, wie bei dem oben beschriebenen Currygericht, mit süßen Gewürzen, Trockenfrüchten, Rosinen, Kokosflocken, denn so befriedigen Sie das Bedürfnis nach der süßen Geschmacksqualität. In einem Essen sollten alle Geschmacksrichtungen enthalten sein: scharf, süß, salzig, bitter, sauer. An dieser Stelle möchte ich auch noch einmal auf den latenten Jodmangel zu sprechen kommen, dessen Behebung manchmal allein schon die Lebensgeister wieder aktiviert. Wie an anderer Stelle beschrieben, habe ich einen Fall erlebt, bei dem allein 200 Mikrogramm Jod (täglich eingenommen) deutlich aus der Lethargie herausgeführt haben. Jod ist hingegen nichts für Menschen mit Schilddrüsenüberfunktion und starker innerer Unruhe.

Nehmen Sie Rücksicht auf Ihre Appetitlosigkeit oder Ihre Angst vor dem Zunehmen. Manche von Ihnen haben morgens vielleicht gar keinen Hunger. Viele beginnen den Tag deshalb mit grünen Smoothies, die schon gleich am Morgen einen frischen Energiestoß geben. Intensive Farbe und Frische machen erfahrungsgemäß gute Stimmung! Unter anderem im Internet können Sie inzwischen viele Rezepte finden. Das Prinzip dabei ist, frische grüne Blätter mit buntem Obst nach Ihrer Wahl und Joghurt oder sonstigen Eiweißträgern zu kombinieren. Wer eine Saftpresse sein eigen nennt, kann sich besonders farbige Säfte zubereiten, unter anderem mit Roten Beeten, Äpfeln und Naturzitronen. Lecker!

Ein bekömmliches und gehaltvolles Frühstück ist Haferflockenbrei oder Haferflocken in einem Müsli mit Früchten, Nüssen und Honig. Der Honig wirkt beruhigend auf das Herz. Man sollte *feine* Haferflocken bevorzugen, da sie leichter verdaulich sind! Auch in der trockenen Pfanne leicht gerösteter Vollkorngries, in etwas Milch gekocht, gesüßt mit Ahornsirup und mit in Ghee angerösteten Mandelsplittern bestreut, ist eine leicht verdauliche Köstlichkeit, zu der jedes Obst passt.

Für einen Mann, der seit Jahren morgens keinen Bissen herunterbrachte und deshalb nur mit einem lustlosen Kaffee den Arbeitsalltag begann, änderte sich auf diese Weise sein morgendliches Lebensgefühl völlig. Er freut sich inzwischen schon beim Aufwachen auf sein warmes, wunderbar duftendes Frühstück und hat tagsüber deutlich mehr Energie und Stabilität. Insbesondere haben die Heißhungerattacken (im Volksmund „Zitterhunger") aufgehört, die das typische Zeichen für Glukosemangel und eine heftige Adrenalinausschüttung im Blut sind. Er beschreibt es so: „Es ist, wie wenn mein Magen etwas angenehm Warmes, Süßes bekommt, für das er fast nichts tun muss. Diese Speise macht mich schon morgens kraftvoll und ruhig." Vielleicht finden Sie in ähnlicher Weise für sich heraus, was Ihnen wirklich guttut. Dann darf es auch ruhig mal eine Currywurst mit Pommes frites sein oder eine Sahnetorte!

Vollkornprodukte und Hülsenfrüchte sowie frisches buntes Gemüse und Obst sind Bestandteile einer gesunden Ernährung. Wer auf sein Gewicht achten muss, sollte Fleisch- und Fischgerichte von guter Qualität bevorzugen und sie – wie bei der Trennkost empfohlen – nicht mit Kartoffeln oder stärkehaltigen Getreiden kombinieren, sondern nur mit einer bunten Gemüsebeilage zu sich nehmen. Wer sehr labil ist, benötigt zusätzlich ein Vitaminpräparat, mit dem der Heißhunger auf Süßes aufhört. Bei geringem Appetit hilft manchmal, des Öfteren **Blütenpollen** zu sich zu nehmen, um bei Kräften zu bleiben. Auch ist es sehr sinnvoll, zusätzlich ein Magnesiumpräparat sowie Lecithin einzunehmen. **Magnesium** wirkt entspannend und ist an sehr vielen Regenerationsprozessen beteiligt. **Lecithin** gehört zu den Phospholipiden, die wichtige Bestandteile von Gehirn- und Nervenzellen sind und sozusagen die Nervenbahnen mit einer „Isolierschicht" umgeben. Außerdem ist Lecithin ein aktivierender Neurotransmitter. Er ist vor allem in Walnüssen, Eiern, Mais, Erbsen, Sojaprodukten und Buttermilch enthalten. Auch möchte ich hier nochmals auf die Einnahme von **Vitamin D** hinweisen, das wir zwar mithilfe von Sonnenlicht produzieren können, aber das geschieht meist in viel zu geringem Maße. Es wirkt nachweislich stimmungsstabilisierend, neben den positiven Wirkungen auf das Immunsystem und den Calciumstoffwechsel. Auch die **Ginsengwurzel**, die man in Form von Tabletten oder Pulver zu sich nehmen kann, unterstützt deutlich die seelische Belastbarkeit, ähnlich wie **Misteltee**, der das vegetative Nervensystem beruhigt, ohne müde zu machen.

Achten Sie darauf, abends keine großen Mengen Kohlenhydrate zu sich nehmen, höchstens etwas Knäckebrot, und stattdessen morgens „deftig" zu frühstücken. Sicherlich ist es gerade während der Einnahme von Antidepressiva nicht immer leicht, den Appetit zu zügeln. Seien Sie sehr verständnisvoll mit sich selbst. Das ist jetzt wichtiger, als sich durch Diäten zu quälen. Kommen Sie immer erst zur Ruhe, bevor Sie essen. Damit Sie sich auf das Essen freuen können, hilft manchmal die Anschaffung einer Lieblingstasse oder eines bunten Tellers. Essen Sie langsam und kauen Sie sehr gründlich. Sie können das Kauen auch als meditative Achtsamkeitsübung gestalten, indem Sie jeden Bissen dreißig Mal kauen. Die Folge ist: Sie verdauen besser und benötigen weniger Nahrung, weil Sie merken, wann Sie satt werden. Außerdem wirkt Kauen beruhigend. Und noch ein Tipp gegen die Gewichtszunahme: Trinken Sie, wenn Sie großen Appetit haben, immer erst ein Glas Wasser, am besten mit etwas **Obstessig oder Enzymtrank**. Oft ist es eher Durst als Hunger, der Sie zum Essen treibt. Essen sollte überdies immer eine Gelegenheit zum Innehalten sein, für die Sie sich Zeit nehmen. Eine Lieblingskerze auf dem Tisch kann dazu der „zündende Funke" sein.

Ganz wichtig für eine verbesserte Stresstoleranz ist, dass Sie viel **Wasser trinken**, im Winter insbesondere warmes Wasser, zum Beispiel mit etwas Zitrone oder frischem Ingwer, oder aber dünnen Kräutertee (2 Liter täglich). Trinken Sie ständig ein wenig! Das ist sehr wichtig, so wichtig, dass ich es hier noch einmal besonders betonen möchte. Lassen Sie Alkohol möglichst ganz weg. Bedenken Sie immer auch, dass zu viel Kaffee und schwarzer Tee die Nerven destabilisiert, den Heißhunger auf Zucker anregt und sogar Ängste auslösen kann. Sie brauchen jetzt eine stabile Stoffwechselsituation ohne Mangelerscheinungen. Jenseits aller Gebote und Verbote hat der liebevolle Umgang mit sich selbst jedoch stets oberste Priorität!

Ich möchte auch noch darauf hinweisen, dass manchmal gewisse Nahrungsunverträglichkeiten das Nervensystem irritieren. Wenn Sie also oft unter Blähungen leiden oder sich nach dem Essen nicht wohlfühlen und Ihr Puls dabei schneller wird, könnte es sein, dass Ihnen etwas nicht bekommt. Manchmal ist es die Milch, manchmal das Getreide. Lassen Sie von Ihrem Arzt abklären, worum es sich handelt, oder machen Sie einen Auslassversuch: Das heißt, lassen Sie die entsprechenden Dinge ein paar Tage lang weg und begutachten Sie dann Ihr Befinden. So erkennen Sie am besten, was Sie nicht gut vertragen. Essen sollte immer ein zufriedenes Sättigungsgefühl zur Folge haben und ein angenehmes Gefühl im Bauch erzeugen.

Meine Empfehlung:

Machen Sie eine kurze Bestandsaufnahme, indem Sie klären, was Sie erreichen möchten. Sie müssen nicht gleich Ihre gesamte Ernährung umstellen; konzentrieren Sie sich vielmehr auf etwas, was Ihnen besonders einleuchtet oder wozu Sie gerade bereit sind. Dazu eine kleine Geschichte von mir persönlich: Ich liebe Salat, hatte eine Zeit lang aber überhaupt keine Lust, ihn zuzubereiten. Eines Tages entdeckte ich eine ungewöhnliche Schüssel, die so aussah, als würde eine flache Hand etwas präsentieren. Ich stellte mir sofort vor, wie schön darin ein paar bunte Salatblätter aussehen würden. Seitdem gab es jeden Tag etwas Salat, damit ich meine schöne Schüssel benutzen konnte. Die Schüssel ist schon vor langer Zeit zerbrochen, aber inzwischen ist mein Gehirn auf die Salatzubereitung positiv „geeicht".

Folgende Vorschläge mögen Sie zu eigenen Ideen anregen:

- Ich möchte gehaltvoller und gesünder frühstücken, zum Beispiel mal mit einem Ei und einem Müsli mit Haferflocken, Obst, Nüssen, Buttermilch oder mit süßem Brei.
- Ich trinke ständig kleine Mengen Wasser oder warmen Kräutertee.
- Ich mache mir und auch meiner Familie ein schönes Mittag- oder Abendessen, indem ich mir ein paar einfache Zusammenstellungen aussuche, die ich mag, mit allen Zutaten, die ich dafür brauche. Ich schaffe Ordnung in meinem Küchenregal.
- Folgende Substanzen will ich als Nahrungsergänzung zu mir nehmen: ... (Zum Beispiel den Enzymtrunk, ein Vitaminpräparat, B-Vitamine, Folsäure, Vitamin D, Magnesium, Lecithin oder Omega-3-Fettsäuren, eventuell Jod)
- Abends werde ich mir nur einen kleinen, leckeren Snack zubereiten.
- Ich decke schön den Tisch. Ich esse drei Mahlzeiten.
- Ich kaue langsam und in dem Bewusstsein: Ich sorge gut für mich.
- Ich mache mir eine Freude mit einer neuen Lieblingstasse, mit schönem Besteck, Sets oder einer neuen Pfanne, die ich gerne in die Hand nehme.
- Ich benutze aromatische und stärkende Gewürze wie zum Beispiel Zimt, Kardamom, Koriander, Galgant oder sonstige Kräuter und Zutaten, die meinen Speisen immer eine besondere Note geben.
- Ich esse mal ganz bewusst einen in dünne Spalten zerteilten Apfel, indem ich jeden Bissen ganz lange und genüsslich kaue, um mir die Köstlichkeit des Essens neu zu vergegenwärtigen.

Lassen Sie sich auch durch die schönen Bilder eines Ayurveda-Koch-buchs oder sonstiger Rezepte in Zeitschriften anregen. Das, was in Ihnen Lust auf Essen erzeugt, regt auch Ihre Lebensgeister wieder an!

Themenkreis 4:
Umgang mit typischen Problemen und Nöten

Wenn die Stimmung abrutscht

Zum Verständnis:

Menschen in einer seelischen Krise werden immer wieder von Stimmungszuständen überrascht, die sie sich erst einmal nicht erklären können. Stimmungen, in die wir geraten, haben jedoch immer einen realen Grund. Es ist wichtig, diesen zu verstehen, denn er verrät uns etwas über unseren Seelenzustand.

Normalerweise sind wir Menschen in der Lage, uns erwachsen zu erleben und nüchtern und klar zu reflektieren, was gerade los ist. Wir können uns erklären, dass wir uns zum Beispiel über etwas geärgert haben, weshalb unser Herz gerade heftig schlägt oder wir „einen Kloß im Hals" haben. In der Depression ist diese Fähigkeit jedoch weitgehend verloren gegangen. Schon bei kleinen Verunsicherungen geraten Sie sehr schnell außer sich. Vernünftig denken geht dann nicht mehr. Wenn Sie verstehen, was da in Ihrem Inneren vor sich geht, macht Sie dies ruhiger und klarer. Die Angst, dass mit Ihnen etwas nicht in Ordnung sein könnte, verringert sich. Ich möchte Ihnen diesen Mechanismus an einem Beispiel erläutern.

Eine Patientin berichtete mir, sie sei am Vortag wieder völlig zusammengebrochen und aus der katastrophalen Stimmung von Verzweiflung und Versagensängsten nicht mehr herausgekommen. Auf die Frage, was denn passiert sei, berichtete sie mir, dass ihr Mann ihr von seinem erfolgreichen Meeting erzählt habe und vor allem davon, dass man ihn für eine Auslandsreise vorgeschlagen habe. Diese Nachricht hatte ihr völlig den Boden unter den Füßen weggezogen. Wie konnte das geschehen?

Ein Mensch, der sich in der seelischen Krise befindet, steht im Vergleich mit einem „Gesunden" schlecht da. Er wird sich bei solch einer Schilderung sehr deutlich bewusst, wie „unfähig", unnütz, wie klein er oder sie sich gerade erlebt. Schilderungen wie oben beschrieben lösen sofort die Selbstabwertungskaskade aus. Der Betroffene befindet sich nur noch im Zustand des Tunnelblicks beziehungsweise der Problemtrance. Die Sichtweise ist völlig eingeengt. Ein einziger Gedanke beherrscht das Denken: Ich werde mein Leben nie mehr in den Griff bekommen. Andere können das – ich nicht. Selbst für Trost oder Zuspruch sind die Betroffenen oft nicht mehr empfänglich, da nur noch Katastrophenfantasien im Gehirn kreisen. Warum ist das so?

In der Depression kommen oftmals all die Gefühlszustände an die Oberfläche, die bisher verdrängt wurden. Wenn Sie also bisher Ihre Traurigkeit oder Schwäche immer ganz tapfer verdrängt haben, treten diese Gefühle jetzt mit Macht zutage. Sie stehen sozusagen „Schlange" und wollen alle erlöst werden, am besten auch noch alle gleichzeitig. Deshalb kommt es zu verwirrenden Gefühlsregungen, die zunächst gar keinen Sinn ergeben.

Bei der oben erwähnten Patientin gehörte es zur Grunderfahrung ihres Lebens, dass sie auch als Kind noch nie die Erfahrung von Unterstützung und Geborgenheit gemacht hatte. Sie hatte sich zeit ihres Lebens überfordert gefühlt und zusätzlich hohe Anforderungen an sich selbst gestellt. Anderen hatte sie immer *mehr* Aufmerksamkeit gewidmet als sich selbst. Nun verlangte ihre Seele (oder besser: ihr „inneres Kind") einen Ausgleich.

Wie in dem Beispiel geschildert reagiert die Seele also auf harmlose Bemerkungen mit Gefühlen, die mit diesen unterdrückten Empfindungen zusammenhängen. Meist handelt es sich um Gefühle aus Kindertagen. Das Gehirn macht den typischen depressiven „Denkfehler": Die Betroffenen *empfinden* wie ein Kind, das all das noch gar nicht können kann, *urteilen* aber wie ein Erwachsener, der das von sich verlangt. Da ein Kind aber noch keine Meetings oder Auslandsreisen absolvieren kann, machen sich Hilflosigkeit, Panik und Kleinheitsgefühle breit. Was sich so schlimm anfühlt, ist jedoch eine Heilungschance:

Indem Sie *zulassen*, was da gerade hochkommt, und ein heilendes Bild dafür finden, beruhigt sich die Seele wieder. Wenn Sie realisieren, dass *nicht Sie* das sind, der oder die das gerade empfindet, sondern ein *Teil* Ihrer selbst, der gerade in einer schlechten Verfassung ist, gelingt es Ihnen besser, sich von diesen Empfindungen zu distanzieren. Sie könnten zum Beispiel Ihre Sehnsucht nach einer fürsorglichen, Halt gebenden Person stillen, indem Sie sich vorstellen, wie jemand fürsorglich mit Ihnen spricht oder Sie an einen ruhigen Ort führt, wo Sie sich ganz geborgen fühlen. Sie können sich auch zum Beispiel sagen: „Ja, das hätte ich gebraucht … Schlimm war das, aber jetzt ist es vorbei. Heute kann ich mir vorstellen, dass ich sicher und geborgen bin und sich jemand um mich kümmert."

Ihr Gehirn kann nicht unterscheiden, ob etwas real geschieht oder ob Sie sich das nur vorstellen. Der Effekt ist, dass Ihr Gehirn auf diese Weise neue Netzwerke bildet, die Ihnen ein Gefühl von innerer Sicherheit vermitteln. Im oben beschriebenen Fall war es so, dass die Patientin, als sie sich die Schilderung ihres Mannes erneut vorstellte, nur noch ein leichtes Gefühl von Neid und Eifersucht wahrnahm – was in ihrer Situation durchaus angemessen war. Indem Sie sich klar machte, dass sich ihre eigenen „Reisen" und „Meetings" gegenwärtig mehr im Innern ihrer Seele abspielten und nicht weniger bedeutsam waren, ließ sich ihr Leben besser aushalten.

Meine Empfehlung:

Sorgen Sie für eine angenehme Umgebung, spüren Sie Ihren Körper und schauen Sie in sich hinein. Finden Sie die dahinterliegenden Gedanken und Gefühle heraus, beispielsweise: „Ich kann gar nichts! Ich werde verlassen! Ich bin klein und hilflos! Keiner mag mich! ...“ Und dann lassen Sie zu, dass vielleicht eine Assoziation zu einer Situation erscheint, in der es Ihnen schon einmal so gegangen ist. Nehmen Sie alle Einzelheiten wahr und benennen Sie die Situation (Damals, als ich in der neuen Schule in der fremden Stadt war ...) und kreieren Sie eine neue Szene (Ein Freund oder ein Lehrer sagt ein paar klare Worte und begleitet Sie ...). Falls Sie sich innere Bilder nicht so gut vorstellen können, helfen Sie sich mit beruhigenden Worten oder erinnern Sie sich an ein wohliges Körpergefühl, das Sie bei einer bestimmten Tätigkeit haben (Fahrrad fahren in der Natur ...). Lassen Sie in den nächsten Tagen dieses angenehme Bild oder Körpergefühl immer wieder zu.

„Abstürze“ in schwierige Gefühle haben also immer einen Grund, der mit der realen Situation oft nur bedingt etwas zu tun hat. Dahinter steckt eine wichtige Lernerfahrung, die Sie weiterbringt. Ihre Empfindungen, die in Ihnen bei einer solchen Situation hochkommen, können Sie auch einem Menschen Ihres Vertrauens mitteilen. Das wirkt entlastend. Nutzen Sie nach Möglichkeit auch immer die Strategien, die Sie in Ihrem Notfallkoffer notiert haben.

Im weiteren Text dieses Buches finden Sie immer wieder Werkzeuge, mit denen Sie solche Stimmungsabstürze auflösen können. Die Fähigkeit, sich selbst auf die Schliche zu kommen und sich zu steuern, wächst Schritt für Schritt.

Du schaffst es nie! – Umgang mit negativen inneren Stimmen

Zum Verständnis:

Ein besonders quälendes Symptom der Depressivität sind die inneren Stimmen, die mit Macht versuchen, Ihnen insbesondere positive Situationen oder Gefühle zu vermiesen. Erinnern wir uns daran, dass in der Depression alle Symptome einen bestimmten Sinn haben, auch wenn das zunächst absurd erscheinen mag. Was soll der Sinn negativer Stimmen sein? Woher kommen sie?

Negative Stimmen, die uns immer wieder beweisen wollen, dass wir es nie schaffen werden, gehören zu einem Arsenal an alten Mustern, die wir uns im Laufe unseres Lebens angeeignet haben, um zu überleben. Es kann sich um „Originaltöne" von Mutter oder Vater handeln oder um die oft gehörte Stimme eines Menschen, der uns offen oder versteckt suggeriert hat: „Du bist schlecht, dumm, inkompetent …" Aus Bosheit, Unwissenheit oder aus Angst vor der Lebendigkeit des anderen, aus Neid und Missgunst können Menschen uns schlimme Dinge einreden. In der Depression kommt all dies verstärkt zu Bewusstsein. Wenn wir ungeschützt negativ denkenden Menschen ausgeliefert sind oder waren, kann das negative Denken von uns selbst Besitz ergreifen. Was genau steckt dahinter und wie kann man damit umgehen?

Oft verinnerlichen Kinder die negativen Zuschreibungen eines Elternteils, um wenigstens auf *diese* Weise ein Gefühl von Zugehörigkeit zu diesem Elternteil zu haben. Gemeinschaft in der Negativität ist ja wenigstens etwas! Es entstehen dann sogenannte „Täterintrojekte". (Das sind vom „Täter" übernommene Einschätzungen unserer selbst.) Sie prägen in uns eine verdrehte Eigenwahrnehmung, die sich tief in die Seele einbrennen kann und uns später das Leben schwer macht. Auch Erfahrungen von Mobbing hinterlassen oft eine chronische Herabstufung des Selbstbilds durch negative innere Stimmen. Vielleicht haben Sie sich selbst aber auch schon immer in vorauseilendem Gehorsam kleiner gemacht, als sie sind. Es ist in jedem Falle anstrengend, gegen innere negative Überzeugungen anzugehen.

Vielleicht haben Sie im Laufe Ihres Lebens eine negative Selbsteinschätzung gewonnen, weil Sie zu wenig Ermutigung und Unterstützung bekommen haben. Selbst wenn es nur gewisse Anteile Ihrer Persönlichkeit sind, die so negativ denken – in Überforderungssituationen brechen die Gefühle, die damit verbunden sind, auf und können in die Depression führen. Zunächst sollte man die negativen Stimmen entlarven beziehungsweise als krankhafte Denkmuster erkennen. Sie können leicht überprüfen, ob es sich um ein gesundes oder um ein krankes Muster handelt.

Krankhafte Muster, die aus einer vergangenen Zeit oder aus unserer Vorstellung stammen, haben folgende Eigenschaften:
- Sie sind emotional aufgeladen. (Es sind heftige Emotionen daran beteiligt.)
- Sie sind vollautomatisch. (Sie kommen reflexartig. Die Vernunft hat keine Chance.)
- Sie haben immer recht! (Eine andere Sichtweise wird nicht zugelassen.)

Gedanken, die aus alten Mustern stammen, drängen sich also mit Macht auf. Sie haben kaum etwas mit Ihrer derzeitigen realen Situation zu tun und würden schon gar nicht einer Hinterfragung standhalten. Sie lösen heftige Emotionen aus und lassen keinen Zweifel an ihrer Richtigkeit zu. Nehmen wir zum Beispiel den Satz: „Ich kann gar nichts!" Bei diesem Satz fühlen Sie sich miserabel und komplett unfähig. Sie zweifeln an all Ihren Fähigkeiten, ja, an Ihrer gesamten

Person. Dass Sie vielleicht Handwerksmeister, leitende Angestellte oder Mutter von fünf Kindern sind, das zählt nicht. Dass Sie selbst die Kompetenz haben, andere Menschen fachlich zu beraten, hat in diesem Moment keinerlei Bedeutung.

Gesunde Gedanken oder Denkmuster hingegen vermitteln eher realistische und annehmbare Gefühle. Die Tatsache zum Beispiel, dass Sie „dies oder jenes nicht können", ist zwar vielleicht schade oder traurig, aber annehmbar: Ja, so ist es nun mal. Mehr nicht. Menschen können halt nicht alles. Das ist ganz normal.

Nun sollte man denken: Dann ist es doch ganz einfach, sich von den negativen inneren Stimmen zu lösen. – Ganz so einfach ist es aber nicht. Krankhafte Muster zu durchschauen setzt voraus, dass es in unserer Persönlichkeit schon genügend gesunde Instanzen gibt, die realistisch fühlen und denken können. Leider ist ein depressiver Mensch oft wie überschwemmt von negativen inneren Persönlichkeitsanteilen, so, als hätte es nie einen Zustand von Kompetenz und Stabilität gegeben. Die Depression ist ja eher ein aus dem Ruder gelaufenes Chaos der Gefühle und Gedanken.

Das folgende Vorgehen aus der Traumatherapie kann – eventuell auch mit Unterstützung Ihres Therapeuten – helfen, aus diesen Zuständen von Negativität und Selbstzweifeln herauszukommen:

Ziehen Sie sich an einen sicheren Ort zurück (– das ist wichtig). Kommen Sie zur Ruhe und horchen Sie in sich hinein. Welche Sätze „hören" Sie da gerade? Zum Beispiel: „Alles ist schrecklich, ich werde nie wieder gesund, keiner mag mich …!" Spüren Sie körperlich, wie sich diese Gedanken anfühlen. Kommen Ihnen Situationen in den Sinn, die genau die gleichen Empfindungen hervorgerufen haben? Wenn ich mit Patienten arbeite, kommen meist spontan Äußerungen wie: „Ja, das kommt mir bekannt vor, ich sehe mich in der Schule, wo ich täglich gehänselt wurde, weil ich als Junge sehr still war. Und keiner meiner Mitschüler hat zu mir gehalten." Sehen Sie die betreffende Situation aus der Vergangenheit möglichst plastisch vor sich und spüren Sie genau in sich hinein. Wie und in welchem Kontext ist die negative Stimme beziehungsweise diese Stimmung entstanden?

In welchem Alter waren Sie? Was für ein Lebensgefühl war das? Welche Personen waren beteiligt?

Fühlen Sie den körperlichen und seelischen Schmerz, der damit verbunden ist, ganz konkret. („Ja, so hat es sich angefühlt. Meine Kehle war wie zugeschnürt und ich fühlte mich wie eingesperrt. Das war schlimm!") Ihr Körper ist vielleicht völlig angespannt und Sie atmen ganz flach.

Vielleicht können Sie einmal frei fantasieren, was zu Ihrer Erlösung hätte geschehen sollen. Das darf gerne völlig irreal sein. Es geht nur darum, dass das Bild sich entlastend anfühlt. Ihr Gehirn kann nicht unterscheiden, ob Sie die Situation wirklich erleben oder ob Sie sich diese nur vorstellen. (Zum Beispiel kommt die Polizei und weist die Übeltäter zurecht, jemand bestätigt Ihnen, wie schlimm das war, und führt Sie ein für alle Mal weg von diesem Ort. Spüren Sie die Erleichterung und vielleicht auch erlösenden Schmerz (Gott sei Dank, heute ist das nicht mehr so. Es ist vorbei!). Lassen Sie den Körper locker und atmen Sie ganz leicht. Das ist wichtig, um die Empfindungen loszulassen.

Mit diesem neuen Bild können Sie auf das Heute schauen und Ihr negatives Gefühl kann sich relativieren. Vielleicht ist da ein Moment des Trauerns, doch das ist ein ganz entspannendes Gefühl, das nach einer Weile abklingt. Auf diese Weise prägt sich eine neue Erfahrung ein, die das alte Erlebnis immer mehr aus Ihrem Gedächtnisspeicher löscht.

- Spüren Sie das angenehme Gefühl, das damit verbunden ist, im ganzen Körper. Benennen Sie es und nehmen Sie den deutlichen Unterschied wahr.

- *Verankern* Sie die neue Erfahrung, indem Sie sie aufschreiben oder jemandem mitteilen.

- Übertragen Sie die Erfahrung auf Ihr heutiges Verhalten, zum Beispiel: „Ich könnte, wenn es mir wieder so geht, mich daran erinnern, dass es vorbei ist, und mir stattdessen mein heilsames Bild vorstellen."

Da es in Ihrem Leben vielleicht viele Erfahrungen mit negativen Folgen gegeben hat, die auch noch in verschiedenen Altersstufen stattgefunden haben, braucht es manchmal einige Zeit, bis die wesentlichen „Störfeuer" für die eigene Entwicklung in neue Quellen der Kraft (Ressourcen) umgewandelt sind. Ich spreche bewusst nicht davon, dass man sie *beseitigen* müsse. Im Gegenteil: **Alle *negativen* Erfahrungen im eigenen Leben können in neue Lebensbewältigungsstrategien transformiert werden!** Sie werden sozusagen zu Kompost. So kann etwa die Selbstentwertung, die Sie vielleicht schon früh verinnerlicht haben, schließlich dazu führen, dass Sie sich selbst und andere mit besonderer *Achtung* behandeln, denn niemand weiß besser als Sie, wie weh es tut, missachtet zu werden oder sich selbst zu entwerten.

Es ist nicht notwendig, sämtliche Erfahrungen aufzuarbeiten, die jemals negative Einflüsse auf Sie hatten. Man muss nicht Jahre damit verbringen, alles anzusprechen, was jemals schiefgelaufen ist. Wichtiger, als über alles zu *sprechen*, ist es, die *Gefühlsqualität*, die hinter bestimmten Mustern steckt, sehr intensiv zu spüren und aufzulösen.

Sie können sich das so vorstellen, dass alle inneren „Anteile" Ihrer Gesamtpersönlichkeit, denen es schlecht geht, „Schlange stehen". Sie wollen alle „drankommen" und erlöst werden. Das Gute ist: Die positiven Erfahrungen, die jetzt ganz neu gemacht werden, sind „ansteckend" und teilen sich allen anderen in der Schlange mit. Manchmal reichen wenige solcher Erfahrungen aus, um das ganze System auf einen neuen Kurs zu bringen. Sehr unterstützend ist es, wenn Sie besonders belastende Muster zusammen mit einem Therapeuten bearbeiten und auflösen können. Man nennt diese Technik **„Reframing": Alte negative Erfahrungen mit belastenden Auswirkungen werden in einen neuen Zusammenhang gestellt und so überwunden.**

Die Seele mag vielleicht nach einigen errungenen Siegen erneut in depressive Stimmungslagen abgleiten. Diese mögen sogar sehr heftig sein, da gerade jemand aus der „Schlange" ganz laut „schreit"; sie werden jedoch immer kürzer und sind schneller in den Griff zu bekommen. Meine Beobachtung ist, dass jeder seine eigene Zeit benötigt, um seine Persönlichkeit auf neue, stabilere Beine zu stellen. Kleine Rückfälle in die Negativität dienen dazu, wachsam zu bleiben und sich nicht zu überschätzen. Die „Etappensiege" machen auf eine neue Art stolz, sodass Sie mehr und mehr zu der Überzeugung kommen: „Ja, ich kann meine negativen Stimmen erkennen, entlarven, überführen und zu einer neuen Kraft werden lassen."

Meine Empfehlung:

Wenn Sie merken, dass die negativen Stimmen gerade wieder ihr Unwesen treiben, gehen Sie folgendermaßen vor:

- Nehmen Sie sie wahr: „Jetzt bin ich gerade wieder in der Negativspirale."
- Versuchen Sie, die Aussagen anhand der Realität zu überprüfen.
- Wenn das nicht geht, nutzen Sie Ihre Notfallmaßnahmen, zum Beispiel das Klopfen, das in einem späteren Kapitel noch beschrieben wird, oder Techniken zum Stoppen der Gedanken.
- Gehen Sie durch die Situation hindurch, wie oben beschrieben, und verwandeln Sie sie in eine neue Bewusstheit für sich selbst.

Haben Sie viel Mitgefühl mit sich selbst. Legen Sie Ihre Hand auf den Brustkorb und sagen Sie sich: „Ja, gerade ist das so, aber das muss nicht so bleiben!" Dadurch wandeln sich die negativen Stimmen immer mehr in Stimmen des Zuspruchs und der Ermutigung um.

Angst und Panik: So kommen Sie raus!

Zum Verständnis:

In der Depression ist die Schwelle für Angst und Panik stark herabgesetzt. Schon die kleinste Anforderung wie das Ausfüllen eines Überweisungsformulars kann Panik auslösen. Eine Frau reagierte schon panisch, wenn es um die Einkaufsliste oder eine kurze Fahrt mit dem Auto ging. Das liegt daran, dass jede Anmutung von Überforderung im limbischen System Alarm auslöst. Das Gehirn „erinnert" sich dann daran, dass es bei allem, was nur im Entferntesten als „anstrengend" eingestuft wird, vermeintlich mit dem gesamten Notfallprogramm reagieren müsse, um etwaige Gefahren abzuwehren: Höchste Alarmstufe! Diese Einstellung wird erst dann wieder auf „normal" herunterreguliert, wenn die Zentrale im Gehirn die zuverlässige Erfahrung macht: Zurzeit keine Gefahrenmeldungen!

Angst und Panik werden als sehr bedrohlich empfunden. Oft haben die Betroffenen mehr Angst vor der Angst als vor der realen Situation selbst. Unser Gehirn ist wie eine innere Warnanlage, die dafür sorgt, dass wir uns vor Überforderungen in Acht nehmen. So paradox das klingt, aber genau dadurch trägt die Depression zum Schutz unseres Systems und zur Heilung bei. Was aber ist bei Angst und Panik mit uns los und wie kann man damit umgehen?

In dem Wort Angst steckt das lateinische *angustus* mit der Wortbedeutung „eng". Bei Angst wird es uns eng ums Herz, eng in der Brust. Im Gegensatz zum Empfinden liebevoller Gefühle, die unser Herz weit machen und uns entspannen, wird uns bei drohender Gefahr „angst ums Herz". Unser Herzmuskel zieht sich zusammen. Die Gefäße verengen sich und der Pulsschlag wird erhöht. Viele erleben diesen Zustand als heftiges Pochen. Sobald das Pochen losgeht, ist es wieder so weit: Die Angst kommt! Das System signalisiert: „Achte gut auf dich, sonst wird es gefährlich!"

Noch schlimmer wird es, wenn unser *Paniksystem* aktiviert wird. Das Wort „Panik" ist vom griechischen Hirtengott Pan abgeleitet, von dem die Sage ging, dass er in der größten Mittagsstille auf einmal ganze Herden zu plötzlicher und anscheinend sinnloser Massenflucht aufjagen könne. Bei unserem Paniksystem handelt es sich um ein reines Reflexgeschehen, bei dem es nicht mehr darum geht, vorsichtig zu sein, sondern da herrscht (vermeintlich) pure Lebensgefahr. Wenn Panik auftritt, ist das Denken ausgeschaltet. Weglaufen, kämpfen oder totstellen – so lautet die Devise. Das tun wir dann meist auch: Wir rennen kopflos herum, stellen uns innerlich auf einen „Gegner" ein, selbst wenn es diesen gar nicht gibt, oder wir sind völlig blockiert: Ähnlich wie bei einem Albtraum können wir nichts tun. Es fühlt sich an wie helle Aufregung, obwohl gerade gar nichts Ungewöhnliches passiert ist. Das Schlimmste daran ist jedoch das damit verbundene Gefühl von Hilflosigkeit und Ohnmacht. Die Überzeugung, die dahintersteht, lautet: Ich bin den Gefühlen ausgeliefert und kann nichts tun.

Man muss jedoch wissen, dass Angst und Panik meist nur von einem Teil unserer Persönlichkeit ausgehen, bei Menschen mit Traumen zum Beispiel nur von *dem* Teil der Persönlichkeit, der etwas Schlimmes erlebt hat. Manchen sitzt eine schlimme Erfahrung buchstäblich in den Knochen. Sie wird durch ein Ereignis erneut wachgerufen und löst Panik aus. Ein Mann hatte noch Jahre nach seinem schweren Verkehrsunfall bei kleinsten Aufregungen weiche Knie und zitterte am ganzen Leib. Die Knochen waren geheilt – die Seele noch nicht. Erst durch eine Phase der Depression, bei der auch alte Selbstwertprobleme in den Blick kamen, konnte er neue Stabilität erlangen.

Ganz akut trägt also alles, was unser Gehirn beruhigt und uns überzeugend vermittelt: „Es ist alles in Ordnung!", zur Beruhigung unseres Systems bei. Die im Folgenden beschriebenen Strategien können uns helfen, wieder handlungsfähig zu werden, und zwar im Hier und Jetzt, aber auch auf lange Sicht.

Die Soforthilfe-Strategien

Egal, ob es sich um Angst oder Panik handelt, wichtig ist, möglichst bei den geringsten Anzeichen von Aufregung gegenzusteuern. Manche erkennen die Angst- oder Panikattacke im Vorfeld an einem Pochen des Herzens, andere an einer gewissen „Flatterigkeit", an weichen Knien oder kalten Füßen. Manchen wird es ganz heiß, ähnlich einer „Hitzewallung". Sagen Sie bei der kleinsten Abweichung von Ihrem Wohlfühl- oder Normalzustand: STOPP! Registrieren Sie schnell, dass Sie gerade übertrieben „alarmiert" sind. Der bekannte erste Schritt: Halten Sie sofort inne und unterbrechen Sie das, was Sie tun. Gehen Sie in die Beobachterposition, indem Sie die Ebene ändern. Wenn Sie sitzen, lehnen Sie sich etwas zurück und atmen einmal tief aus. Tun Sie es jetzt, jetzt sofort!

Benennen Sie klar und nüchtern Ihren derzeitigen Zustand: „Gerade bin ich zu angestrengt, hektisch, durcheinander. Gerade werde ich aufgeregt." Wie beim Thema *Annahme* angedeutet, ist genau hier die paradoxe Intention richtig. Seien Sie bereit, die Panik richtig kommen zu lassen. Heißen Sie sie willkommen im Sinne von: „Ich möchte dich sehen und dich ganz genau kennenlernen, damit ich weiß, wer du bist!" Üben Sie den furchtlosen Umgang mit der Panik, indem Sie sofort in die Beobachterposition gehen.

Dadurch schaffen Sie Distanz zu der stressigen Situation. Sie werden zum Experten – ähnlich einem Fußballprofi, der ein laufendes Spiel kommentiert. Damit steigen Sie um in den Teil Ihrer Persönlichkeit, der immer noch Kompetenzen hat – trotz Depression! Geben Sie sich selbst „aus Expertensicht" einen Tipp: „Ich sollte vielleicht mal kurz frische Luft schnappen!" Das wäre zum Beispiel ein Ortswechsel, der ganz real weitere Distanz schafft und für Ablenkung sorgt. Etwas zu tun hilft, handlungsfähig zu bleiben, statt wie ein Kaninchen vor den Augen der Schlange zu erstarren.

Falls Sie gerade sehr lethargisch sind – „leichte Beute" für den „Angsttiger" in Form von heranfliegenden Katastrophenfantasien –, tanken Sie Energie! Werden Sie aktiv. Erheben Sie Ihre Stimme, falls möglich, tönen Sie laut oder leise vor sich hin, zum Beispiel auf einem tiefen Aaaaa-Laut. Werden Sie wütend im Sinne von: Schluss mit diesem Gedankensalat! Eine Patientin erzählte mir, sie würde dann in ihrem bayrischen Heimatdialekt rabiat und laut vor sich hin schimpfen. Das bringe sie schnell wieder „zur Vernunft". Tun Sie etwas wie Dehnen und Strecken, ein großes Glas kaltes Wasser trinken, sich die Hände reiben, etwas Festes in der Hand drücken oder sich selbst mit den Händen fest umfassen, Arme oder Oberschenkel kneten. Strecken Sie zur Not die Zunge heraus, ja, selbst die absurdesten Dinge sind richtig. Vor allem aber: Achten Sie auf gute Bodenhaftung. Stampfen Sie fest mit den Füßen auf die Erde. Die Hauptsache ist, Sie bleiben einigermaßen nüchtern und gelassen, denn nur so kann Ihr Gehirn auf gute Ideen kommen.

Ich möchte noch einmal daran erinnern, dass es anfangs sinnvoll ist, sich ein Repertoire an Möglichkeiten als Liste mit Notfallmaßnahmen zusammenzustellen, wie ich sie weiter vorn beschrieben habe (Notfallkoffer). Nur so haben Sie sie immer parat. Strategien, die im Kapitel über beruhigende Maßnahmen für den Körper dargestellt werden, sowie geeignete Entspannungstechniken sind ebenfalls hilfreich. Vielleicht haben Sie Ihr ganz spezielles Geheimrezept, das bei Ihnen gut funktioniert.

Mit kühlem Kopf machen Sie sich alsdann möglichst genau klar, was Sie körperlich, seelisch und geistig „aus der Fassung" gebracht hat. Dadurch, dass Sie sich erklären können, wie etwas zustande kommt, wird Ihre Reaktion nachvollziehbar. Dadurch, dass etwas plausibel ist, wird es steuerbar. Damit verringert sich die Angst, auch die Angst, nicht normal zu sein. Das wirkt oft sehr beruhigend. Sie stellen also schnell eine „Diagnose", indem Sie sich fragen:

1. Habe ich mich körperlich überanstrengt? – Mir selbst ist es zum Beispiel einmal so gegangen, dass ich nach einem Besuch im Thermalbad, das ja angeblich so entspannend ist, ein stundenlang anhaltendes Herzklopfen empfand und die ganze Nacht wach lag, was mich sehr beunruhigte. Aus dem Wunsch, mir etwas Gutes zu tun, hatte ich mein vegetatives System völlig überfordert, indem ich ihm nach einer stressigen Phase zu viel Entspannung auf einmal zugemutet hatte. Dass Salzbäder, insbesondere Jod-Solebäder, zusätzlich noch einen starken vegetativen Reiz ausüben, der erst im Nachhinein zur Gegenregulation des parasympathischen Entspannungssystems führt, hatte ich überhaupt nicht berücksichtigt. Also auch zu viel des Guten kann schlecht sein. Eine zu lange Wanderung, die zwar wunderschön war, kann ebenfalls eine Überforderung für Ihr System bedeuten und Angst und Panik verursachen. Wenn Sie wissen, *warum* Sie Panik bekommen haben, verschwindet sie auch wieder.

2. Habe ich seelisch etwas erlebt, was mich über Gebühr aufgeregt, „angefasst" hat? – Das kann ein Film sein, in dem plötzlich Szenen vorkommen, die Sie stärker bewegen, als Sie gedacht hätten, oder die Sie an etwas Beängstigendes erinnern. Sie sind buchstäblich im „falschen Film" gewesen. Zu intensive Gefühle, ausgelöst durch Krimis oder Dramen, sind jetzt Gift für Ihre empfindsame Seele. Sie sollten den Mut haben, aus dem Raum zu gehen oder das Medium auszuschalten, wenn es bei Ihnen ungute Gefühle verursacht. Es sollte Ihnen nicht peinlich sein, dass Sie zurzeit alle Medien einteilen in die Kategorien „gut für mich" und „nicht gut für mich".

Eine Frau erzählte mir: „Immer, wenn ich am Telefon zu lange mit meiner Mutter spreche und mir anhöre, was ihr alles wehtut, bekomme ich Panik." Da es ihr selbst schlecht ging, überforderte es sie völlig, sich die nicht sehr aufbauenden Beiträge ihrer Mutter anzuhören. Das machte ihr berechtigterweise Angst. Als ihr das klar wurde, beruhigte sie sich schnell und entschloss sich, keine solchen Telefonate mehr zu führen. Entscheiden Sie also selbst, wem Sie Ihr Ohr leihen, denn nur Sie sind Experte für Ihren Heilungsprozess.

3. Denke ich gerade an etwas Schlimmes? Katastrophenfantasien? – Angst und Panik können auch aufkommen vor einem Gespräch, in dem Sie befürchten, den Kürzeren zu ziehen, weil Sie sich klein und unfähig fühlen. Im Kapitel über „kreatives Schreiben" werde ich dazu noch mehr sagen. Hier nur so viel: Schreiben Sie Ihre schlimmsten Befürchtungen auf oder machen Sie sich diese bewusst. Man nennt diese Technik das „Kontrastieren". Auf diese Weise bekommen Ihre Ängste etwas Konkretes und sind objektivierbar. Dadurch sind sie weniger bedrohlich. Vielfach reicht diese Maßnahme schon aus, um sich zu beruhigen. Bei allen schlimmeren gedanklichen Panikszenarien heißt es: Weg vom Denken und ins Tun gehen!

Steigen Sie möglichst schnell aus dem Angst- und Panikprogramm aus. Machen Sie keine langen Analysen, die Sie nur noch mehr beunruhigen, sondern gehen Sie ganz pragmatisch vor: Nehmen Sie Ihren Körper wahr, atmen Sie ruhig und vor allem mehr nach unten aus, zum Beispiel auf ein langes „chhh" (wie in „ich"). Unterbrechen Sie wie immer die Problemtrance. Trösten Sie sich selbst durch liebevolle Worte und Gedanken. Denn was mehr hilft als alle Techniken, ist der liebevolle Kontakt zu sich selbst, zur eigenen Seele. Auf diese Weise reagieren Sie weniger reflexartig und Sie sind wieder Herr Ihrer Lage. Wenn wir in liebevolle Gefühle für uns selbst zurückfinden, hört die Angst automatisch auf. Angst *oder* Liebe: Beides *gleichzeitig* geht nicht. Damit wären wir bei den langfristigen Maßnahmen zum Vermeiden von Angst und Panik:

Die langfristigen Maßnahmen gegen Angst und Panik

Wie oben gesagt kommt es darauf an, schon im Vorfeld zu verhindern, dass Ihr System selbst auf kleine Störreize empfindlich mit Angst und Panik reagiert. Bringen Sie sich deshalb nicht in Situationen, die Sie derzeit überfordern. Das kann bedeuten, dass Sie Ihre E-Mails nicht abfragen oder sich einen Verzicht auf Mediennutzung verordnen. Gehen Sie nach Versuch und Irrtum vor. Probieren Sie aus, was geht und was nicht geht. Es kann auch sein, dass Sie jemanden bitten möchten, Ihre Behördenpost zu öffnen, um sich vor beängstigenden Inhalten zu schützen, oder dass Sie mit bestimmten Personen zurzeit nicht in Kontakt treten, da Sie sich bestimmten Auseinandersetzungen nicht gewachsen fühlen. Sie dürfen sich abgrenzen! Ich werde insbesondere im Kapitel über das Thema Abhängigkeit noch genauer darauf eingehen.

Zum Schluss das Wichtigste: Angst und Panik sind psychische Zustände, die sich ähnlich anfühlen wie bei einem Kleinkind, das gerade die Mutter aus den Augen verloren hat und denkt: Sie ist für immer weg! Genauso kann in der Depression panische Angst bis zu Todesangst entstehen, wenn unsere Kinderseele in Not gerät. Wir sollten damit liebevoll und voller Verständnis umgehen, denn diese Todesangst fühlt sich tatsächlich an wie die Angst, sterben zu müssen. (Im Kapitel über seelische Spaltungsphänomene werde ich genauer beschreiben, wie man mit solchen „in Not geratenen Kindern" umgeht.)

Meine Empfehlung:

Analysieren Sie in einer angstfreien Phase die Situationen, in denen Sie Ängste und Panik bekommen. Listen Sie ganz konkret auf, welche Strategien Ihnen dann helfen. Ist es eine Tätigkeit, sind es bestimmte Gedanken? Hilft Ihnen zum Beispiel ein Gebet? Nehmen Sie dies in Ihren Notfallkoffer auf.

Entscheiden Sie, welche Situationen oder Aktionen Ihnen zurzeit nicht bekommen und worauf Sie in nächster Zeit achten möchten, damit Sie ruhig und gelassen bleiben, zum Beispiel: nichts in Hektik tun, bestimmte „Gefahrenmomente" vermeiden, auf einen ruhigen Atem achten und vor allem liebevolle Gefühle für sich selbst hegen. Vielleicht mögen Sie einen symbolischen Gegenstand mit sich tragen, der Sie ständig daran erinnert, bei sich zu sein. Ein Mann hatte sich nach einer Therapiestunde einen kleinen Stein mitgenommen, der seine ängstliche Seite symbolisierte. Er trug ihn immer in der Tasche. Egal, ob er ein Meeting leitete oder schwierige Telefonate führte, das Gefühl für seine ängstliche Seite war immer dabei. Es stabilisierte ihn. Im weiteren Text wird die Rede davon sein, wie Sie sich seelisch *nähren* können. Angst jedenfalls setzt Ihre inneren Alarmreaktionen in Gang. Freundliche Empfindungen nähren Ihre Seele und werden mit der Zeit Angst und Niedergeschlagenheit auflösen.

Das Gefühl der Gefühllosigkeit – und was dahintersteckt

Zum Verständnis:

Es ist nicht immer einfach, sich in einen Menschen hineinzudenken, der sich im Zustand der Gefühllosigkeit befindet, denn nach außen wirkt er dann oft schroff, abgekapselt und verbittert. Der Zustand ist für die Betroffen selbst außerordentlich quälend, weil sie sich nicht dagegen wehren können und schon gar nicht glauben, aus diesem „Gefühl" alleine wieder herauszukommen.

Wenn ich als Therapeutin mit einem Menschen in diesem Zustand zu tun habe, geht es mir so, als sollte ich in einen schweren, dunklen Schleier hineingesogen werden. Davor haben viele Menschen verständlicherweise Angst. Es macht sie trostlos. Mir sagt es eigentlich nur, dass sich da eine starke Kraft meldet, die etwas Wertvolles versteckt hält. Man könnte auch sagen, die Betroffenen sind in einem Zustand der „Dissoziation": Die Seele hat sich totgestellt, um die Empfindung von Schmerz zu vermeiden. Ich lasse mich dann gerne auf meinem sportlichen Holzhocker nieder, um meine Bodenhaftung zu behalten. Vor allem aber verbinde ich mich mit allen guten Kräften und der Liebe des Universums, denn hier ist jemand in großer Not.

Anhand eines beispielhaften Dialogs möchte ich Sie im folgenden Text anregen, sich selbst und ihrem hinter der Gefühllosigkeit verborgenen Gefühl auf die Spur zu kommen.

Menschen, die in diesem Gefühl sind, frage ich gerne etwa Folgendes: „Wenn das Gefühl der Gefühllosigkeit eine Form hätte, wie sähe es dann aus?"

Klient: „Es ist ein riesiges, dunkles Loch, aber es ist nicht zu fassen."

Therapeut: „Was würde das riesige, dunkle Loch, das man nicht fassen kann, sagen, wenn es sprechen könnte?"

K.: „Ich bin mächtig, böse, und ich mach alles kaputt. Mir entkommt keiner und keiner kann was dagegen machen."

Th.: „Geht es dem dunklen Loch gut, wenn es das sagt?"

K.: „Nein, überhaupt nicht, es ist unglücklich, muss aber böse sein, so, wie es ist."

Th.: „Warum ist es so, obwohl es ihm gar nicht gut dabei geht?"

K.: „Niemand mag es so, aber es tut auch alles dafür, dass es keiner mag!"

Th.: „Seit wann gibt es das dunkle Loch, das böse ist und das keiner mag?"

K.: „Schon immer."

Th.: „Was hat das dunkle Loch, das keiner mag, denn da getan?"

K.: „Es hat sich in den hintersten Winkel zurückgezogen."

Th.: „Und von da aus hat es immer mal hervorgelugt?"

K.: „Ja, und jetzt ist es rausgekommen. Es hat es da nicht mehr ausgehalten."

Th.: „Das ist aber ganz schön mutig, dass es sich jetzt vorgewagt hat. Es will sich wohl zeigen?"

(Der Klient ist berührt. Er spürt, dass in ihm etwas lebendig wird, womit er und niemand anders sich bisher gerne abgegeben hat. Es sind seine unglücklichen Gefühle, seine Ängste, die niemand verstehen wollte. Die Gründe dafür seien erst einmal dahingestellt. Sie sind bei jedem Menschen etwas anders. Das Gefühl der Gefühllosigkeit ist nur der Totstellreflex sehr schmerzhafter Empfindungen, die einen geschützten Raum brauchen, damit sie sich zeigen können.)

Th.: „Wenn wir dem dunklen Loch ein bisschen helfen wollen, wäre das schön?"

K.: „Ja, aber wie?"

Th.: „Wie wäre es, wenn wir dem dunklen Loch ein bisschen mehr Platz geben und etwas Sonne hineinschicken – zum Wärmen?"

K.: „Ja, aber es hat Angst."

Th.: „Was könnte dem dunklen Loch Schlimmes passieren?"

K.: „Dass es sich auflöst und niemand sieht, dass es da ist."

Th.: „Es will also gesehen werden. Wir können ja mal probieren, ob wir dem dunklen Loch, das keiner mag, einen guten Platz geben. Vielleicht fällt Ihnen etwas ein?"

K.: „Allein dies, dass wir darüber reden, ist schon gut."

Th.: „Vielleicht können Sie in Ihrem Herzen liebevoll an das dunkle Loch denken?"

K.: „Ja, das geht, da wird mir leicht ums Herz."

Th.: „Wie ist es mit der Angst, jetzt gerade?"

K.: „Die ist nicht da, ich weiß ja jetzt, was sich dahinter verbirgt."

Th.: „Ja, eigentlich ein ganz sympathisches Wesen, dieses dunkle Loch, das keiner mag. Es ist gar nicht so böse und mächtig, eher feinfühlig und ganz normal. Wie wir alle will es dazugehören."

(Der Klient ist berührt und kommt mit sich und seinen Bedürfnissen nach Liebe in Kontakt. Das ist einerseits angenehm, doch kommt dabei auch Schmerz hoch, der wehtut.)

K.: „Manchmal kommt sein Zwillingsbruder raus und der macht alles wieder kaputt."

Th.: „Ja, das tut ein bisschen weh, wenn man auf einmal merkt, wie lange man das, was man so dringend braucht, gar nicht bekommen hat. Und dann kommt sein Zwillingsbruder raus, der haut dann drauf. Das dunkle Loch hat also eine Sicherung eingebaut gegen Schmerz, nach dem Motto: Wehe, wenn …"

Hier möchte ich den Dialog beenden. Wie Sie sehen, ist unsere Seele sehr weise, mutig und erfinderisch darin, trotz widriger Umstände am Leben zu bleiben. Da wird einfach eine Seelentür zugemacht.

Offensichtlich kann man sie unter bestimmten Bedingungen wieder einen kleinen Spalt öffnen. Die Angst besteht vor allem darin, dass wir meinen, von Schmerz so überwältigt zu werden, dass uns das den Atem nimmt und wir ihn nicht aushalten. Dabei gehen wir von der irrigen Annahme aus, dass der ganze Schmerz auf einmal herauskommt. Das ist jedoch nicht der Fall. Die Seele gibt meist nur so viel frei, wie sie gerade aushalten kann. Man muss die Tür nicht aufreißen. Energie fließt auch durch ganz feine Öffnungen.

Meine Empfehlung:

Wenn Sie das Gefühl des Abgestorbenseins und der Gefühllosigkeit wahrnehmen, dann nehmen Sie es als Hinweis darauf, dass sich da etwas sehr Wertvolles verborgen hält. Fragen Sie sich, was sich da verbergen muss. Meist ist es nichts anderes als ganz normale Gefühle von Ärger, Angst, Schmerz; und am meisten ist es Sehnsucht nach Zuwendung.

Umarmen Sie in Gedanken oder ganz konkret mit Ihren Händen das Gefühl der Gefühllosigkeit. Es braucht nicht viel, nur ein bisschen von Ihrer Wärme und Ihrem Verständnis für das, was es immer hat zurückhalten müssen und was keiner mochte. Indem Sie kleine „Portionen" von echten Gefühlen an sich herankommen lassen, trainiert Ihr Herz das Fühlen und bringt Ihnen Ihre Lebendigkeit Schritt für Schritt zurück.

Umgang mit Zwangsgedanken

Zum Verständnis:

Zwangsgedanken wie ständiges Grübeln über bestimmte Inhalte sind quälend. Leider sind sie ein häufiges Symptom von Depressivität. Menschen mit Depression verbringen manchmal Stunden damit, über bereits getroffene Entscheidungen nachzudenken. Sie hadern damit, ein Kleidungsstück gekauft zu haben, das doch vielleicht nicht das richtige ist, oder sie denken stunden- oder tagelang über eine falsche Bemerkung nach, die sie vielleicht gemacht haben. Das Schlimmste aber ist, dass sie sich für diese Art zu denken fertigmachen und sich dafür schämen.

Versuchen wir also erst einmal, zu verstehen, *warum* das so ist. Erinnern wir uns daran, dass durch die seelische Krise das Leben heftig außer Kontrolle geraten ist. Die Betroffenen haben ihr normales Vertrauen zu sich selbst vielfach verloren. Da sich das Gehirn gerade im Daueralarmzustand befindet, versucht es, mangelndes Urvertrauen und mangelnde Lockerheit durch kontrollierendes Denken auszugleichen – was jedoch nicht besonders gut gelingt. Im Gegenteil: Der Versuch, alle Regungen unter Kontrolle zu halten, bedeutet Anstrengung. Gelassenheit, Spontaneität und Kreativität gehen auf null hinunter. Es entsteht ein Teufelskreis aus noch mehr Anstrengung und noch mehr Kontrolle. So verstärkt sich die Spirale des Grübelns immer mehr. An einem Beispiel möchte ich den Ausweg aus dem Grübeln erläutern.

Eine Frau verbrachte in ihrer depressiven Krise Tage damit, darüber nachzudenken, ob sie eine Hose, die sie gekauft hatte, wieder zurückbringen solle oder nicht. Sie konnte nicht mehr aufhören, daran zu denken. Immer wieder grübelte sie über Farbe, Material und Schnitt nach. Ich fragte sie, wie es ihr denn gehen würde, wenn sie nicht mehr daran denken würde, und sie bemerkte: „Dann würden mir meine ganze Langeweile und meine innere Leere bewusst werden. Ich würde Panik bekommen. Und das wäre auch schlimm."

Nach meiner Erfahrung füllen Grübeleien „Löcher" im Sein. Hinter zwanghaftem Denken steckt also eigentlich immer etwas anderes: der Wunsch, auf magische Weise das Leben wieder unter Kontrolle zu bringen und der Angst vor Gefühlen wie Einsamkeit und Sinnlosigkeit auszuweichen. Auch Angst vor Wut, Traurigkeit oder Peinlichkeit kann damit zugedeckt werden. Zwangsgedanken mit all dem Stress, den sie verursachen, tragen wenigstens dazu bei, sich auf irgendeine Art zu spüren und sich vor etwaigem „Schlimmerem" zu schützen. Ich bin mir bewusst, dass es oftmals längerer therapeutischer Unterstützung bedarf, um eine grundsätzliche Erleichterung zu erreichen. Doch zu verstehen, was da abläuft, und eine pragmatische Herangehensweise zur Verfügung zu haben, ist oft schon sehr hilfreich.

Der erste Bewältigungsschritt ist wie immer das *Annehmen*. Auch wenn Sie noch so sehr leiden, so haben diese Zwänge doch ihren Sinn: Sie können jetzt nichts dafür, dass Sie das so machen. Ihr Gehirn meint es ja eigentlich gut mit Ihnen. Es möchte ja nur, dass Sie sich sicherer und mehr unter Kontrolle fühlen. Dass das auf diese Weise nicht funktioniert, kann es ja nicht „ahnen". In einer solchen Situation müssen Sie also Ihrem Gehirn zu Hilfe kommen. Schalten Sie deshalb Ihr Bewusstsein ein und nehmen Sie die Gedanken genau wahr: „Ja, gerade bin ich in einer Grübelspirale, die nicht enden will. Ich fühle mich angespannt und unangenehm."

Versuchen Sie herauszubekommen, was dahintersteckt. Meist geht es nicht um den Inhalt des Grübelns, sondern um eine grundsätzlich schwierige, angespannte Situation. Meist können sich die Betroffenen gerade schlecht *spüren* und werden nur noch vom Kopf gesteuert. Was fehlt, sind Halt und Sicherheit im Hier und Jetzt. Ich frage meine Patienten oft, wie sie mit einem Kind umgehen würden, das sich mit solchen Grübelgedanken quält und nicht damit aufhören kann. Meist kommt dann der Vorschlag, das Kind in seiner

Not ernst zu nehmen, es an die Hand zu nehmen, es zu verstehen, zu beruhigen und ihm sein Zutrauen zu sich selbst wieder zu vermitteln. Übertragen auf Erwachsene könnte das heißen:

Nehmen Sie sich mit allem, was gerade ist, selbst an. Versuchen Sie zu verstehen, wie Sie in dieses Zwangsdenken hineingerutscht sind. Meist ist etwas vorgefallen, was auf Sie verunsichernd gewirkt hat. Im Fall der oben erwähnten Patientin war es eine Anfrage des Arbeitgebers, deren Inhalt sie geängstigt hatte und mit der sie nicht umzugehen wusste. Sie hatte versucht, sich mit einem Einkaufsbummel abzulenken, der dann schließlich den Grübelzwang ausgelöst hatte. Indem sie sich vergewisserte, dass die Anfrage des Arbeitgebers nur eine Formsache war und keine Angelegenheit, vor der sie Angst haben musste, konnte sie sich wieder mehr entspannen.

Zwangsgedanken sind in der Regel ein Mechanismus, der Angst abwehren soll. Tun Sie darum etwas, was Ihre Angst abbaut. Man kann das Gespräch mit jemand Vertrautem suchen, sich vergegenwärtigen, welche konkreten Befürchtungen man gerade hat und was im schlimmsten Falle geschehen könnte. Meist reduziert sich dadurch die innere Spannung.

In der oben geschilderten Situation gab sich die junge Frau ein Zeitfenster von einem Tag, um zu entscheiden, ob sie die Hose zurückbringen solle oder nicht. Gleichzeitig strukturierte sie den Tag neu: Sie überlegte genau, was sie wann tun wollte. Da das Gehirn nicht zwei Dinge gleichzeitig denken kann, richtete sie auf diese Weise ihr Denken auf reale Sachverhalte und kam von den Grübeleien immer mehr weg. Schließlich packte sie die Hose in ihre Tasche und brachte sie zurück. Die Entscheidung trafen sozusagen ihre Hände und Füße.

Eine hilfreiche Strategie ist auch, sich zu vergegenwärtigen, dass man als Mensch nicht perfekt ist, dass man Fehler machen und unsicher sein darf. Angst zu haben ist eine menschliche Empfindung, die keine Katastrophe bedeutet. Angst wird bei mangelnder Zuversicht, wie sie in der Depression vorherrscht, sehr schnell aufgebauscht und erhält dadurch etwas Bedrohliches. Im Laufe der Zeit kam die besagte Patientin sich selbst immer besser auf die Schliche und konnte schneller gegensteuern, wenn sie wieder in Grübelzwänge abzutauchen drohte.

Ein Mann setzte sich bei Grübelattacken sehr stark unter Druck, indem er meinte, er müsse in der Lage sein, sofort damit aufzuhören: „Schließlich können andere das ja auch." Sein ohnehin schon sehr hoher Anspruch an sich selbst verstärkte sich dadurch noch mehr. Als er begriff, dass es nicht darum ging, etwas „wegzuschaffen", sondern es mit freundlicher Annahme erst einmal wahrzunehmen und sich eine Weile damit auszuhalten (im Sinne von: „Gerade bin ich wieder ganz schön drin im Grübeln und Hadern"), verringerte sich der innere Druck und damit wurde auch das Grübeln weniger.

Meine Empfehlung:

Der „Grübelwischer", eine ausgefeilte Bewegungsübung, hilft, sich von Zwangsgedanken zu distanzieren. Ich habe die Übung aus dem Buch *Multimodale Stresskompetenz* von Renate Mathesius und Wolf-Ulrich Scholz (2014) in vereinfachter Form übernommen und mit Erfolg an Hilfesuchende weitergegeben. Mit der Übung können Sie sich schnell im Körper verankern, sich besser erden und wieder einen klaren Kopf bekommen. Zugleich fördert die Übung fast so etwas wie ein inneres Lächeln. Zu lächeln und gleichzeitig zwanghaft zu denken ist unserem Gehirn kaum möglich.

Der „Grübelwischer"

Vorübung: Stehen Sie gut geerdet, spüren Sie Ihre Fußsohlen auf dem Boden, bleiben Sie in den Knien elastisch, lassen Sie die Arme seitlich locker herunterhängen und halten Sie die Schultern entspannt. Nun winkeln Sie die Ellbogen leicht nach außen an, so, als würde jemand sie wie bei einer Marionette an Fäden wegziehen. Dabei kommt etwas „Luft" unter die Achseln.

Dann lassen Sie erst einmal die Ellbogen mit den Unterarmen einige Male wie mechanisch nach außen und wieder zum Körper zurückschwingen (Scheibenwischerbewegung). Die Bewegung geht von den Ellbogen aus, so, als würde ein Faden sie jeweils nach außen ziehen. Die Schultern sind entspannt, die Handgelenke bleiben gerade!

Schwingen Sie nun Ihre Arme vor dem Körper locker in einer Pendel-
bewegung hin und her. Dabei überkreuzen sich die Hände vor dem
Bauch immer abwechselnd: Mal ist die linke Hand am Bauch, mal die
rechte. Probieren Sie das einige Male aus.

Hauptübung: Während Sie immer weiter diese Bewegung mit den
Armen machen, verlagern Sie nun das Gewicht ganz auf ein Bein.
Wenn Sie stabil darauf stehen, heben Sie das unbelastete Bein locker
ein wenig an und kicken dann mit dem Fuß dreimal hintereinander
nach vorn unten, wie wenn Sie etwas wegkicken wollten. Im Knie und
in der Hüfte bleiben Sie möglichst locker. Die Arme pendeln unbeein-
druckt immer weiter!

Nun machen Sie das Gleiche mit dem anderen Bein: Verlagern Sie wie-
der erst das Gewicht auf das andere Bein, bis es stabil steht, und dann
kicken Sie dreimal nach vorn unten. Probieren Sie aus, in welchem
Rhythmus das gelingt. Haben Sie etwas Geduld und machen Sie die
Bewegungen zunächst ganz langsam. Kein Stress! Es braucht eine
Weile, bis die Bewegungen sich automatisiert haben. Verstärken kön-
nen Sie die Wirkung, indem Sie mit Nachdruck – laut oder leise – sagen:
„Weg damit, weg mit dem Mist!"

Machen Sie die Übung so lange, wie es Ihnen guttut. Bleiben Sie dann
noch eine Weile ruhig stehen, und vollziehen Sie die Bewegungen
gedanklich nach. Spüren Sie, wie Sie sich jetzt fühlen. Vielleicht hat sich
auch in Ihrem Kopf etwas „bewegt". Wenn *ich* diese Übung mache,
weiß ich hinterher kaum noch, was ich vorher gedacht habe. Das bestätigen die meisten!

Die nächste „Grübelattacke" könnte für Sie also eine Aufforderung
zum sofortigen Einsatz des „Grübelwischers" sein. Tun Sie's jetzt, jetzt
sofort!

Sorgen und Schuldgefühle? – Gedankenstopp!

Zum Verständnis:

Reale Sorgen um reale Dinge kennt jeder von uns. *Permanente Sorgen und Schuldgefühle sind in der Depression jedoch immer ein Zeichen dafür, dass Sie gerade von sich selbst weit weg sind und der depressive Sog Sie im Griff hat.*

Depressive Menschen machen sich viele Sorgen: um sich selbst, um ihre Zukunft, ihre Gesundheit, aber auch um Angehörige der Familie, um Kinder und Partner. Darüber hinaus sind sie geplagt von Schuldgefühlen, weil andere unter ihrer Krankheit leiden und dadurch selbst krank werden könnten. Sorgen und Schuldgefühle sind wie „Geschwister", die den Platz von Selbstvertrauen und Zuversicht eingenommen haben. In einer so verunsichernden seelischen Situation wie der Depression ist das nur zu verständlich. Ähnlich wie bei dem Zwang, ständig zu grübeln, überdeckt die Gewohnheit, sich Sorgen zu machen und sich schuldig zu fühlen, die latent immer vorhandenen Ängste und Selbstzweifel: „Ich mache alles falsch, ich bin nicht in Ordnung, ich bin zu nichts zu gebrauchen, ich gehe andern auf die Nerven." Was sind die Ursachen und wie kann man aus der Spirale, sich ständig zu sorgen und sich schuldig zu fühlen, herauskommen?

Ich beobachte dieses Phänomen besonders bei Erkrankten, die sich in ihrem Leben schon immer viel mehr um andere gekümmert haben als um sich selbst:

Zum Beispiel hatte eine Frau eine Mutter, die seit ihrer Kindheit kränkelte. Sie fühlte sich für das leibliche und seelische Wohl ihrer Mutter stets verantwortlich, da der Vater meist dem Alkohol zusprach. Ein „richtiges" Kind war sie selbst eigentlich kaum. Viele Menschen der 1930er-Jahrgänge waren gewohnt, sich schon früh um die Eltern zu kümmern und mit für den Unterhalt zu sorgen. Sie stützten im Krieg schon als Kinder ihre Eltern, statt selbst unterstützt zu werden. Man spricht inzwischen (nach einem Buchtitel) sogar von der „verlorenen Generation". Die Betroffenen haben so sehr verinnerlicht, dass immer andere wichtiger sind als sie selbst, dass dieses Denken fast zur zweiten Natur geworden ist. Man kann auf diese Weise zwar zu einer starken Persönlichkeit heranreifen, doch kann es unter besonderen Lebensumständen und Belastungen auch zur depressiven Krise kommen, da die seelische „Versorgungsdecke" dünn ist.

Sorgen und Schuldgefühle führen wie bei der Angst zu einem ständigen Alarmzustand im limbischen System. Deshalb sollten Sie sie schnell zur Ruhe bringen, denn Sorgen, insbesondere übertriebene Sorgen, sind kein Ausdruck von Fürsorge, sondern erzeugen Beklemmung, ziehen Sie herunter und „sehnen" im Sinne der sich selbst erfüllenden Prophezeiung das Negative sogar herbei. **Folgendes Vorgehen hat sich bewährt:**

- Sagen Sie „Stopp!", wenn Sie sich dabei beobachten, dass Sie zu lange mit sorgenvollen Gedanken beschäftigt sind. Stellen Sie nüchtern fest: „Ja, gerade bin ich wieder in meinem Sorgendenken."

- Benennen Sie ganz genau, worauf sich Ihre Sorgen und Ihre Schuldgefühle richten und was Sie konkret befürchten. Schreiben Sie die Sätze auf, etwa so: „Meine Kinder mögen mich nicht mehr", oder: „Ich werde nie wieder gesund." Erkennen Sie darin alte Muster, die aus alten Minderwertigkeitsgefühlen, aus alten Verlustängsten herrühren. Klären Sie die Ursache dieser Gedanken und schreiben Sie sie auf: „Ich denke immer, dass ich es nicht verdient habe, geliebt zu werden", oder: „Niemand kann mir helfen, ich muss mir immer selbst helfen." Sie gewinnen dadurch mehr Klarheit und können sich besser davon distanzieren.

- Nehmen Sie eine kurze Auszeit und tun Sie fünf Minuten intensiv etwas anderes. Es darf gerne etwas sein, wobei Sie sich ein wenig anstrengen müssen, damit Sie sich körperlich besser spüren: putzen, waschen, den Mülleimer hinaustragen ... Das hilft gegen das „Kopfkino".

- Wenden Sie eventuell den „Grübelwischer" aus dem Kapitel „Umgang mit Zwangsgedanken" an oder das „Kompostieren" aus dem Kapitel „Probleme kompostieren, transformieren, eliminieren".

- Klopfen Sie Ihre Thymusdrüse eine Zeit lang, bis der Impuls für einen tiefen Atemzug kommt. Klopfen Sie Ihren ganzen Körper oder stampfen Sie mit den Füßen fest auf, drücken Sie die Hände fest gegen die Wand und – wenn möglich – schimpfen Sie ausgiebig! Aggression ist jetzt besser als Depression! Damit bringen Sie sich wieder mehr in die Realität des Hier und Jetzt.

- Wenn Sie sich etwas klarer fühlen, können Sie überlegen, was Sie statt der Sorgen *Gutes* denken und tun könnten.

- **Merke: Die Wirklichkeit ist freundlicher als alle Gedanken und Erklärungsversuche im Kopf.**

Ich möchte dies an Beispielen von Betroffenen aufzeigen.

Eine Frau konnte sehr schlecht ihre Mutter loslassen. Sie hatte Angst, dass sie sich während ihrer Erkrankung nicht genug um sie kümmern könnte und es ihr dadurch schlechter gehen würde. Sie besprach ihre Befürchtung mit einer Bekannten. Diese versicherte ihr, dass das Gegenteil der Fall sei: Ihre achtzigjährige Mutter habe zwar anfangs etwas verunsichert reagiert, sei aber auf einmal sehr viel selbstständiger geworden, seit ihre Tochter nicht mehr wie gewohnt zur Verfügung stehe. Die Patientin musste sich dann zwar noch ein Weile mit dem Gefühl, nicht mehr gebraucht zu werden, auseinandersetzen, aber es beruhigte sie.

*

Ein Mann hatte schwere Schuldgefühle, weil er seine Kinder viel zu wenig unterstützt hatte, da er immer nur an seine Arbeit gedacht hatte. Er hatte sowohl sich selbst als auch seine Kinder vernachlässigt. Bei näherer Betrachtung ergab sich, dass die schließlich schon fast erwachsenen Söhne erstaunlich gut zurechtkamen, bis auf gewisse Identitätsprobleme, die die meisten jungen Menschen in diesem Alter haben. Vor allem erfuhr er, dass seine Söhne sehr froh darüber waren, dass ihr Vater sich endlich mehr um sich selbst und seine Gesundheit kümmerte. Dies erleichterte ihn.

*

Eine Frau hatte große Schuldgefühle, weil sie ihre kranke Mutter vor deren Tod zu wenig betreut habe und sie dies nun nicht wiedergutmachen könne. Ich erklärte ihr, dass die Toten nichts mehr wünschten, als dass es den Lebenden gut gehe. Tatsächlich ist der größte Dienst, den wir den Toten erweisen können, sie zu ehren und das eigene Leben wertzuschätzen. Sie formulierte daraufhin ihre Gefühle in einem Brief an ihre Mutter und vergrub ihn an deren Grabstelle. Mit einer Kerze gedachte sie ihrer und fühlte sich danach deutlich entlastet.

*

Sorgen und Schuldgefühle sind nichts anderes als die Aufforderung, konkret etwas zu tun. Auch wenn Sie in der Vergangenheit tatsächlich Fehler gemacht haben (zum Beispiel in der Erziehung Ihrer Kinder), die sich bis heute auswirken, seien Sie versöhnlich mit sich und denken Sie nach vorn! Viel besser ist es, Fehler zu bedauern, den Schmerz darüber zuzulassen und zu trauern. Statt sich zu sorgen und schuldig zu fühlen, leiten Sie damit einen heilsamen Prozess ein, der Entwicklung ermöglicht. Vielleicht ist nicht immer alles wiedergutzumachen, aber man kann immer etwas zum Positiven wenden. Aus der systemischen Psychotherapie wissen wir: Wenn Menschen sich weiterentwickeln und ihre Depression hinter sich lassen, haben auch ihre Angehörigen eine größere Entwicklungschance. Machen Sie sich klar, dass Sie es besser gemacht hätten, wenn Sie die Einsicht dazu schon früher gehabt hätten. Deshalb: Fangen Sie immer wieder neu an, ihr Leben zum Besseren zu wenden.

Meine Empfehlung:

Nutzen Sie alle Strategien (unter anderem aus Ihrem Notfallkoffer, insbesondere Klopftechniken sowie den „Grübelwischer"), um im Hier und Jetzt anzukommen, statt zu lange in der Negativität von Befürchtungen, Sorgen, Schuld und Selbstzweifeln zu verharren.

Erkennen Sie die dahinterliegenden Gefühle wie Angst oder Schmerz und lassen Sie sie zu. Alsdann finden Sie etwas, was die Stelle von Sorgen und Schuldgefühlen einnimmt. Sie können konkret etwas tun oder sich vorstellen, wie auf magische Weise etwas geschieht. Ein Gebet, segensreiche Gedanken, heilende Wesen, die Sie sich selbst oder anderen in der Fantasie an die Seite stellen. Wir wissen aus der Forschung, dass Menschen, an die jemand positive Gedanken schickt, schneller gesund werden. Nutzen Sie diese Erkenntnis auch für sich selbst!

Trägheit und Lethargie: So finden Sie raus!

Zum Verständnis:

Das Wort Lethargie setzt sich zusammen aus den griechischen Wortstämmen *lethe* (was so viel heißt wie „vergessen, aufhören") und *argos* („träge, faul"). Mit *lethargía* wird im Griechischen die Schlafkrankheit, eine krankhafte Schläfrigkeit mit verminderter Reizempfindlichkeit, bezeichnet. Auch Menschen in der Depression verlieren das Interesse an ihrer Umwelt und wollen oft nur noch schlafen. Sie hören sozusagen auf, in gewohnter Weise an der Welt teilzunehmen. Sie verschließen sich gegenüber den Reizen der Welt, um alle Kräfte für ihr inneres Überlebensprogramm zusammenzunehmen.

Der Neurotransmittermangel, insbesondere der Mangel an Dopamin, dem Motivationshormon für jeglichen Tatendrang, hat also eine wichtige Funktion, nämlich eine Art Totstellreflex auszulösen, der den Körper sowie Empfindungen und geistige Aktivitäten auf ein absolutes Minimum einfriert. Die Seele geht gewissermaßen auf Tauchstation. Patienten machen oft den Fehler, dass sie versuchen, mit Gewalt gegen ihr Nichtvermögen und ihre Antriebslosigkeit anzukämpfen. Das kostet sehr viel Energie. Da auch die Mitochondrien, die Energiekraftwerke unserer Zellen, gerade unzureichend funktionieren, steht zu wenig Energie in Form von ATP bereit. Im Kapitel über den Umgang mit Körpersymptomen gehe ich darauf genauer ein. Auf die folgende Weise können Sie dazu beitragen, dass Ihre Lebenskräfte wiederkommen.

„Es ist, wie wenn über allem Mehltau liegt. Die Wahrnehmung der Dinge ist verzerrt, vieles bekomme ich gar nicht mit. Alles ist schwer, das Aufstehen, das Anziehen, das Frühstücken. Der Geschmack ist fade, oft kein Appetit – oder zu viel – wie eine Gier. Ich mag mich nicht leiden und ich hasse mich für meine Trägheit", schrieb mir eine Patientin, die am liebsten nur noch in den ewigen Schlaf wegtauchen wollte. So wurde jedoch alles nur noch schlimmer. Um an dem Zustand von Trägheit und innerer Leere etwas zu ändern, ist es erst einmal wichtig, diesen Zustand anzuerkennen und eine Weile auszuhalten. Statt sich darüber zu ärgern oder dagegen anzukämpfen, nehmen Sie also Ihre Antriebs- und Interesselosigkeit, Ihre Trägheit und Schläfrigkeit voll und ganz an. Versuchen Sie, zu verstehen, was dahintersteckt.

Ähnlich, wie uns bei sehr heißem Wetter nicht nach großen Taten zumute ist, weil unser System Energie sparen und den Kreislauf schonen möchte, ist die Depression eine Phase, in der Körper und Seele ihre Aktivität heruntergefahren haben. Sie ist der Aufruf, auch einmal völlig untätig und interesselos zu sein. Deshalb:

- Tauchen Sie für eine Weile vollständig in dieses Empfinden ein. Je nachdem, wie Ihre Situation ist, ob Sie arbeiten oder nicht, gestehen Sie sich diesen bewussten Rückzug zu einer bestimmten Tageszeit für eine Weile zu. Entscheiden Sie sich bewusst, sich diesem Zustand zum Beispiel für die nächste halbe Stunde hinzugeben. Erlauben Sie sich, träge zu sein.

- Fördern Sie Ihre seelischen Verarbeitungsprozesse, indem Sie ein Ambiente schaffen, das Ihrem Zustand gemäß ist: Sorgen Sie für Ruhe in einem geborgenen Raum, zur Not sogar für Dunkelheit, für Abschirmung von störenden Reizen, für eine schützende, warme Decke, warmen Tee oder andere Wohlfühlmaßnahmen.

- Währenddessen achten Sie darauf, dass Sie körperlich völlig locker lassen. Lassen Sie alle Gelenke „schlabbern", machen Sie sich schwer oder schwerelos. Das ist ein Körpergefühl von bewusster Passivität. Man kann es herbeiführen, indem man den Atem bewusst verlangsamt und besonders lange ausatmet. Ich selbst liebe diese „Schlabberpuppen-Übung" am Boden. (Vgl. Seite 162)

- Unterstützen Sie dies noch durch innere Vorstellungen von einem völlig sicheren, abgeschirmten Ort, der Ihnen das Gefühl vermittelt, gut aufgehoben zu sein. Das kann ein Platz in der Natur sein, der für Sie der Inbegriff von Sicherheit und Entspannung ist. Erfinden Sie sich gerne magische Helfer wie Tiere oder besondere Wesen. Wenn Sie sich damit schwertun, sich Bilder vorzustellen, verlegen Sie sich auf die reine Empfindung eines wohligen Körpergefühls, während Sie an etwas Schönes denken, zum Beispiel an das Gefühl beim Schaukeln oder beim Baden. Das funktioniert meistens. Es geht darum, dem Gehirn die Auszeit zuzugestehen, die es jetzt braucht.

- Nach einer Phase, in der Sie diese Untätigkeit bewusst zugelassen haben, laden Sie Ihren Körper zu einer für Sie in irgendeiner Form angenehmen Bewegung ein: Sich dehnen und strecken, mit Armen und Beinen Box- und Tretbewegungen machen, am offenen Fenster schwingen, vielleicht in der Natur barfuß gehen, schaukeln, wippen, walken, laufen … Irgendetwas geht immer. Tun Sie es jetzt gleich! Je mehr Sie sich die Lethargie für einen Moment zugestehen, desto leichter wird es Ihnen fallen, auch wieder in Bewegung zu kommen.

- Schließlich ist es eine gute Übung, sich danach zu einer kleinen *unangenehmen* Aktivität zu überwinden – wie gesagt: erst *danach*. Sie könnten sich fragen: Wofür könnte es sich lohnen, mir jetzt etwas abzuverlangen? Mit der Aussicht, sich danach sehr viel besser zu fühlen, kann es Ihnen gelingen, Tätigkeiten anzugehen, die Ihnen vorher unmöglich erschienen sind. Stellen Sie sich die unliebsame Tätigkeit auf einer Zeitlinie wie einen ganz kurzen Abschnitt vor, während die Zeit danach der Anerkennung und dem Feiern des kleinen Erfolgs gewidmet ist. Alle Erfolgsmenschen machen das so. Erfolge gelingen ihnen deshalb, weil sie sich nicht lange mit unangenehmen Empfindungen, Widerständen und Misserfolgen aufhalten, sondern mit dem *Ergebnis*, das nach ihrer Bemühung eintritt. Belohnen Sie sich also mit etwas, was in diesem Sinne für Sie gut ist. Sie könnten zum Beispiel auch jemand anderem eine kleine Freude machen: etwas schmücken, aufräumen, etwas erledigen, reparieren, eine kleine Überraschung bereiten.

Statt sich also mit dem ständigen „Ich muss noch dieses oder jenes tun" zu quälen, gestatten Sie sich eine kleine Zäsur von Trägheit, um dann bewusst etwas zu tun, was Sie aber nicht überfordert, sondern aufbaut, und worauf Sie vielleicht sogar stolz sein können.

Bewusst zugelassene Lethargie ist die Voraussetzung dafür, dass Ihre Seele auch wieder zu kleinen Herausforderungen bereit ist. Durch Zustände von Lethargie lädt Ihre Seele Sie ein, Ihrem Körper und der Seele die so notwendige Regenerationszeit zu geben. Wenn Sie diese zulassen, hat sie ihren Sinn als „Seelen-Tankstelle" erfüllt. Schritt für Schritt wird Ihre Belastbarkeit besser werden.

Meine Empfehlung:

Überlegen Sie einmal, auf welche Weise Sie sich bewusst und gezielt Gelegenheiten zur Untätigkeit schaffen könnten. Selbst Menschen im Arbeitsleben können solche Zeiten ganz dezent einbauen. Ein Mann, der in einer Telefonzentrale unter enormem Zeitdruck arbeitete, erklärte mir, wie er bewusste **„Mini-Trägheitspausen"** einbaute, indem er seine Leitung verzögert freischaltete, nachdem er seinen Dokumentationsbogen ausgefüllt hatte. Er lehnte sich dann jedes Mal für einen Moment wie in Trance in seinem Stuhl zurück und stellte sich innerlich etwas Angenehmes vor.

Eine schöne Regenerationsübung für diejenigen von Ihnen, die dazu die Möglichkeit haben, ist auch die bereits erwähnte **Schlabberpuppen-Übung**: Legen Sie sich auf den Boden – wenn Sie möchten: auf eine Decke – und lassen Sie komplett los. Ähnlich wie beim Schwimmen, wenn man sich beim „Toten Mann" mit dem Rücken gerade aufs Wasser legt, so legen Sie sich locker auf die Erde, indem Sie sich vorstellen, dass „Mutter Erde" sie von unten trägt. Spüren Sie den Kontakt der Erde mit dem ganzen Körper und lassen Sie alle Gelenke „schlabbern", so, als würde daraus jegliche Kraft entschwinden. Spüren Sie bewusst, wie Sie zur Ruhe kommen und Ihr Atem und auch Ihre Stimmung angenehm ruhiger werden. Ich selbst nutze die Übung oft als kurze Entspannungssequenz am Nachmittag und schaue dabei gerne in die Wolken am Himmel. Mit dieser Übung ist es leichter, sich auch einmal der inneren Leere ohne Angst zu überlassen. Sie weicht dem Gefühl, aufgehoben zu sein.

Listen Sie kleine Tätigkeiten auf, die nach solchen **„Lethargie-Pausen"** für Sie möglich sind, selbst bei der Arbeit: Sich etwas Leckeres zubereiten, und wenn es nur ein großes Glas Wasser mit Pfefferminze und Zitrone oder ein duftender Ingwertee ist, eine kleine Bewegungseinheit mit Recken und Strecken, Schwingen oder Tanzen zu schöner Musik. Es können aber auch die üblichen Berufs- und Alltagspflichten sein, je nachdem, wie viel Sie sich zumuten möchten und wie es zu Ihrer derzeitigen Lebenssituation passt. Vor allem aber: Vergessen Sie nicht, sich immer sofort eine gute Rückmeldung zu geben! Seien Sie freundlich mit sich und *beachten* Sie Ihre Trägheit. Sie wird sich Schritt für Schritt verringern, wenn Sie ihr bewusst Aufmerksamkeit gewähren.

Umgang mit der Grenzerfahrung
„Ich will nicht mehr"

Zum Verständnis:

Die Depression ist im Leben eines Menschen schon an sich eine Grenzerfahrung. Sie übersteigt oft alles, was jemand jemals an Schwerem erlebt hat. Der Grund ist, dass Menschen in der Depression die elementare Erfahrung machen, nicht unmittelbar und aus eigener Anstrengung etwas dagegen tun zu können. Im Leben so zu scheitern kann Menschen zutiefst mit ihrer Ohnmacht und Verzweiflung konfrontieren.

Schlimmer noch als das sind Scham- und Schuldgefühle, die oft zu einer vernichtenden Selbstabwertung führen. Je mehr Illusionen zerplatzen und je tiefer der Fall von der eigenen Lebenserfolgsleiter ist, desto schlimmer wird das Scheitern erlebt. Ganz real nehmen die Betroffenen an, dass es keinen Weg aus dieser Situation gibt. Schwere Verlusterlebnisse, hochgradige Kränkungen und Enttäuschungen können das Selbstwertgefühl und die Integrität der Persönlichkeit so erschüttern, dass Menschen meinen, so nicht weiterleben zu können. Das ist nur zu verständlich.

Menschen, die sich in der Weise äußern, dass sie ihr Leben so nicht mehr ertragen, muss man sehr ernst nehmen. Sie wollen nicht sterben, sondern unbedingt leben. Was sie ersehnen, ist nicht der Tod, sondern ein Ende ihrer Verzweiflung und die Erlösung von ihrem Leiden. Selbst subtile Zeichen, die darauf hinweisen, dass jemand in eine völlige Hoffnungslosigkeit abdriftet, müssen angesprochen und „entzaubert" werden. Meine Erfahrung mit mir selbst und mit vielen Menschen in angeblich „verfahrenen" Situationen ist, dass man im Leben immer noch einmal ganz neu anfangen kann. Es gibt immer die Möglichkeit, eine lebbare Lösung zu (er)finden, auch wenn das nicht ganz schmerzfrei sein mag. Es braucht in jedem Falle Unterstützung, den guten Kontakt zu einer verlässlichen Person, die ein ehrliches Gespräch ermöglicht. Die folgenden Faktoren sind von Bedeutung, wenn es darum geht, aus diesen Grenzgefühlen herauszukommen:

Gerade Menschen, die sich schon über Jahre mit ihrer Depression herumschlagen, immer wieder Rückfälle haben und wiederholte Klinikaufenthalte kennen, haben oft die Hoffnung auf Gesundung aufgegeben, da meist auch von Seiten der Behandler an einem schicksalhaften Verlauf der Depression festgehalten wird. Gerade das wird von den Betroffenen als Beweis dafür genommen, dass es für sie keine wirkliche Hilfe gibt. Wenn sich die Betroffenen dann auch noch in einer schwierigen familiären Situation befinden, wo mit Unverständnis reagiert wird, kann es zu Verzweiflungsakten kommen.

Manchmal wird einem Menschen durch die Depression aber auch erst bewusst, dass er vielleicht seit Jahren „im falschen Film" gelebt hat und dass es keine Lebensperspektive mehr gibt. Ausgeprägte Strenge und Selbstkritik bis zum Selbsthass machen die Probleme zu unüberwindlichen Monsterproblemen. Wenn die Gedanken zunehmend um die Probleme kreisen, wird die Wahrnehmung der Betroffenen immer stärker eingeschränkt. Sie geraten in einen Tunnel und in den schon angesprochenen negativen Größenwahn, der gegenüber wohlmeinenden Argumentationen völlig resistent ist. Bemerkungen wie „Schau doch mal, wie toll deine Kinder sind", oder: „Wie viel hast du schon geschafft! Das schaffst du jetzt auch noch!", oder: „Es gibt bestimmt eine Lösung für deine finanziellen Sorgen!" verhallen ungehört.

Wenn man sich mit der Situation beschäftigt, dass jemand seinem Leben ein Ende setzen will, ist es notwendig, sich mit den Faktoren, die dazu führen, genauer auseinanderzusetzen. Wer mit Menschen zu tun hat, in deren Familie ein Suizid geschehen ist, wird mit dem Leid konfrontiert, das die gesamte Familie beeinflusst und oft mehrere Generationen überschattet. Ich achte deshalb immer besonders auf folgende Anzeichen dafür, dass es dazu kommen *könnte*.

Das Phänomen des Tunnelblicks

Der Tunnelblick ist ein typisches, sehr gefährliches Anzeichen dafür, dass jemand sich selbst nicht mehr ganz real wahrnimmt, sondern allein das, was er *denkt*, für real hält. Die Gedanken können sich dann verselbstständigen. Es ist, wie wenn es im Gehirn nur eine einzige große Denkautobahn gäbe, die als Ziel den Tod, die endgültige Erlösung hat. Dabei wird völlig ausgeblendet, dass die Seele eines Menschen damit nicht erlöst ist. In diesem Zustand fehlt den Betreffenden ein geerdetes Körpergefühl. Das Gedankenkreisen herrscht vor.

Exzesse von destruktivem Denken sollten also sofort als Zeichen dafür gesehen werden, dass die Realität gerade weitgehend entschwunden ist und dass es notwendig ist, sich wieder ganz real im Hier und Jetzt zu verankern. Wenn ich bei Patienten mit solchen Gedanken in Berührung komme, frage ich immer ganz pragmatisch: Wie sehr können Sie das, was Sie gerade denken, wirklich *glauben*? Wie groß ist im Moment die Gefahr, dass Sie nicht mehr leben wollen? Inwieweit kann ich mich bei Ihnen darauf verlassen, dass Sie sich rechtzeitig melden, wenn Sie Hilfe brauchen, um aus Ihrem Denken wieder herauszukommen? – Meistens sind die Patienten froh, über ihre destruktiven Fantasien gesprochen zu haben. Es ist wie ein Schrei, mit dem sie nur ihre als zutiefst bedrohlich empfundene Angst und Verzweiflung ausdrücken wollen. Das ist völlig legitim. Es ist sogar ein Zeichen von Vertrauen, wenn das Gespräch darauf kommen darf. Ich kann diese Empfindungen nur zu gut verstehen. Es ist sehr wichtig, jemanden zu haben, mit dem man ganz pragmatisch wieder in die Realität zurückfindet, die ja bekanntlich freundlicher ist, als wir denken. Ansonsten sind alle Maßnahmen aus dem Notfallkoffer sowie alle Strategien sinnvoll, die helfen, sich besser zu spüren.

Selbsthass – wenn die Gefühle kalt werden

Solange es sich um heftige Gefühle handelt, die jemand nach außen zeigt oder über die er spricht, ist die Gefahr, dass er es mit seinen Andeutungen ernst meint, weniger groß, als wenn Menschen in eine tiefe Resignation verfallen, sich immer mehr verschließen und man nicht mehr an sie herankommt. Dann muss es zu einer ernsthaften Aussprache kommen, in der man seine Sorge mitteilt und Wege aus der Aussichtslosigkeit findet. Insbesondere, wenn Menschen in der Depression antriebsteigernde Antidepressiva erhalten, kann sich Selbsthass zu gefährlicher Autoaggressivität steigern. Die seelische Verfassung ist dann noch zu negativ und der höhere Antrieb äußert sich in destruktiven Akten gegen sich selbst. Dabei wird deutlich, wie wichtig die begleitende therapeutische Unterstützung ist.

Scham und Schuld

Oft befinden sich depressive Menschen in einer vertrackten Situation. Sie sind in einem Teufelskreis aus Scham- und Schuldgefühlen verstrickt, weil sie vielleicht ihr selbst gebautes Kartenhaus oder ihre Illusionen zusammenbrechen sehen oder es nicht mehr gelingt, offenkundig schwerwiegende Fehler zu vertuschen. Viele „trockene" Alkoholiker beschreiben diese Situation als ihren totalen Tiefpunkt, an dem sie das zutiefst vernichtende Gefühl von völligem Selbstwertverlust empfunden haben.

Solche Tiefpunkte der Persönlichkeit werden in der Bibel häufig als eine der typischen Voraussetzungen für Heilungsvorgänge beschrieben: Aus Saulus wird Paulus, aus dem ungläubigen Thomas wird eine Leitfigur des Christentums. Auch ohne dass die Betroffenen religiös sein müssten, entsteht in dieser Situation die Voraussetzung für das Phänomen der Gnade – ein Begriff, der uns heute wenig geläufig ist. Und doch ist dieser christliche Begriff längst tief in unsere Kultur eingesunken. Gnade ist die Zusage von Angenommensein trotz all unserer Verfehlungen, gleichgültig, wie schwerwiegend diese auch sein mögen. Gnade ist die Zusage, immer umkehren zu dürfen.

In unserer Gesellschaft gibt es die Begnadigung sogar bei Schwerverbrechern, und zwar in dem Moment, wenn der Eindruck entsteht: Nun ist genug der Buße getan.

Buße heißt im weltlichen Sinne, sich zu verändern, neue, bessere Wege zu gehen, umzukehren, weil man einsieht, dass die alten Wege nicht mehr weiterführen. Sie führen in die Irre statt zum wahren inneren Frieden. Einsicht, Buße, Gnade ermöglichen Entwicklung zu etwas Besserem. Eigentlich entsteht wirkliche Größe immer aus einem Prozess des Scheiterns, der Einsicht in die Abgründe unseres Menschseins.

Wenn wir verzweifelten Menschen dieses Wissen überzeugend vermitteln können, kann sich eine Perspektive für neuen Lebensmut und wirkliche Selbstachtung eröffnen. Jemand kommt zu sich selbst, statt im falschen Selbst, dem Ego und dem „Ich will" verhaftet zu bleiben. Eigentlich beginnt hier unsere wahre Menschwerdung. Dies mit Empathie, Demut und Authentizität zu vermitteln ist ein Segen für Menschen im Zustand der Verzweiflung.

Existenzbedrohung

Manchmal sind Menschen infolge von Alkoholsucht oder Selbsttäuschungen in eine bedrohliche finanzielle Situation geraten, die zu dramatischen, nach außen deutlich sichtbaren Einbußen im Lebensstil führen kann.

So hatte eine Frau in einer Situation schwerer Kränkung am Arbeitsplatz ihre Stelle gekündigt – etwas, was man unüberlegt niemals tun sollte. Sie war überzeugt, sie würde sich per Gericht eine Entschädigung einklagen können, was jedoch misslang. Ihre finanzielle Grundsicherung war stark gefährdet; das wäre mit einem erheblichen sozialen Abstieg verbunden gewesen. Hinzu kam, dass alte Wunden aus der Kindheit wieder aufgerissen wurden, die den depressiven Selbsthass heraufbeschworen, sodass sie ihrem Leben ein Ende setzte. Hier hätte geholfen, wenn die Frau in ihrer Ganzheit aufgefangen worden wäre und einen „Hafen" für ihren unermesslichen Schmerz gefunden hätte. Denn das eigene Leben zu beenden ist immer der Versuch, schwerste Schmerzen seelischer oder körperlicher Art zu vermeiden.

Mich hat eine Sendung im Fernsehen sehr beeindruckt, in der Menschen darüber berichteten, wie sie aus ihren ausweglosen finanziellen Situationen herausgekommen waren. So erzählte eine immer sehr an Geld gewöhnte Unternehmerin davon, wie sie erst durch den Verlust ihres Status wirklich zu sich selbst gekommen sei. Sie habe erst durch die Krise erkannt, dass ihr wahrer Reichtum auf etwas ganz anderem beruhte als auf Geld und Erfolg, auch wenn es ihr schwerfiel zu akzeptieren, dass sie gezwungen war, Zeit ihres weiteren Lebens in bescheidenen Verhältnissen zu leben. Sicher kann man Lebenskünstlertum nicht von allen Menschen erwarten, jedoch finden wir in unserer Gesellschaft mit hartnäckigem Suchen immer die notwendige Unterstützung, um mit Würde weiterleben zu können. Wichtig ist, Menschen dabei zu helfen, wie sie trotz allem ihre Würde behalten oder wiedererlangen können, denn die eigene Würde zu verlieren ist eine zentrale Angst von uns Menschen.

Gescheiterte Lebensmodelle

Häufig stehen Menschen vor dem Zerbrechen einer Beziehung, das mit dem Verlust von Kindern, von Unterstützung und sozialer Einbindung einhergeht. Alleine weiterzuleben ist zunächst undenkbar, viel zu sehr hat man sein Leben auf das Modell der Paarbeziehung ausgerichtet. Kein anderes ist nur im Entferntesten vorstellbar. Ich persönlich erinnere mich an eine Situation in meiner frühen Erwachsenenzeit, die mich zu einer Zeit auf eigene Füße stellte, als ich der Überzeugung war, noch gar nicht laufen zu können. Es war die bedrohliche Erfahrung von vermeintlicher völliger Unselbstständigkeit. Und doch hat diese Lebensphase den Beginn eines neuen, sehr viel besseren Lebens bedeutet, allerdings erst nach einer schmerzhaften Phase des Unvermögens und der Notwendigkeit, Hilfe anzunehmen und das eigene Selbstbild zu korrigieren. Es ist also wichtig, dass Menschen in entscheidenden Momenten Unterstützung erhalten. Ähnlich, wie ein Kind an der Hand seiner Mutter oder seines Vaters überall durchgehen kann, ist es uns Erwachsenen auch möglich, unser Leben neu auszurichten, wenn uns jemand den Rücken stärkt.

Eine Patientin, die in der Klinik einmal in solch einer Situation war, schilderte mir, was ihr behandelnder Arzt dazu kommentierte und was ihr schließlich half, aus ihren destruktiven Fantasien herauszukommen. Der Wortlaut war etwa folgender:

„Wir haben unser Leben von der Schöpfung bekommen, was immer das auch heißen mag. Es ist unsere Aufgabe in diesem Leben, dieses wertvolle Geschenk anzunehmen, es zu hüten und zu ehren, auch wenn es uns noch so schwerfällt. Es gibt eine höhere Instanz, die darüber bestimmt, wann dieses Leben zu Ende ist. Wir haben nicht das Recht, in die höhere Ordnung des Kosmos einzugreifen, sondern wir sind nur Menschen, die rein menschliche Aufgaben haben. Dazu gehört, dieses Leben auf sich zu nehmen und es auszuhalten, auch wenn es schwer ist. Dadurch wird es leichter und verändert sich Schritt für Schritt."

Auch hier ist wieder der Gedanke des Annehmens als Basis von Veränderung angesprochen.

Meine Empfehlung:

Wenn Sie selbst von Suizidgedanken geplagt sind, haben Sie keine Angst, einen Menschen ins Vertrauen zu ziehen. Sich helfen zu lassen und sich einzugestehen, dass man nicht mehr weiter weiß, ist ein Zeichen von Größe. Es gibt immer eine Möglichkeit, mit schwierigen Gefühlen und verfahrenen Situationen umzugehen:

- Kommen Sie zurück in die Realität des Hier und Jetzt, in Ihre Ganzheit von Körper, Seele und Geist. Nehmen Sie bewusst Kontakt zur Erde auf, ganz konkret.
- Machen Sie sich klar, dass es in Ihnen einen Seelenkern gibt, der von Schuld, Scham und Versagen nicht berührt wird. Diesem Seelenkern steht die Gnade zu.

- Seien Sie gewiss, dass nichts für immer so bleibt, wie es jetzt ist. Auch die dunkelste Zeit vergeht einmal. Sie können darauf vertrauen, dass Lösungen sich Schritt für Schritt ergeben.

- Nehmen Sie sich mit allem, was Sie denken, grundsätzlich immer ernst und verstehen Sie es als Sehnsucht der Seele – nicht nach dem Ende, sondern nach einem wirklich neuen und guten Anfang.

Perfektionismus und Selbstabwertung verstehen und loslassen

Zum Verständnis:

Perfektionismus und Selbstabwertung sind zwei Muster, die in einer depressiven Krise den Stress und die innere Zerrissenheit auf die Spitze treiben können. Die Detailversessenheit eines Präzisionsarbeiters oder die selbstkritische Einstellung eines Musikers können für diese Berufe durchaus adäquat sein. Ein Mensch jedoch, der *ständig* zu hohe Anforderungen an sich selbst stellt und sich gewohnheitsmäßig abwertet, falls er diese nicht erfüllt, befindet sich in einem permanenten Übererregungszustand.

Allerdings müssen diese Muster ihren Sinn haben, denn die menschliche Natur bringt nichts Sinnloses hervor: Hinter zu hohen Ansprüchen an sich selbst steckt immer die Befürchtung, nicht gut genug zu sein, die Angst, getadelt und letztlich nicht geliebt zu werden. Oft kritisieren sich die Betreffenden schon von vornherein oder grundsätzlich selbst, damit das nicht passiert. Auf diese Weise spornen sie sich zu Höchstleistungen an und wähnen sich so immer im „sicheren" Bereich. Was sie dabei außer Acht lassen, ist, dass man nicht ständig über seine Grenzen gehen kann, ohne Fehler zu machen oder Aussetzer zu haben. Diese führen dann oft zu einem völligen Absturz des Selbstwertgefühls, das jedes Mal mühsam wieder aufgebaut werden muss. Bei dieser Schwerstarbeit leidet auf die Dauer die Seele. Wie kommt man aus diesen Mustern heraus?

Ein Mann kam zu mir in einem Zustand von Depression, Versagensängsten und schwerer Erschöpfung. Er führte den Betrieb seines Vaters mit großer Verantwortung weiter und machte sich ernsthafte wirtschaftliche Sorgen. Bei genauem Nachfragen ergab sich, dass sein

Betrieb „sehr gut aufgestellt" war, wie er sagte. Es gab also keinen realen Grund für seine Sorgen. Was dahintersteckte, war Folgendes:

Der Betrieb war von seinem Vater mit großem Fleiß aufgebaut worden und sein Sohn hatte das Gefühl, nie gut genug zu sein, insbesondere, da der Vater ihm nie eine positive Rückmeldung gegeben hatte. Schon als Kind kannte er wenig Zuspruch und Ermutigung. Eher hatte er das kindliche Gefühl verinnerlicht, nur mit besten Leistungen ein wenig Aufmerksamkeit erringen zu können. Das hatte zur Folge, dass er jede Beschwerde von Kunden als Beweis dafür nahm, nicht gut genug zu sein. Man kann sich vorstellen, welch hochgradige innere Anspannung mit dieser Haltung verbunden war, denn bei einem selbstständigen Unternehmer gehören Beschwerden von Kunden zum normalen Alltag. Schon durch die Krankheit eines Mitarbeiters kann sich ein Termin verzögern oder unvorhergesehene Schwierigkeiten vor Ort können Pläne zunichtemachen.

Hier galt es, zunächst einmal die wirtschaftlichen Fakten ganz genau zu klären, um aus der schlimmsten Existenzangst herauszukommen. Alsdann ging es darum, die eigenen Erfolge mehr in den Blick zu nehmen, statt sie als selbstverständlich zu betrachten. Auch war für diesen Mann wichtig, sich selbst in seinem kindlichen Bedürfnis nach Bestätigung und Annahme zu verstehen, statt sich ständig zu kritisieren. Schließlich brachte er mehr Besinnungsmomente und Freudeelemente in sein Leben: gelegentlich allein zu sein, wieder Musik zu machen und mit seiner Partnerin schöne Dinge zu planen, statt wie bisher nur Pflichten zu erfüllen.

Wenn Menschen in eine seelische Notlage geraten, nehmen sie nicht mehr wahr, dass sie zum Beispiel kein Privatleben mehr haben oder schon seit Jahren keine Auszeit mehr genommen haben. Im Gehirn macht sich die Droge „Arbeit und Leistung" als alleiniger Antrieb breit. Wir sprechen nicht umsonst von Arbeitssucht, da ähnlich wie bei Alkohol das Belohnungssystem im Gehirn auf eine falsche Fährte gesetzt wird.

Ähnlich war es auch bei einer Lehrerin, die sich ständig dafür fertigmachte, dass ihr Unterricht angeblich nicht gut genug sei. Sie war seit ihrer Kindheit gewohnt, ständig die Rückmeldung zu bekommen, dass sie etwas nicht könne. Ihre Eltern waren sehr ängstlich und besorgt. Sie wussten alles besser und hatten ihr viel zu oft bei Dingen geholfen, die sie besser selbst hätte ausprobieren sollen. So bestätigte sie sich ständig ihre Unfähigkeit und legte die Latte der eigenen Zufriedenheit dazu noch sehr hoch.

Auch hier ging es darum, das unsichere innere Kind zu beruhigen und zu bestätigen, um „Mut zur Lücke" zu gewinnen. Gleichzeitig war es für sie aber auch wichtig, sich nicht immer wieder neu in die gewohnte Selbsteinschätzung von Ohnmacht und Hilflosigkeit hineinfallen zu lassen. Es ging hier nicht darum, sich zusammenzureißen, sondern sich ganz bewusst ständig selbst zu trösten und sich in Form von positiven Selbstgesprächen zu ermutigen. Schritt für Schritt gelang es ihr, die eigenen Qualitäten als ihren persönlichen Stil zu erkennen und sich mit dieser Leistung erst einmal zufriedenzugeben. Dadurch wurde sie immer besser.

Zunächst geht es also immer darum, alte Muster zu entschlüsseln. Im zweiten Schritt kann man sie bewusst in neue Ressourcen transformieren: Mit „Perfektion" können Sie zum Beispiel „akribisch" daran arbeiten, kleine Erfolge aufzuspüren. Jedes Mal, wenn Sie gerade wieder dabei sind, sich zu kritisieren, können Sie nach Kleinigkeiten fahnden, die trotzdem gut sind. Zum Beispiel könnten Sie sagen: Auch wenn ich das gerade nicht so gut hinbekommen habe, bin ich dabei ganz ruhig geblieben. Die Gewohnheit der Selbstabwertung kann man in eine exakte Selbstanalyse umwandeln. Bei Dingen, die schieflaufen und bei denen Sie den Impuls haben, sich dafür wieder fertigzumachen, können Sie sich zum Beispiel fragen: „Und was genau ist da nicht gut gelaufen? Und was lerne ich daraus?" Auf diese Weise werden aus negativen Mustern neue Verhaltensweisen. Sie verwandeln sich sozusagen in „Kompost".

Meine Empfehlung:

Machen Sie eine nüchterne Inventur Ihrer derzeitigen Situation. Listen Sie auf:

- Wo habe ich zu hohe Ansprüche an mich selbst?
- Wo tue ich mehr, als gesund für mich ist?
- Wo habe ich Defizite und was könnte hilfreich sein, um sie auszugleichen? (Fortbildungen, Coachings, Freizeit?)
- Wann gehe ich in die gewohnte Hilflosigkeit und Selbstabwertung?
- Was kann und mache ich wirklich schon gut? – Listen Sie alles auf, was Ihnen spontan einfällt, auch wenn es nur „unbedeutende" Dinge sind wie: kochen, Englisch sprechen, tanzen, rechnen, Fahrrad reparieren, schnell laufen ...

Jeder Mensch braucht Anerkennung und jeder Mensch hat Begabungen, ganz abgesehen von dem, was er beruflich gelernt hat. Durch die Wertschätzung Ihrer Fähigkeiten stimulieren Sie die Ausschüttung von Glückshormonen. Und die helfen Ihnen, gesund zu werden.

Traumabedingte Gefühle und Spaltungen auflösen

Zum Verständnis:

Eine Depression ist nicht selten die Folge von Traumata, die oft Jahre oder sogar Jahrzehnte zurückliegen. Grund für dieses Phänomen ist ein sehr hoher innerer Stresspegel nach Erlebnissen wie Gewalt, Missbrauch oder extremen Gefühlen von Einsamkeit in der Kindheit, die dazu führen, dass die Persönlichkeit nicht harmonisch reifen kann, sondern teilweise im Entwicklungsstadium einer frühen Altersstufe „hängen bleibt". Ein Teil der Persönlichkeit wird ein ganz normaler Erwachsener, aber unter bestimmten Stressbedingungen meldet sich der kindliche Anteil mit allen dazugehörenden Verhaltensweisen, Gefühlen und unerfüllten Sehnsüchten.

Auch Traumata des Erwachsenenalters kommen manchmal in ähnlicher Weise wieder hoch. Die Betroffen haben aus Not gewisse Empfindungen weggedrängt oder zeitweilig völlig abgespalten: Erlebnisse von Unfällen oder Gewalt, aber auch belastende Familiensituationen oder Mobbing am Arbeitsplatz. Oft fühlen die Betroffen sich ständig zerrissen zwischen zwei oder mehr emotionalen Zuständen und wissen nicht, warum. In der Psychologie bezeichnet man dieses Phänomen als *Dissoziation* oder *Spaltung* von Persönlichkeitsanteilen. Die Betroffen kommen sich oft „verrückt" vor, dass sie sich so verschieden erleben, und versuchen manchmal sogar, ihre Empfindungen vor sich selbst zu verbergen.

Auf die Dauer ist das sehr anstrengend und kann in einer Lebensphase von zusätzlichem beruflichem oder privatem Stress zur Krise führen. Sie kann sich in Form von Panik- und Angstzuständen oder einer klassischen Depression äußern, hat aber traumabedingte Gründe, da die Betreffenden in depressive

Persönlichkeitsanteile aus der Zeit ihrer traumatisierenden Vorerfahrung hineinfallen, aus denen sie alleine nur schwer herauskommen. Worauf kommt es bei der Überwindung von Spaltungsphänomenen an?

Es ist wichtig, dieses Problem gezielt anzugehen, da sonst die Spaltung infolge traumatischer Erlebnisse bestehen bleibt und keine wirkliche Heilung erfolgt. Die meisten „chronischen Depressionen" beruhen nach meiner Erfahrung auf nicht erkannten und nicht aufgearbeiteten traumatischen Vorerfahrungen.

„Einerseits bin ich ganz vernünftig", sagte eine Frau mir kürzlich, „ich schaffe total viel, habe viele Ressourcen und bin sehr engagiert im Leben. Und dann rutscht mir plötzlich jede Tatkraft weg. Ich fühle mich völlig klein und hilflos und habe keine Energie und zu nichts mehr Lust. Ich kenne mich dann gar nicht mehr und mir fällt auch nichts ein, was ich tun könnte, um aus diesem Zustand wieder herauszukommen." Seit Jahren hatte sie schon diverse Psychotherapien gemacht, ohne dass sie sich selbst verstehen konnte. Es änderte sich nichts an diesem anstrengenden Hin und Her der Gefühle. Schließlich konnte sie sich überhaupt nicht mehr auf sich verlassen, da ihre psychische Verfassung immer mehr einbrach.

Jeder Mensch hat hin und wieder dissoziative Zustände, „Aussetzer", in denen jemand um sich herum nichts mehr wahrnimmt oder völlig in einen anderen Seinszustand kippt, der zu seiner Situation vielleicht gar nicht recht passt. Jeder von uns kennt die Situation, dass man etwas liest und dabei nicht hört, wie jemand gleichzeitig etwas zu uns sagt, obwohl der andere laut genug gesprochen hat. Im Krankheitsfall fehlt jedoch zeitweilig die Verbindung zwischen dem einen und dem anderen Zustand. Die Betreffenden sind dann stark von dissoziativen Zuständen beherrscht und haben ihr Leben nicht mehr unter Kontrolle.

Bei Menschen mit traumatisch bedingten „Aussetzern" ist wichtig, dass die Betroffenen sich in ihrer Art, zu sein, verstehen und sich damit verstanden fühlen. Allein das Gefühl „Ich bin nicht verrückt" entlastet sehr. Als ich der oben erwähnten Patientin erklärte, dass es offensichtlich keine Verbindung zwischen ihrem vernünftigen, sehr erwachsenen und kompetenten Persönlichkeitsanteil und dem ängstlichen inneren Kind gebe, das schwierige Umstände erlebt habe, erhellte sich ihr Gesichtsausdruck. Bei der Patientin waren keine schweren Traumata geschehen, aber sie hatte als Älteste von drei Geschwistern stets diese elterliche Zuschreibung gehört: „Du bist die Große, du bist doch schon vernünftig …" Im Alter von drei Jahren war das eine völlige Überforderung, die jetzt erst zum Vorschein kam. Um die Eltern zu entlasten und die Familie zu stützen, hatte sie sich alle kindlichen Bedürfnisse nach Geborgenheit und Liebe versagt. Jetzt ließen sie sich aber nicht mehr verdrängen.

Dissoziation ist eine Überlebenstechnik der Natur, die hilft, Energie zu sparen und auch unter schwierigsten Bedingungen zu überleben. Wir kennen das Phänomen von Soldaten bei Einsätzen in Krisengebieten. Die Soldaten des Ersten und des Zweiten Weltkrieges haben oft ihr ganzes späteres Leben dissoziiert. Ich erinnere mich daran, dass mein Vater, wenn er bei der Gartenarbeit einen Spaten in der Hand hatte, sich verhielt, als wenn er einen Schützengraben ausheben müsste. Man durfte ihm dann auf keinen Fall zu nahe kommen. Er selbst merkte nicht, dass er sich auf einmal wie unter „russischem Beschuss" verhielt. Unter den heutigen Bedingungen mit ihren erhöhten Anforderungen an die Persönlichkeit fallen dissoziative Störungen schneller auf – glücklicherweise, denn so kann man damit umgehen und sie integrieren.

Auch bei den „Kriegskindern", die heute bereits im Rentenalter sind, kommen oft noch nach Jahrzehnten die Ängste und Schrecken aus Bombennächten wieder hoch, die bisher „wegdissoziiert" werden mussten, da niemand einem wirklich helfen konnte. Eine Bekannte zum Beispiel rastet fast aus, wenn sie Menschen mit Stiefeln sieht. Ihr kommen dann automatisch die Ängste hoch, die sie als Kind beim Anblick von NS-Soldaten in ihrem Dorf hatte. Häufig entwickeln Menschen im Alter eine „Depression", die eigentlich nur

Teile der Persönlichkeit betrifft. Nach langen Operationsnarkosen, die manchmal die Abwehr des Gehirns aufbrechen, erleben Menschen schwere seelische Einbrüche, die sie sich nicht erklären können. Da werden psychische Erlebnisse ins Bewusstsein gespült, die vorher „unter Verschluss" waren.

Mit dissoziativen Zuständen sollte man immer sehr annehmend und liebevoll umgehen. Wenn sie auftreten, hat das seinen Grund: vielleicht nur eine kleine aktuelle Überforderung, eine diskrete Assoziation an das Lebensgefühl von „damals". Ein lauter Knall, ein bestimmter Geruch, ein Erlebnis, eine Wetterlage können die Persönlichkeit so destabilisieren, dass der Betreffende in einen abgespaltenen Persönlichkeitsanteil hineinrutscht, in dem er sich plötzlich ganz klein oder ganz anders fühlt. Es gibt auch Zustände von besonderer Gefühlskälte, in denen Menschen dann sehr selbstzerstörerisch mit sich umgehen. Auch die Tatsache, dass in der Depression Sexualität meist nicht gelebt werden kann, hat mit dissoziativen Phänomenen zu tun. Ein kindlicher Anteil hat eben ganz andere Bedürfnisse als dasjenige nach Sexualität. Auch damit sollten Sie Ihren Frieden machen. Auch das hat seinen Sinn und auch das geht vorüber!

In der therapeutischen Begleitung ist wichtig, neben beruhigenden Maßnahmen für die Psyche, die bisher schon vielfach angesprochen wurden, herauszubekommen, welche Identität sich da gerade zeigt und welche Bedürfnisse, Gefühle und Impulse da gerade herauswollen. Indem Sie versuchen, alles, was sich da gerade bemerkbar macht, zu verstehen und willkommen zu heißen, können die inneren Kinder oder Erwachsenenanteile in die Persönlichkeitsfamilie „zurückintegriert" werden oder zumindest ihr Existenzrecht bekommen. Das entlastet.

Ein Mann hatte mir bei seinem Besuch seine inneren Zustände fein säuberlich aufgemalt. Das Bild zeigte einen aggressiven „Zerstörer", der zu allem entschieden Nein sagte, und gleichzeitig einen völlig verängstigten Jungen, der sich am liebsten nur verstecken wollte. Es gab noch sehr soziale Anteile, die anderen immer gerne halfen, und weitere, die sich eigentlich überhaupt nicht krank oder depressiv erlebten. Alles passte nicht zusammen. Das Bild war sein Versuch, zu verstehen zu geben, dass er sich nicht nur einfach „depressiv" fühlte. Daraus ließ sich sehr deutlich ersehen, dass es sich um traumatische Vorerfahrungen handelte, und wir konnten die inneren Zustände bestimmten Erlebnissen in der Vergangenheit zuordnen.

Bei der weiter oben angesprochenen Frau war da ein Anteil, der gar nicht sprechen und nur traurig sein wollte. Er war etwa drei Jahre alt und wollte nur eins: irgendwo in Ruhe sitzen, dazugehören und beruhigende Klänge von ganz weit her hören. Oft handelt es sich dabei um eine tiefe spirituelle Sehnsucht nach Einheit und Liebe. Indem die Patientin diese etwas ungewöhnlich anmutenden Empfindungen erstmals aussprechen und sich entsprechende innere Bilder vorstellen konnte, empfand sie eine tiefe Erlösung und Entspannung. Wichtig war, dieses Gefühl im gesamten Körper zu registrieren, damit die Leib-Seele-Einheit wieder hergestellt werden konnte. Wenn abgespaltene Persönlichkeitsanteile wieder am Alltagsleben mit teilnehmen, steht der Gesamtpersönlichkeit automatisch mehr Energie zur Verfügung. Die Betroffenen erkennen das an größerem Lebensmut und mehr Vitalität. Eine Frau, die gar nicht mehr essen konnte, bekam auf einmal wieder ihren normalen Appetit. Ich betone dies, um auszudrücken, dass der Neurotransmittermangel keine statische Größe ist, sondern durch den kleinsten Zuspruch von Mut wieder behoben werden kann.

In anderen Fällen muss man mit Anteilen arbeiten, die das Selbstwertgefühl extrem abstürzen lassen oder die sich dem Alltag völlig verweigern, die kalt, aggressiv, resigniert oder apathisch sind. Mit dem entsprechenden Respekt und einer neuen Wertschätzung kann man sie näher kennenlernen und ihnen, wenn möglich, neue Aufgaben zukommen lassen. Dazu ist in jedem Fall eine therapeutische Unterstützung von Nöten. So kann aus einem sehr kalten und resignierten Anteil jemand werden, der sehr gut auf Verletzungen von außen achtet, denn Kälte und Resignation sind das Ergebnis von dauerhafter Missachtung und einem Mangel an echter Zuwendung. Wenn es nicht anders geht, kann man Anteile auch in die Obhut von imaginären Heilern, „Muttertieren" oder sonstigen magischen Figuren geben, um die Persönlichkeit erst einmal zu entlasten. Auch wenn diese Empfehlung vielleicht etwas fremd auf Sie wirken mag, sind solche Vorstellungen (Visualisierungen) etwas ganz Normales. Nicht umsonst lieben wir bestimmte Filme und Geschichten.

Ich bin mir bewusst, dass dies hier nur eine unvollständige Schilderung des Heilungsprozesses bei Traumata ist, doch meine Erfahrung hat gezeigt, dass Menschen schon sehr erleichtert sind, wenn sie sich ihre widersprüchlichen Seinszustände erklären können. Für viele ist es äußerst entlastend zu wissen, dass man damit ganz praktisch umgehen kann. Erfreulicherweise gibt es in den letzten Jahren in zunehmendem Maße speziell ausgebildete Traumatherapeuten, die sich mit dieser Problematik auskennen. (Vgl. C. Fliß, *Handbuch Trauma*) Aber auch in der Ausbildung der meisten Psychotherapeuten kommt das Thema Dissoziation und Trauma in den Blick. Wenn Sie also vermuten, dass bei Ihnen traumatische Erfahrungen mit eine Rolle spielen, können Sie gezielt nach therapeutischer Begleitung suchen, indem Sie Ihre eigenen Vermutungen äußern. Sie geben Ihren Therapeuten damit wichtige Hinweise, denen sie entweder selbst nachgehen können oder aufgrund derer sie Sie an jemanden weiterempfehlen.

Meine Empfehlung:

Wenn Sie vermuten, dass Sie mit Spaltungsphänomenen zu tun haben, besprechen Sie dies nach Möglichkeit mit einem Therapeuten, der damit vertraut ist. Folgendermaßen können Sie selbst zur Integration Ihrer inneren Abspaltungen beitragen:

- Schaffen Sie sich gute *Rahmenbedingungen*, die helfen, Ihr Erregungsniveau zu senken. Auf diese Weise haben Sie leichter die Kontrolle über Ihre inneren Zustände, die dann sehr viel besser miteinander kommunizieren können.
- *Erfinden Sie eine imaginäre Situation*, in der Ihre Persönlichkeitsanteile miteinander in Kontakt treten können, zum Beispiel, indem sie sich gemeinsam an einen Tisch setzen oder ein imaginäres Treffen in der Natur arrangieren. Jeder Teil darf da sein und seine Erfahrung

beisteuern. Sie können Ihre Persönlichkeitsanteile auch sichtbar machen, indem Sie sie auf ein Blatt Papier malen oder mit Gegenständen ganz spontan anordnen. Allein die Tatsache, innere Persönlichkeitsanteile vor sich zu sehen, hilft, eine reale Verbindung zu Ihrem derzeitigen Zustand zu bekommen. Vieles wird dadurch besser verständlich. Eine therapeutische Begleitung erleichtert diesen Klärungsprozess sicherlich.

- Fragen Sie immer, was der Anteil, in dem Sie gerade sind, benötigt, und sorgen Sie dafür, dass er es in Ihrer Vorstellung bekommt. Liebevolles *Annehmen* und vorsichtige Annäherung sind immer richtig, auch wenn es sich um Anteile handelt, die Sie bei sich gar nicht mögen. Aggressive genauso wie verwirrte und ängstliche innere Anteile brauchen in der Vorstellung Halt und Verständnis von einer oder mehreren imaginären Personen oder einfach einen sicheren Raum. Lassen Sie Gefühle nicht ins Extrem gehen, sondern versuchen Sie, sie zu verstehen und freundlich zu sich zu sein. **Ein großes Maß an Selbstfürsorge und die bedingungslose Wertschätzung von allem, was ist, helfen mit der Zeit, Traumata zu überwinden.**

- *Wechseln* Sie wie in Zeitlupe ganz konkret zwischen dem Körpergefühl des einen und dem des anderen Anteils hin und her. Auf diese Weise kann es zu einer Verbindung und Annäherung verschiedener Anteile kommen. Falls möglich, können Sie einen Anteil in Ihrer Vorstellung auch ganz bewusst in Ihren Körper hineinlassen, zum Beispiel in Ihr Herz. Auf diese Weise integrieren Sie ihn.

- „Feiern" Sie jedes neue Verständnis für sich selbst. Seien Sie sich bewusst, dass alle inneren Persönlichkeitsanteile eine gemeinsame spirituelle Heimat haben und immer dem Ganzen dienen.

Menschen, die in der Depression ihre Spaltungen allmählich überwinden, gewinnen eine besondere Sensibilität und ein tiefes Verständnis für sich selbst und für andere. Es ist oft wie ein neues Leben, das sich – endlich – *ganz* anfühlt.

Schutzräume und ein inneres „Wir-Gefühl" entwickeln

Zum Verständnis:

Eine Schwierigkeit im Heilungsprozess besteht oft darin, dass gerade gewonnenes Neuland immer wieder „überspült" wird von altgewohnten negativen Denkmustern und neuen Misserfolgen. Eine Volksweisheit lautet: „Am Ende wird alles gut, und wenn es noch nicht gut ist, dann ist es noch nicht am Ende." Das könnte in der Depression bedeuten: Da gibt es immer noch instabile innere Seiten der Persönlichkeit, die erlöst werden wollen, oder äußere Umstände, die noch nicht bewältigt werden können. Das eine bedingt natürlich das andere.

Dass Heilungsprozesse manchmal so langwierig sind, liegt oft daran, dass das gewonnene Neuland nicht immer sofort in die Persönlichkeit integriert werden kann. Die neuen Erkenntnisse tauchen einfach wieder ins Unbewusste ab, als hätte es sie nie gegeben. Damit das nicht passiert, ist es gut, das gewonnene Neuland bewusst zu sichern, es also sozusagen einzudeichen. An einem Beispiel möchte ich Ihnen dies anschaulich machen.

Einem Mann, der immer wieder diffuse Ängste, einen Druck auf dem Bauch und eine große Mutlosigkeit empfand, wurde in seiner Krise ein seit der Kindheit bestehendes Gefühl von Überforderung und Verlassenheit bewusst. Seine Eltern waren viel beschäftigte Geschäftsleute und selbst so überfordert, das der kleine Junge sich die Haltung zu eigen gemacht hatte: „Man muss im Leben die Zähne zusammenbeißen und durch alles alleine durchgehen. Da gibt es niemand, der für einen da ist." Mit dieser Haltung war er selbst ein erfolgreicher Geschäftsmann geworden. Er hatte als Erwachsener schöne Hobbys entdeckt und liebte das Reisen, hatte eine Familie gegründet und kam gut zurecht. Durch den Verlust von zwei vertrauten Mitarbeitern war er während einer besonders arbeitsreichen Zeit in die Krise gekommen.

Für ihn war es schwer, ein Gefühl der Selbstfürsorge für sich und diesen kleinen Jungen, der er einmal gewesen war, zu entwickeln, da er immer wieder in seinen „Tapferkeitsmodus" hineinrutschte. Er konnte das fürsorgliche Gefühl für sich selbst nicht aufrechterhalten, auch wenn er es in ganz ruhigen Momenten durchaus schon erlebt hatte. Die folgende Herangehensweise half ihm dabei, mit seiner bedürftigen Seite in Kontakt zu bleiben, sich also seelisch zu nähren und sich das zu geben, was er brauchte:

Wir sammelten Lebensgefühle der eigenen Persönlichkeit, die im Allgemeinen kompetent, lebendig, weise, patent, lebenspraktisch und liebevoll waren. Ich rege immer gerne an, sich Lebensgefühle bewusst zu machen, in denen man etwas kann. Jeder Mensch hat davon einige. Eine Frau erzählte mir, sobald sie jemandem helfen solle, sei sie sofort in ihrer Stärke und Kompetenz. Die Mutlosigkeit sei dann für einen Moment völlig verschwunden.

Bei dem Mann in meinem Beispiel gab es den erwachsenen Geschäftsmann, der genau wusste, wie man schwierige Entscheidungen trifft und die täglichen Angelegenheiten regelt. Wir nannten diesen Anteil den „Profi". Dann gab es da noch einen besonnenen, väterlichen Typ, der ziemlich „alt" war. Er hatte den Überblick über alle sorgenvollen Gefühle, die Mutlosigkeit und die Ängste. Wir nannten ihn den „weisen Mann". Er wohnte in der Fantasie in einem gemütlichen Haus, in dem der kleine Junge einen sicheren Platz hatte. Er konnte einfach da sein, ohne Druck, und wurde fürsorglich bedacht.

Dann suchten und fanden wir noch kleine „Abenteurer", denen alles viel zu langweilig und kleinkariert war, die aber auch öfter mal bei dem weisen Mann hereinschauten. Es gab dann noch sogenannte „Ekelpakete", die am liebsten alles kurz und klein geschlagen hätten, weil sie sich über diesen albernen kleinen Jungen mit seinen Ängsten ärgerten und nichts von ihm wissen wollten. Solche „Ekelpakete" sind in der Persönlichkeit oft Energiebündel, ohne die man sich kaum je durchboxt, insbesondere, wenn man ohne äußere Unterstützung durchs Leben gehen muss. Der weise Mann hatte auch mit diesen einen guten Kontakt und gab ihnen das Gefühl von Anerkennung und Wertschätzung. Zumindest tolerierten sie den kleinen Jungen dadurch eher.

Es gab noch weitere Lebensgefühle, diejenigen mit dem „moralischen Zeigefinger" oder die „Arroganten". Sie konnten jeden kleinen Fortschritt torpedieren, indem sie den kleinen Jungen zurechtwiesen oder ihn auslachten. Je größer die Fortschritte waren, desto hartnäckiger traten sie in Aktion. Diese Anteile waren die sogenannten Täterintrojekte (vgl. S. 133), die die Stimme der kritisierenden und verhöhnenden Eltern repräsentierten. Es galt, sie als wichtige Überlebenshelfer anzuerkennen und in den Raum des weisen Mannes aufzunehmen. Wir fanden noch diverse andere Persönlichkeitsanteile, die wir teilweise mit Namen, Alter und Fähigkeit charakterisierten. Das Ganze wurde auf einem Blatt Papier aufgemalt, so, wie er es sich vorstellte. Lebensgefühle lasse ich auch gerne mit Steinen oder Gegenständen zu einem „Gruppenbild" anordnen. Die Klienten machen dann davon mit ihrem Handy ein Foto, das auch als Bild auf dem Handy-Display nützlich ist: Es dient als ständige Gedächtnisstütze.

*

Warum beschreibe ich dies so detailliert? Um neue Muster zu lernen, muss unser Gehirn sich neu vernetzen. Deshalb reicht das einmalige Ansprechen oder Empfinden für einen nachhaltigen Eindruck nicht aus. Wie beschrieben sind dafür die Gegenspieler des Heilungsprozesses zu hartnäckig. Man muss sie immer mit ins Boot nehmen. Je mehr Sinneskanäle an der Erfahrung des gesamten Gruppenbildes beteiligt sind, desto besser kann der Betroffene sich die neue innere „Aufstellung" merken. Deshalb ist es so wichtig, auch körperlich das Lebensgefühl als „Gruppe" wahrzunehmen, während man das Gruppenbild innerlich vor sich sieht. Gut ist, darüber zu sprechen und dazu etwas zu hören, etwas tasten zu können, zum Beispiel die Steine der Gruppenaufstellung oder das Papier, auf dem gezeichnet wurde.

Ich vereinbarte mit dem Mann aus dem Beispiel, er solle tagsüber an die Szene im Haus des weisen Mannes denken und innerlich versprachlichen, was da gerade an Empfindungen zu spüren sei. Vor allem war wichtig, für alle Lebensgefühle am Tage kleine „Gedenkminuten" einzulegen und sich positive Rückmeldungen darüber zu geben, ob es „allen" gutging. Was sich hier vielleicht etwas aufwendig und kompliziert anhört (bzw. liest), ist jedoch das, was „normale" Menschen, die sich als gesund empfinden, automatisch machen: Sie lassen sich mal gehen, mal sind sie ganz schutzbedürftig, mal sind sie ganz weise oder auch mal schlecht gelaunt oder draufgängerisch.

Sie können diese Empfindungen jedoch in einer Gesamtpersönlichkeit zusammenhalten und fallen deshalb nicht von einem Extrem ins andere.

Bei dem besagten Mann war es eines Tages so, dass der richtige Zeitpunkt für eine vollkommene Integration aller Anteile gekommen war. Er hatte „die Nase voll" von dem Hin und Her der inneren Seinszustände. In einer geleiteten Tiefenentspannung stellte er sich vor, wie die inneren Anteile nach und nach in seinen Körper „hineingingen". Die Erwachsenenanteile, insbesondere der „weise Mann", wählten den direkten Weg in das Herz des Mannes, während die kleinen Kinder sich „an den Beinen hochhangelten" und im Bauch Platz nahmen. Nach und nach befanden sich alle bekannten und unbekannten Anteile imaginär im Körper. Es ist jedes Mal ein tiefgreifendes Erlebnis, wenn diese Integration stattfindet. Die Betreffenden sind immer erstaunt, wie „anders" oder eher „normal" sich das anfühlt. Die Zerrissenheit hört damit weitgehend auf.

In der depressiven Krise hilft diese Herangehensweise dabei, *alle* Aspekte der eigenen Persönlichkeit im Auge zu behalten und nicht immer wieder nur die dreispurige Autobahn der Problemtrance im Gehirn zu benutzen, die besagt: „Alles ist hoffnungslos und ich kann gar nichts!"

Meine Empfehlung:

Malen Sie sich Ihr eigenes Bild der „Lebensgefühle", die Sie bei sich kennen – positive, wie negative –, ganz konkret auf. Sammeln Sie alle Kompetenzen, die Sie bei sich kennen. Oft hilft es, sich klarzumachen, wann Sie sie erworben haben und wie alt Sie dabei gewesen sind. Insbesondere bedarf es einer Instanz, die Überblick und Weisheit hat, wie zum Beispiel der weise Mann, die weise Frau, ein Heiler, eine Heilerin. Jeder Mensch kann solch eine Instanz entwickeln oder einfach erfinden! Und dann geben Sie in der Fantasie jedem Teil von sich das, was er oder sie braucht: Schutz, Freiheit, Abwechslung, Herausforderung, seelische Tiefe, Stille ...

Den Zettel mit Ihrem Bild tragen Sie, wenn Sie mögen, immer bei sich. Er erinnert Sie daran, mehr als Gesamtpersönlichkeit, sozusagen als

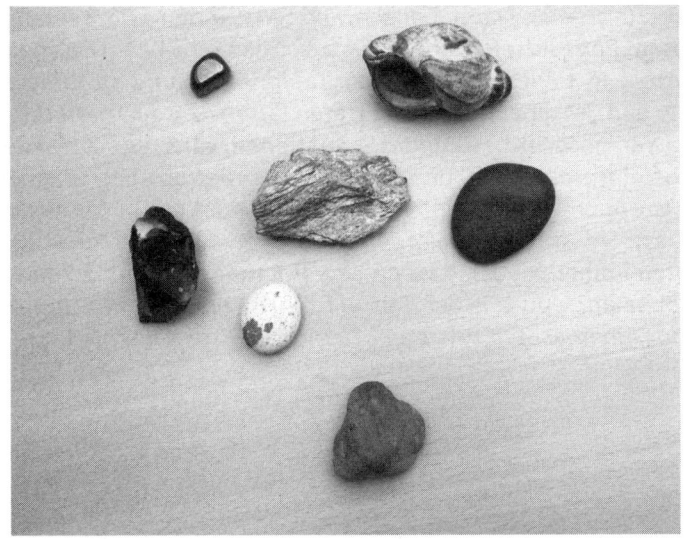

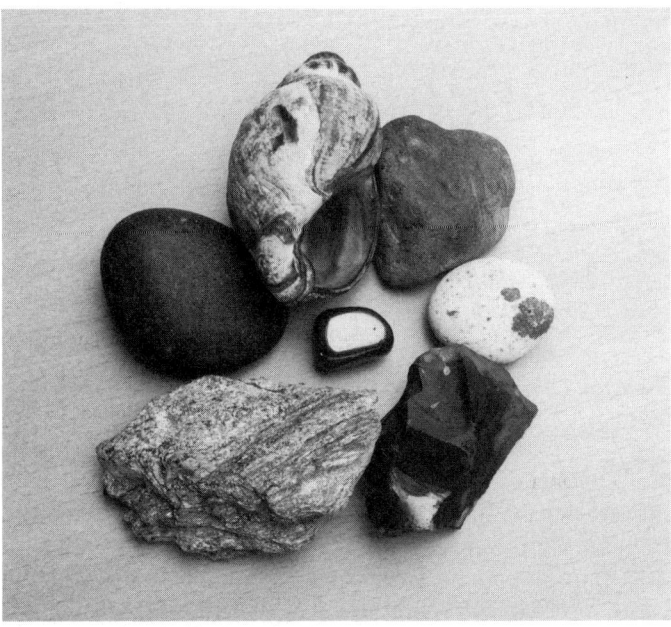

Foto oben: Modell von Dissoziation (Spaltung),
unten: Modell von Integration. Von einer Patientin spontan gelegt –
der glänzende Stein in der Mitte: ihre Seele …

Gruppe zu agieren, statt bei schwierigen Dingen wie gewohnt den „hilflosen, ängstlichen Jungen" nach vorn zu schicken. Diesen können Sie getrost in seinem geschützten Raum lassen und stattdessen den „Profi", den „Macher" in Aktion treten lassen. Die Alarmglocke ertönt dann zwar noch in bestimmten Situationen, aber es setzt sofort ein Bewusstseinsprozess ein, der den Alarm wieder abstellt. In einem solchen „Gruppenbewusstsein" fühlen Sie sich stärker. Sie werden bemerken, dass Sie sich auch körperlich größer fühlen. Meine Klienten berichten immer wieder, dass sie „mehr Raum" einnähmen und besser geerdet seien. Und mit der Zeit wird Ihre Persönlichkeit zunehmend „wie aus einem Guss" auftreten. Der innere Stress hört auf.

Leib-Seele-Kontakt durch heilsames Klopfen und Berühren

Zum Verständnis:

Eine Depression ist zwar eine *psychische* Erkrankung, doch trägt die Verbesserung des Leib-Seele-Kontaktes ganz wesentlich zur Heilung bei. Menschen, die zu Depressionen neigen, berichten sehr häufig darüber, dass sie in ihrem frühen Leben vielfach emotional vernachlässigt worden seien und zu wenig heilsame Berührung erfahren hätten. Allein dadurch kann bei sensitiven Menschen eine lebenslange Traumatisierung entstehen. Ähnlich wie durch gewaltsame Übergriffe wird so manchmal auf Dauer das menschliche Alarmsystem aktiviert.

Die Haut ist vor allem in der frühen Kindheit eines der wichtigsten Empfangsorgane für Gefühle von Geborgenheit, Sicherheit und damit von Entspannung. Bei Mangel an Berührung kann sich kein stabiler Leib-Seele-Kontakt entwickeln und wie bereits geschildert kann es dann zu Spaltungen und heftigen innerpsychischen Spannungen kommen. Die unten beschriebenen Techniken wie das gezielte Beklopfen und Berühren bestimmter Stellen des Körpers „dimmen" sozusagen die Erregung und stellen den Leib-Seele-Kontakt wieder her. Innere Stresszustände werden gedämpft und Probleme lassen sich so leichter überwinden. Ein Gefühl von Ganzheit stellt sich ein.

In der Behandlung von Depressionen oder Burn-out-Zuständen, vor allem aber bei der Psychotherapie von Traumatisierten kommt Berührung so gut wie gar nicht vor. Wenn wir diese Krankheitsbilder als Störungen in der Empfindung des Menschen für sich selbst in seiner Ganzheit von Körper, Seele und Geist betrachten, dann ist nachvollziehbar, dass hier etwas nachgeholt werden muss, was wahrscheinlich immer schon gefehlt hat, nämlich Berührung. Warum ist das so und was kann man konkret tun?

Gegenseitiges Berühren, das innerhalb von Partnerschaften stattfindet, ist zwar oft unterstützend, kann jedoch auch problematisch werden, nämlich dann, wenn die beiderseitigen Bedürfnisse nach Nähe und Distanz nicht genau abgestimmt werden. Denn viele Patienten ertragen im depressiven Zustand Berührungen kaum. Berührt zu werden erinnert sie unter Umständen an den alten Mangel, an alte Verletzungen, die Schmerz oder Schamgefühle auslösen. Berührung kann in einem professionellen Setting wie etwa bei einer ganzheitlichen Massage oder bei der craniosacralen Therapie erfahren werden. Vor allem aber können Sie als Betroffene spezielle Techniken heilsamer Berührung bei sich selbst anwenden.

Wenn wir unseren Körper berühren, bekommen wir ein besseres Gefühl für uns selbst und die eigenen Körpergrenzen. Dies fördert immer auch die Wahrnehmung für unser inneres Kind. Und dieses Kind, zumal, wenn es sich in einem Ausnahmezustand befindet, erfährt dadurch Trost und Geborgenheit, ähnlich wie beim realen Kontakt mit Mutter oder Vater. Berührung bringt die Atmung und damit auch blockierte Gefühle ins Fließen. Jede Form von wohliger, angemessener Berührung senkt das Erregungsniveau – eine wesentliche Voraussetzung dafür, dass sich das gesamte vegetative System erholt und die Neurotransmitter Serotonin und Oxytocin verstärkt ausgeschüttet werden. Selbst Worte können durch die Art, wie sie gesagt werden, berühren, manchmal sogar noch viel tiefgreifender als jede reale Berührung: Die Stimmung hebt sich und freundliche Gefühle kommen auf.

Eine bestimmte Abfolge von Berührungen mit den Händen sowie das Beklopfen bestimmter Akupunkturpunkte, die wir hier einfach einmal „Stresspunkte" nennen wollen, sind hilfreich, um den Leib-Seele-Kontakt wieder herzustellen und aus innerer Anspannung und alten Denkmustern herauszukommen. Man kann dadurch eine Neuvernetzung von Nervenzellen im Gehirn anregen, die den Informationsaustausch zwischen Körpergefühlen und Gedanken verbessern. Gerade auch traumatische Erinnerungen, die immer wieder für Stresszustände sorgen, können so normalisiert werden. Die folgenden Übungen mit den Händen haben sich in meiner therapeutischen Arbeit mit Menschen in Ausnahmezuständen sehr bewährt:

Heilsame Berührung von Herz, Stirn und Scheitel

Unsere Hände strahlen sehr viel Energie ab und wir können sie nutzen, um einen guten Leib-Seele-Kontakt in uns selbst herzustellen. Wenn Sie in irgendeiner Form außer sich sind, aber natürlich auch vorsorglich, können Sie Ihre Hände auf drei Stellen Ihres Körpers legen, die sich besonders gut zur Beruhigung eignen: Herz, Stirn und Scheitel. Ähnlich, wie man einem Kind zur Besänftigung über den Kopf streicht, tut dies auch uns selbst gut. Sie haben sicher schon einmal bemerkt, dass Sie bei einem schreckhaften Erlebnis automatisch Ihre Hand an die Stirn oder auf das Herz gelegt haben. Das tun wir nun ganz gezielt:

Setzen Sie sich an einen ruhigen Platz und kommen Sie zu sich. Legen Sie eine Hand auf Ihr Herz und die andere Hand darüber. Lassen Sie die Hände eine Weile so liegen und spüren Sie, was Sie dabei empfinden. Dann lassen Sie die Hände leicht kreisen, so, dass sich Ihre Haut dabei leicht verschiebt. Machen Sie das eine Weile und tauchen Sie in die Empfindung ein. Vielleicht mögen Sie an ein Problem denken, das Sie gerade haben, oder auch an nichts Konkretes. Heißen Sie alles willkommen, was an Gefühlen und Gedanken kommt, und hören Sie auf, falls etwas unangenehm ist. Dann wechseln Sie zur Stirn. Auch hier legen Sie die Hände auf, spüren nach, kreisen eine Weile und legen nach ein paar Minuten Ihre Hände in gleicher Weise auf den Scheitel. Machen Sie in dieser Art einen, zwei oder mehr Durchgänge.

Sie können währenddessen auch Ihre Seele bitten, sich um ein bestimmtes Problem zu kümmern. Sie könnten sagen: „Wie komm' ich da raus?", oder: „Möge mein Unbewusstes eine Lösung finden für diese schlechte Stimmungslage." Erfahrungsgemäß wirkt dies sehr beruhigend. Gefühle und Gedanken kommen zur Ruhe und Sie können wieder klarer denken.

Klopftechniken nach Dr. D. Klinghardt

Eine andere Möglichkeit der Berührung ist das sanfte *Beklopfen von Alarmpunkten*, wie sie in der energetischen Medizin und der Psychokinesiologie genutzt werden. Wir können damit gezielt an bestimmten Themen arbeiten oder bestimmte Stress-, Angst- und Schmerzzustände behandeln. In meiner Arbeit hat sich das *Klopfen nach Klinghardt* bewährt. Die Punkte werden hier immer mit beiden Händen geklopft. Wenn Sie dies im Stehen tun, tragen Sie gleichzeitig zu einem geerdeten, aktiven Körpergefühl bei. Sie können sanfter oder fester klopfen, wie Sie mögen. Hauptsache, es tut Ihnen gut und der Stress im Kopf hört auf.

Zum Einstimmen reiben Sie mit der rechten Hand den „wunden Punkt", und zwar im Uhrzeigersinn und so, dass sich die Haut leicht verschiebt. Der „wunde Punkt" ist eine Stelle links auf dem Brustkorb, und zwar eine Handbreit unter dem Schlüsselbein – der typische Platz für eine Brosche oder einen Orden. Benennen Sie Ihr Problem, zum Beispiel „diese Hilflosigkeit" oder „diese schreckliche Unruhe". Haben Sie keine Angst davor, das Unangenehme zu benennen. Sie wissen ja, Akzeptanz des Ist-Zustandes ist die Voraussetzung für jede positive Veränderung! Noch wirksamer ist, wenn Sie sagen: „Auch wenn ich diese Unruhe ... habe, bin ich gut so, wie ich bin." Wenn Sie das ein paar Mal laut oder in Gedanken gesagt haben, beginnen Sie, die unten angegebenen Punkte zu beklopfen. Dabei können Sie das Thema („diese Unruhe") weiterhin ansprechen, wenn Sie wollen.

Klopftechnik für bessere Gehirnbalance

Mit den Fingern beider Hände beklopfen Sie *gleichzeitig* und parallel auf beiden Körperseiten etwa neun Mal bestimmte Punkte bzw. Körperstellen, am besten im Walzertakt, und zwar wie folgt:

1. Mit den eng beieinanderliegenden Fingerkuppen die Scheitellinie auf dem Kopf beklopfen

2. Mit den eng beieinanderliegenden Fingerkuppen die beiden Augenbrauenlinien beklopfen

3. Ebenfalls mit den Fingerkuppen die beiden horizontalen Linien zwischen den Enden der Augenbrauen und den Ohren beklopfen (Die Daumen berühren jeweils den Ohreingang.)

4. Mit beiden Handkanten eine Linie am Hinterkopf beklopfen, die direkt am hinteren Schädelrand und ein wenig unterhalb der Oberkante des Ohres liegt

5. Mit den Daumen die Wangenknochen und mit den übrigen Fingern die senkrechte Linie unterhalb der Augenmitte beklopfen

6. Eine Line unterhalb der Nase, direkt am Oberlippenrand, beklopfen

7. Die Linie direkt am Unterlippenrand beklopfen
8. Zwei senkrechte Linien rechts und links des Brustbeins beklopfen, wobei die Daumen direkt unterhalb der Schlüsselbeine klopfen
9. Mit den Daumen in die Achselhöhlen zielen, während die Zeigefinger-Handkanten gegen die seitlichen Rippen klopfen
10. Mit den Innenseiten beider Handgelenke gegeneinanderklopfen

*

Sie können, um die Wirkung der Übung zu prüfen, anfangs anhand einer (gedachten) Skala von 1 bis 10 bestimmen, wie hoch Ihr Stresspegel ist, und ihn hinterher nochmals einschätzen. Meist werden Sie aber von alleine bemerken, ob das Klopfen Sie erleichtert hat. Falls Sie stark übererregt sind, machen Sie vor dem Klopfen ein paar *Überkreuzbewegungen*: Auf der Stelle gehen bzw. „tanzen", dabei mit der rechten Hand das angehobene linke Knie berühren, anschließend mit der linken Hand das rechte Knie, immer abwechselnd … Wiederholen Sie die Klopfübung so oft wie nötig. (Wenn Sie mögen, vertiefen Sie die Anwendung dieser Technik anhand weiterer Literatur zum Thema Klopfakupressur, Tapping oder EFT.)

Meine Empfehlung:

Testen Sie selbst einmal, ob die Berührung mit den Händen oder das Klopfen für Sie hilfreich ist. Es sollte sich angenehm anfühlen und Entlastung bringen. Sie können die Übungen auch in Ihr Morgen- oder Abendritual integrieren. Auf diese Weise wird sich der so wichtige Leib-Seele-Kontakt immer mehr festigen und Sie können bei bestimmten Problemen Ihr Erregungsniveau deutlich senken. Auf die Schnelle helfen auch zwei ganz einfache, aber sehr zentrierende Halte- und Berührungstechniken aus dem Jin Shin Jyutsu, nämlich:

- **das sanfte Berühren der Knieinnenseiten** und
- **das Berühren des Daumenballens mit der Innenfläche** der anderen Hand.

Verstärkend wirkt, wenn Sie dabei die Zunge an den Gaumen legen und auf langsames Atmen achten. Probieren Sie es aus! Jetzt sofort! Auch alle Ihre im Notfallkoffer zusammengetragenen Strategien sind hilfreich und tragen wesentlich zu Ihrem Heilungsprozess bei.

Inventur der äußeren und inneren Stressfaktoren

Zum Verständnis:

Wenn Sie sich schon seit Längerem niedergeschlagen, instabil und depressiv fühlen, ist es wichtig, zu ergründen, was Sie aus dem Gleichgewicht gebracht hat oder immer wieder bringt. Sind es eher die äußeren Lebensumstände, die Sie überfordern, oder führen grundlegende innere Überzeugungen, Verhaltensmuster oder Schwachstellen dazu, dass Sie immer wieder an die Grenze Ihrer seelischen oder körperlichen Belastbarkeit kommen? Wer die Gründe versteht, kann auch Lösungsstrategien entwickeln. Lebensumstände kann man ändern. Auch seine Einstellungen und Gewohnheiten kann man ändern. Man kann sich weiterentwickeln – wenn notwendig mit professioneller Unterstützung.

Selbstverständlich sind äußere und innere Stressfaktoren nicht streng getrennt, sondern eher als ein Ganzes zu sehen, doch erhält man durch das Trennen einen besseren Überblick. Ich bin mir bewusst, dass es oft ein längerer Prozess ist, grundsätzliche Muster zu verändern, jedoch trägt Klarheit immer zur Heilung bei. In leichteren Fällen von Erschöpfung oder Depression reicht eine gründliche „Stressinventur" manchmal schon aus, um wieder in die Balance zu kommen. Egal, wie schwer Ihre Krise ist, Sie profitieren immer davon, wenn Sie Ihre seelischen Belastungsfaktoren gründlich unter die Lupe nehmen.

Zunächst zu den *äußeren Lebensumständen*: Menschen brauchen passende Rahmenbedingungen, um ihre Fähigkeiten optimal zur Geltung bringen zu können.

So kam vor einiger Zeit ein Mann zu mir, der in eine schwere depressive Krise geraten war. Er war Lehrer an einer kleinen Landschule, an der er sich zunehmend unwohl fühlte. Strukturelle Veränderungen hatten dazu beigetragen, dass er seinen persönlichen Unterrichtsstil nicht mehr in dem Maße einbringen konnte, wie er es gewohnt war. Hinzu kamen eine neue Führungskraft und neue Kollegen, die nicht so recht zu seiner Mentalität passten. Er formulierte es so: „Ich bin ein Stadtmensch. Ich brauche es etwas chaotischer, nicht so traditionell. Ich brauche mehr Luft zum Atmen." Hinzu kam, dass es seine erste Stelle war, sodass trotz langjähriger Arbeit immer noch der Nimbus des „Anfängers" an ihm haftete und er sich selbst auch so wahrnahm.

Über dieser Arbeit war er neben anderen Faktoren, die in seiner Persönlichkeit begründet waren, depressiv geworden. Die Erkrankung, während der er für eine gewisse Zeit Abstand von seinem Beruf gewinnen konnte, machte es ihm möglich, einen Versetzungsantrag zu stellen – an eine größere Schule und in die Stadt. Es gelang ihm sogar, in das Bundesland wechseln, aus dem er ursprünglich stammte. Durch den Neustart konnte er seine Rolle neu definieren und von anderen unbelastet wahrgenommen werden. Dank eines „Werkzeugkoffers" voll effektiver Selbstmanagementstrategien meisterte er seine Aufgaben mit neuem Elan.

Viele Menschen geraten dadurch in die Krise, dass sie sich über Jahre zu einer Aufgabe zwingen, der sie auf Dauer nicht gewachsen sind. Ich denke dabei an eine Frau mit drei kleinen Kindern, die lange Jahre ihre kranke Mutter betreute. Solange die Kinder klein waren, aktivierte sie – wie bei Müttern sehr oft üblich – ein immenses Durchhaltepotenzial, das ihre Gesundheit stabil hielt. Als ihre Kinder „aus dem Gröbsten heraus" waren, brach sie zusammen. Obwohl nun eigentlich eine gewisse Entlastung einsetzte, fühlte die Frau sich der Aufgabe plötzlich nicht mehr gewachsen. Ähnlich, wie wir vom „Entlastungs-Herzinfarkt" sprechen, treten Krisen auf, *nachdem* die höchste Belastung eigentlich gerade vorbei ist. Dies ist damit zu erklären, dass das Gehirn gewohnt ist, Leistung nur unter Hochdruck zu vollbringen. Sobald aber der Adrenalinpegel unter eine gewisse Schwelle sinkt, können sich die Betroffenen nicht mehr „aufraffen". Die Neurotransmitter für Motivation und Frustrationstoleranz stehen nicht mehr ausreichend zur Verfügung und es kommt zu einer seelischen Krise.

Die Krise half der Frau letztendlich dabei, die Familie um Unterstützung bei der Pflege der Mutter zu bitten und zu klären, inwieweit die häusliche Pflege überhaupt noch möglich war. Nicht immer ist es so einfach, Lösungen zu finden, insbesondere, wenn finanzielle Probleme und nicht gelöste Beziehungskonflikte hinzukommen. Oftmals gibt es keine ideale Lösung und die Betroffenen müssen intensiv an sich selbst und an ihrer inneren Stabilität arbeiten, um Belastungen dieser Art gesund zu überstehen. Mit Bewusstheit für die eigene Selbstfürsorge und mit therapeutischer Unterstützung ist auch dies möglich.

Auch Beziehungsprobleme, bei denen es über Jahre um Mangel an Wertschätzung oder um Vertrauensbrüche geht und ein Partner mehr erträgt, als ihm guttut, sind eine Quelle für schwere innerseelische Stresszustände. Ein Partnergespräch kann hier meist klären, wie die Beziehung eine neue Perspektive bekommt oder wie man trotz der aktuellen Probleme erst einmal in Frieden miteinander leben kann.

Eine andere Form der psychischen Belastung ist der plötzliche Tod eines Angehörigen, der bei den Betroffenen oft eine schwere Sinnkrise auslöst, die vorher vielleicht schon latent vorhanden war, nun jedoch deutlich aufbricht. Oft ist die Erfahrung, ganz allein dazustehen – bei den Betroffenen ein bekanntes Gefühl aus Kindertagen.

Damit kommen wir zu den *inneren Stressfaktoren*, die in der eigenen Psyche begründet sind. Diese Stressfaktoren betreffen Schwachstellen, Einstellungen und Verhaltensmuster in der Persönlichkeit eines Menschen, die die Lebensbewältigung auf Dauer schwer machen. Das kann ein Mangel an Ressourcen bzw. Kraftquellen sein. Es können aber auch gewohnte Denk- und Verhaltensmuster sein, die zur aktuellen Lebenssituation nicht (mehr) passen.

Alles zu tun, was andere von einem verlangten, war das typische Grundmuster eines Mannes, der in einer Alkoholikerfamilie aufwuchs – mit allen damit verbundenen Belastungen. Die Unberechenbarkeit und Unsicherheit seiner Umgebung versuchte er schon als Kind dadurch auszugleichen, dass er außerordentlich pflichtbewusst, angepasst und in der Folge zu gutmütig wurde. Im jungen Erwachsenenalter hatte er noch genügend Energie, um sein großes Pensum zu bewältigen, aber je älter er wurde, desto weniger gelang es ihm – bis er schließlich ständige Aussetzer hatte und Versagensängste ihn plagten. Die Zeit der Depression war eine Zeit, in der er seine seelische Bedürftigkeit erkannte und lernte, sich selbst wertzuschätzen und auf seine Grenzen zu achten. Dazu gehörte, sich grundsätzlich mehr Zeit für sich selbst zu nehmen und auch ohne Begründung mal zu „faulenzen" und Nein zu sagen. Für ihn war es eine große Leistung, mit seinem Motorrad für ein paar Tage ganz allein wegzufahren. Er brauchte einige Zeit, um darüber zu trauern, dass er sich so lange Zeit nichts hatte gönnen können.

Grundsätzlich handelt es sich oft um innere „Antreiber", die in der Persönlichkeit für Stress sorgen. Sie sind genauso gnadenlos oder sogar noch gnadenloser als das, was ein Kind von seinen Eltern jemals gesagt bekommen hat, etwa: „Man muss immer besser sein als die andern" oder: „Du bist nicht richtig" und: „Man bekommt nur Anerkennung, wenn man viel leistet." Manchmal reicht auch das von den Bezugspersonen vorgelebte Modell aus, um eine unangemessene Härte gegen sich selbst zu verinnerlichen. Dazu gehört, sich für alles verantwortlich zu fühlen.

Eine Frau, die als ältestes Kind immer schon sehr viel Verantwortung tragen musste, fühlte sich an ihrem Arbeitsplatz ständig verantwortlich für Dinge, mit denen sie gar nichts zu tun hatte, und überforderte sich damit selbst. Sie mischte sich in alles ein und machte sich dabei recht unbeliebt. Erst als sie durchschaute, welches Muster dahintersteckte, ging sie dazu über, sich mehr um sich selbst zu kümmern und den anderen ihre Verantwortung zu lassen. Dabei musste sie schmerzlich davon Abschied nehmen, immer die wichtigste Person zu sein. Sie glich diesen Schmerz mit sehr viel Selbstfürsorge aus: Sie kochte mit mehr Lust daran, nahm sich Zeit für schöne Dinge und wurde bald dadurch entschädigt, dass ihr Mann und ihre Kollegen sie sehr viel mehr zu schätzen wussten.

Eine ähnliche Überforderung kann entstehen, wenn Menschen sich schlecht abgrenzen können und sich schnell unterschwellige Spannungen von anderen Menschen zu eigen machen. Da erzählt beispielsweise eine Nachbarin voller Sorge, wie krank ihre Mutter sei, und schon spürt die Zuhörerin in sich die gesamte „Gefühlsladung" der anderen Person. Auch Medienberichte von schlimmen Ereignissen in der Welt können dann leicht zu einem totalen Absturz der eigenen Energie führen. Und der Stress durch einen Beziehungskonflikt, in den *andere* verwickelt sind, wird sofort in die eigene Seele aufgenommen. Die Betroffenen haben keinen Filter, der die fremden von den eigenen Gefühlen trennt. Kinder, die ständig in die Probleme ihrer Eltern verwickelt oder als Tröster und Problemlöser missbraucht wurden, können als Erwachsene oft nur schwer Grenzen wahrnehmen und Grenzen setzen. Sie sind in gewisser Weise unreif geblieben.

Eigentlich ist eine gewisse Unabgegrenztheit ja nicht nur ein Handicap, sondern sie beinhaltet auch die Fähigkeit zu besonderer Empathie. Allerdings muss man lernen, bewusst damit umzugehen. Das bedeutet, frühzeitig zu durchschauen, wann man sich *zu sehr* von den Gefühlen anderer anstecken lässt. Besonders Menschen in „sozialen Berufen" wie Sozialpädagogen, Krankenpfleger oder Ärzte sind hier gefährdet. Professionalität und Bewusstheit helfen, bei sich zu bleiben. Eine gewisse Distanz kann man auch mit Freundlichkeit und Mitgefühl vermitteln.

Ein anderes Problem sind *Spaltungsphänomene* in der Persönlichkeit, die bei den Betroffenen oft das verzweifelte Gefühl erzeugen, sich nicht auf die eigenen Fähigkeiten verlassen zu können oder gar „verrückt" zu sein. Wie anfangs bereits erwähnt, hat der Zeitpunkt, wann Störungen sich melden und wann man sie überwinden kann, seine eigene Logik. Es kann sogar ein Zeichen von Reife sein, wenn Menschen eine Krise *zulassen*, denn die Abwehr bleibt oftmals stabil, wenn die Lebensumstände noch nicht günstig sind.

So hatte ein älterer Mann zwar kein leichtes Leben, aber er kam zurecht. Nach einer Hüftoperation mit langer Narkose traten in Träumen schlagartig die Schrecken des Krieges mit seinen Bombennächten zutage, die er in seiner frühen Kindheit erlebt hatte. Er fiel in eine schwere Depression, die man als Ausdruck einer posttraumatischen Belastungsstörung verstehen kann. Sein Erwachsenen-Ich war eigentlich sehr gut lebensfähig, doch sein kindliches Ich lebte in Angst und Schrecken und fühlte sich mutterseelenallein. Hier war es wichtig, die traumatischen Erinnerungen in neue, heilsame innere Bilder zu verwandeln und die Spaltung der beiden Ich-Zustände zu überwinden. Näheres zu dem Phänomen der Dissoziation habe ich im Kapitel „Traumabedingte Gefühle und Spaltungen auflösen" beschrieben. Eine therapeutische Unterstützung ist hier sinnvoll. Ich habe viele Patienten aus der Kriegsgeneration erlebt, die ganz erleichtert waren, weil sie sich ihre Probleme endlich erklären konnten.

Jenseits äußerer Lebensumstände und innerpsychischer Probleme gibt es aber auch Krisen infolge von schicksalhaften Familienumständen wie Familiengeheimnissen oder Schuldproblemen, die sich noch nach vielen Jahren auswirken können. Romane und Geschichten namhafter Autoren sind voll mit solchen zunächst irrational erscheinenden Zusammenhängen. Da „darf" beispielsweise ein Mann keinen Erfolg haben, weil sein Großvater ein Nazi war. Eine Frau fühlt sich wie das ausgestoßene uneheliche Kind ihrer Großmutter ... Auch unnatürliche Todesfälle haben immense Auswirkungen auf das seelische Gleichgewicht der Nachkommen. Mithilfe systemischer Familienaufstellungen und gezielter therapeutischer Unterstützung können auch hier Lösungen gefunden werden, sodass die Betroffenen mit ihrem eigenen Leben in Frieden kommen können.

Man muss nicht immer alles „lösen", man sollte aber bewusst damit umgehen. Ein Sprichwort lautet: „Lass Licht an deinen Schatten, dann verschwindet er."

Meine Empfehlung:

Legen Sie ein leeres Blatt quer und machen Sie in Form einer Mindmap eine kleine Inventur Ihrer Hauptlebensbereiche: Beruf, Familienbeziehungen, Lebensumstände und persönliche Verfassung. Spüren Sie nach, wo Sie sich zu sehr verausgaben, wo es Ihnen an Kompetenzen mangelt, wo Sie überfordert sind oder womit Sie sich unwohl fühlen, und schreiben Sie alles auf:

- Sind Sie zu gutmütig, zu ungeduldig, hilflos, streng, perfektionistisch, uninteressiert, traurig, missgestimmt, überfordert oder haben Sie unangemessene Erwartungen?
- Gibt oder gab es in Ihrer Familie belastende Ereignisse, die Ihnen zu schaffen machen?
- Welche typischen Denkmuster fallen Ihnen ein? (Beispiele: „Mich nimmt sowieso keiner ernst." – „Ich bin ein Versager!")

Denken Sie nicht lange nach, sondern lassen Sie vor Ihrem geistigen Auge Ihr derzeitiges Leben vorbeiziehen und suchen Sie die Hauptursachen für Ihre Probleme. Und dann prüfen Sie, ob es möglich ist, etwas zu ändern, damit es Ihnen besser geht. Erfreulicherweise ist es heute jedem möglich, sich zu verändern und sich weiterzuentwickeln, zur Not mit Unterstützung von außen. Nutzen Sie Ihre ganz persönlichen Chancen!

Probleme kompostieren, transformieren, eliminieren

Zum Verständnis:

Egal, ob es primär um Ihr seelisches Überleben geht oder ob Sie nach Ihrer Genesung wie jeder andere auch die Komplexität des täglichen Lebens mit Arbeit, Familie, Partnerschaft bewältigen müssen – Probleme gehören dazu. Sie sind jedoch oft nur das, was wir darüber *denken*. Es handelt sich um Auseinandersetzungs- und Entwicklungsprozesse, die in uns selbst oder auch im Außen stattfinden. Sie lösen sich dadurch auf, dass Sie ihnen bewusst, das heißt mit besonderer Hinwendung und Aufmerksamkeit begegnen. Ich selbst stelle immer wieder fest, dass Lösungen oft erst einmal gar nicht „denkbar" sind. Ich kann sie noch nicht „denken". Es braucht seine Zeit, bis mein Gehirn Wege durch das Dickicht der Unwägbarkeiten gebahnt hat. Hinterher denke ich oft: Warum habe ich mich damit nur so schwergetan?

Gehen Sie wie immer davon aus, dass Sie auch daraus wichtige Ressourcen gewinnen und dass alles, was Sie erleben, letztendlich Ihrer Entwicklung dient. Ängste und Ohnmachtsgefühle sind normal. Auch Gesunde sind davon nicht ganz frei. Im Gegensatz dazu wähnen Menschen in der Krise oder nach überstandener Krise in jedem kleinen Problem schnell ein ernsthaftes eigenes Defizit. Ich möchte deshalb noch ein paar spezielle Strategien vorstellen, die helfen, im Alltag mit Konflikten, mit schwierigen oder unangenehmen Situationen und eigenen Schwachstellen konstruktiv umzugehen.

Machen wir uns noch einmal klar, dass wir immer dann in seelische Not geraten, wenn sich Befürchtungen im Kopf verselbstständigen, die Wellen von Emotionen hochschlagen und der Körper in Daueranspannung ist. Wenden Sie also immer Strategien aus Ihrem

Notfallkoffer und das „Stress-Notprogramm für alle Fälle" an, das im letzten Teil dieses Buches skizziert wird, um das Problem und seine Ursachen schnell einzukreisen. (Vgl. Seite 303) Das hilft Ihnen erst einmal, in eine bessere Verfassung zu kommen. Für spezielle Situationen haben sich die nachfolgenden Übungen bewährt.

Wenn Sie immer wieder bestimmte Ängste oder Befürchtungen haben (zum Beispiel den Gedanken „Angst vor der Arbeit" oder „Ich kann das alles nicht"), dann hilft es, diese Denkmuster zu „entsorgen" oder besser: zu „kompostieren". Das geht so:

Das „Kompostieren" alter Muster

Diese Methode habe ich in den 1990er-Jahren bei dem bekannten Hypnotherapeuten Ernest Rossi in einem Seminar kennengelernt und immer wieder genutzt.

Setzen Sie sich locker und mit möglichst geradem Rücken auf einen Stuhl. Atmen Sie ganz natürlich und sanft, nehmen Sie Kontakt zu sich, zum Boden, zum Stuhl auf und werden Sie ruhig. Wenn Sie ganz genau wissen, welche unnütze und belastende Empfindung Sie verändern möchten, schließen Sie die Augen. **Gehen Sie mit Ihrer Vorstellung in eine aktuelle Szene, in der immer wieder eine bestimmte unerwünschte Reaktion abläuft.** Lassen Sie die Bilder dazu kommen und beobachten Sie, welche Körperempfindungen, Gefühle und Gedanken dabei auftreten. Da das Gehirn nicht unterscheiden kann, ob die Situation real oder nur vorgestellt ist, läuft in der Fantasie alles genauso ab, wie es auch in der Realität ablaufen würde. Nur sind Sie jetzt der innere Beobachter der Situation. Sobald alle Emotionen und Körperreaktionen bei Ihnen deutlich werden (zum Beispiel verkrampfter Bauch, Angstgefühle im Hals …), **tun Sie mit Ihren Händen so, als ob Sie die Spannung „herausziehen" würden.** Gehen Sie also mit den Händen dorthin, wo der Körper am stärksten reagiert, etwa zum Hals, zum Bauch, zum Kopf, und ziehen Sie dort die jeweilige Empfindung energisch heraus. Nun „zerreiben" Sie sie mit den Handflächen so lange, bis Sie entweder erschöpft sind oder nichts mehr von dieser Körperreaktion wahrnehmen. Dann halten Sie die Handflächen wie eine offene Schale vor sich hin und stellen sich etwas vor, in das sich die negativen Spannungen auf magische Weise verwandelt haben. In der Schale Ihrer Hände ist jetzt etwas anderes. Das kann etwa ein Satz oder ein Wort sein wie „Immer mit der Ruhe!" oder „Gelassenheit!". Es kann auch zum Beispiel ein symbolisches Bild wie Meeresrauschen oder ein bestimmter Gegenstand sein, der Ihnen etwas Bestimmtes signalisiert. **Die damit verbundene positive Empfindung transportieren Sie nun mit den Händen langsam und bewusst hinauf über den Scheitel** und stellen sich vor, wie sie ins Gehirn eindringt. Hüllen Sie den ganzen Körper damit ein. (**Bitte nicht den Körper berühren, sondern eine Handbreit Abstand halten!**)

Wiederholen Sie dies noch zweimal und legen Sie die Hände dann in den Schoß. Nehmen Sie wahr, wie Sie sich jetzt fühlen. Danach stellen Sie sich die gleiche Situation noch einmal vor – mit dem *veränderten* Gefühl. Es wird sehr befreiend sein zu merken, dass die alte Beklemmung weitgehend verschwunden ist. Sie sehen die Situation nun nüchterner und erkennen neue Perspektiven.

Diese Übung ist eine äußerst wirksame Technik zur inneren Wandlung, insbesondere dann, wenn Unruhe und Angst dabei beteiligt sind. Regelmäßig mehrere Tage hintereinander für ein bestimmtes Thema angewendet, verändert sie allmählich Ihre Reaktionsweise in schwierigen Situationen. Sie werden sehen, dass nicht nur *ein* Problem verschwindet, sondern mit ihm gleich mehrere andere!

Eine andere sehr effektive Methode ist der *Rechts-links-Ausgleich*, eine Übung aus der Hypnotherapie, die hilft, Lösungen für gegensätzliche innere Zustände und den typischen Tunnelblick zu finden.

Das Hin- und Herschwanken zwischen zwei Entscheidungen, zwischen Gefühl und Verstand oder den Gefühlen von Kompetenz und Ohnmacht kann viel Stress verursachen, der eine ohnehin fragile Stimmungslage ins Wanken bringen kann. Probleme entstehen immer bei einer Spannung zwischen gegensätzlichen Bestrebungen. Meist geht es jedoch nicht um „entweder – oder", sondern um „sowohl – als auch". Wie kann man hier ganz praktisch eine Lösung finden?

Der Rechts-links-Ausgleich

Nehmen wir an, Sie stehen vor einer Aufgabe und schwanken hin und her zwischen Ihrer Kompetenz (Ja) und Ihrer Ohnmacht (Nein). Entscheiden Sie, worauf Sie sich zuerst fokussieren wollen und welche Hand dafür stehen soll, die rechte oder die linke. Gehen Sie wie beim Kompostieren von Mustern in einen ruhigen Kontakt zu sich selbst. Dann lassen Sie einen Arm locker hängen, winkeln den Unterarm um etwa 90 Grad an und öffnen eine Handfläche nach oben. Die andere Hand bleibt einfach im Schoß liegen. Lassen Sie nun die geöffnete Hand so stehen und packen Sie alle Assoziationen und Empfindungen, die mit dem Thema „Stärke" zu tun haben, imaginär in diese Hand. Ihr Gehirn gräbt jetzt also nach allen Daten zu Momenten, in denen Sie sich stark fühlen. Wenn Ihnen nichts mehr einfällt, lassen Sie die Hand – gefüllt mit „Stärke" – so stehen. Halten Sie nun die andere Hand genauso auf. Hier hinein kommt das Thema „Ohnmacht" mit allen Assoziationen, die es in Ihnen auslöst.

Nun haben Sie zwei in Trance versetzte Hände mit jeweils unterschiedlichen Empfindungen. Bitten Sie jetzt Ihre Hände, sich einander langsam zu nähern. Machen Sie dies nicht mit Ihrem Willen, sondern lassen Sie es die Hände von alleine tun. Begleiten Sie es wohlwollend. Dieser Prozess geht oft nur Millimeter für Millimeter voran, manchmal schneller, manchmal auch eine Weile gar nicht. Beobachten Sie, was Sie dabei innerlich empfinden: Widerstände, widersprüchliche Gefühle, manchmal verwirrende Gedanken. Lassen Sie sie einfach so laufen, während Ihre Hände sich ganz langsam annähern – oder auch nicht. In jedem Fall werden Sie sehr viel mehr Klarheit gewinnen und sich besser fühlen. Es ist so, als wenn sich während dieses Annäherungsprozesses Ihr Denken und Fühlen neu ordnet und Ihr Befinden sich klärt. Danach werden Sie wissen, ob und wie Sie die Aufgabe angehen wollen.

Oft ordnet man das Rationale mehr der rechten Seite des Körpers, die Gefühle mehr der linken Seite zu. Das mag richtig sein. Bleiben Sie jedoch ganz offen und interpretieren Sie nicht zu viel hinein. Bei Ihnen ist es so, wie es bei Ihnen gerade ist!

Wie immer geht es darum, das Gehirn ganzheitlich zu benutzen, also rechts- und linkshemisphärisch, das heißt mit logischem und mit kreativem Denken. Nur so kommen Sie auf Lösungsideen. Sie müssen nicht von vornherein alles wissen. Ihr Unbewusstes hilft Ihnen, wenn Sie sich in die richtige Verfassung bringen: Lockerheit, Stressfreiheit, Sicherheit. Patienten, mit denen ich diese Übung mache, sind danach oft ganz wohlig erschöpft. Sie erleben sich auf einmal „ganz" und mehr in ihrer Kraft. Eine Frau kam aus der Übung heraus mit dem fast erstaunten Gefühl: „Die Hand, die meine Schwäche symbolisiert, ist eigentlich viel stärker, als ich dachte. Sie *trägt* die andere Hand. Ich bin jetzt vollständig ich selbst." Sie konnte auf diese Weise verstehen, dass ihre „Schwäche" sie davor schützte, sich zu sehr zu verausgaben und sich dabei zu verlieren.

Eine abgewandelte Form des Klopfens nach Klinghardt ist die Klopftechnik nach Callahan, die D. Klinghardt in seinem Buch *Mentalfeld-Techniken – ganz praktisch* beschreibt.

Klärendes Handklopfen (nach R. Callahan)

Diese Technik hilft, das Gehirn aus seiner Fixierung auf den Tunnelblick zu lösen und einen ganzheitlichen Zugang zu sich selbst und der Problematik zu gewinnen, kurz gesagt: zuversichtlicher an eine Sache heranzugehen. Wie beim beschriebenen Klopfen nach Klinghardt konzentrieren Sie sich auf Ihr Problem, Ihre Stressgedanken oder Ihr schwieriges Gefühl. Sie können auch hier vorweg den „Wunden Punkt" reiben und dabei sagen: „Auch wenn ich gerade nicht weiß, wie das gehen soll, bin ich gut so, wie ich bin!"

Danach klopfen Sie die Rille zwischen dem Kleinfinger- und dem Ringfingerstrahl auf dem rechten oder linken Handrücken. Während Sie diese Linie mit den Fingerspitzen der anderen Hand beklopfen, machen Sie nacheinander (jeweils für ein paar Sekunden) Folgendes:

1. Augen zu
2. Augen auf
3. Augen nach unten links
4. Augen nach unten rechts
5. Augen rechtsherum kreisen lassen
6. Augen linksherum kreisen lassen
7. Ein paar Töne summen (aktiviert den Parasympathikus!)
8. Von 100 rückwärts zählen (ein paar Zahlen)
9. Summen oder Tönen mit offenem Mund (zum Beispiel auf „hahahahaha …")
10. Augen von unten nach oben rollen und dabei tief ein- und dann ausatmen

In dieser Übung machen Sie also drei Dinge gleichzeitig: Sie denken an das Problem, Sie klopfen die Hand und gehen die oben genannten Schritte durch. Dabei werden Sie klarer und nüchterner in Bezug auf das Thema. Bei komplexen Problemen bedarf es manchmal zusätzlich einer Klärung im Gespräch. Oft können Sie sich auf diese Weise aber schon ein Stück weit auf die Schliche kommen.

Eine Frau hatte immer Probleme im Umgang mit der missachtenden Art ihrer Arbeitskollegen, gegen die sie sich nicht gut abgrenzen konnte. Auch war sie oft wütend über die angebliche Lockerheit der anderen Kollegen. Sie machte sich dann selbst dafür fertig und fühlte sich ganz klein. Für sie war immer das Hauptthema, sich einerseits zu überfordern und sich selbst zu wenig wertzuschätzen. Mit den oben beschriebenen Techniken konnte sie den dahinterstehenden Satz „Ich bin nichts wert und zu nichts nütze" immer besser entlarven und in eine realitätstaugliche Einstellung umwandeln. Mit der Zeit fand sie zu einer fast selbstironischen Betrachtung: „Na, kommt jetzt wieder die alte Platte? Nee, lassen wir das mal!"

Meine Empfehlung:

Gewöhnen Sie sich an, sehr schnell herauszufinden, in welche „Kategorie" ein Problem gehört. Hinter verschiedenen Situationen stecken oft immer die gleichen Ängste und Stressgedanken. Benennen Sie sie klar und deutlich: „Ich werde nicht ernst genommen", oder: „Ich mache alles falsch."

Je schneller Sie mit den Techniken dieses Kapitels aus Ihrer Problemfixierung herauskommen, desto mehr automatisiert sich Ihr positives Rückkopplungssystem. Ihr Gehirn filtert die unnützen Gedankenmuster und Sorgen von alleine heraus. Sie werden sehen, auf diese Weise gewinnen Sie eine gewisse sportliche Einstellung und Probleme werden zu Aufgaben in „Arbeitskleidung". Gehen Sie sie an!

Selbsthilfe mit kreativem Schreiben

Zum Verständnis:

Viele erinnert das Schreiben an leidige Pflichtübungen in der Schule. Da haben Sie sich vielleicht mit Mühe die Worte für so manches langweilige Thema aus den Fingern gesaugt. Vergessen Sie diese Erfahrung! Mir ging es nicht anders. Auch ich hätte niemals geglaubt, dass Schreiben ein wichtiges Element in meinem Leben werden würde. Seien Sie einfach neugierig, ob das Thema Ihnen vielleicht doch etwas sagt.

Ich habe in diesem Buch schon wiederholt betont, wie wichtig es ist, aus schwierigen Emotionen oder inneren Blockierungen schnell wieder herauszukommen. Ein interessantes Mittel dafür ist das Schreiben. Nicht jedem liegt es, doch vielen Menschen, mit denen ich gearbeitet habe, hat es sehr geholfen. Schreiben ist eine gute Möglichkeit, sich zu „sortieren", zu distanzieren und kreativ zu sein. Doch selbst dann, wenn Sie ein „Schreibmuffel" sind, können Sie das Schreiben vielleicht ganz neu für sich entdecken.

Betrachten wir einmal den Prozess des Schreibens, so fällt auf: Man kann nichts schreiben, bevor man etwas gedacht hat – klar! Beim Schreiben, und zwar besonders beim Schreiben mit der Hand, bringt man also das, was man denkt, aufs Papier. Die Gedanken befinden sich dann auf dem Papier und schwirren nicht mehr im Kopf herum. Das ist der Grund dafür, dass viele Menschen es lieben, Tagebuch zu schreiben. Das Schreiben ist eine Möglichkeit, etwas zu dokumentieren, zusammenzufassen oder zu versachlichen.

Gerade in der Depression fördert der Prozess des Schreibens, dass Sie Ihr Fühlen und Denken besser zusammenbringen und Ihnen Ihre Emotionen bewusst werden. Wenn Sie etwas aufschreiben, zum Beispiel Dinge, die Sie erlebt haben oder die Sie

> gefühlsmäßig belasten, helfen Sie Ihrem Gehirn, Ihre Eindrücke einzuordnen, zu bewältigen, aber auch zu überwinden. Einige Möglichkeiten, das Schreiben für Ihren Heilungsprozess zu nutzen, möchte ich Ihnen hier vorstellen.

In meiner Arbeit und bei mir selbst haben sich besonders das Tagebuchschreiben, das Entlastungsschreiben und das Erfinden von Märchen bewährt. Auch wenn Sie kein Schreibkünstler sind – probieren Sie es einmal aus!

Tagebuch schreiben

So manche(r) erinnert sich vielleicht an erste Gehversuche im Tagebuchschreiben, die fehlgeschlagen sind. Die wunderschönen Tagebücher mit Schlüssel zum Abschließen sind oft schön zum Ansehen, doch traut man sich oftmals nicht, etwas hineinzuschreiben. Um dem wertvollen Papier gerecht zu werden, müssen die Sätze bedeutsam sein – so meint man, und schon ist die Spontaneität dahin. Ich empfehle deshalb Hefte, Kladden oder Notizbücher, vor denen Sie nicht in Ehrfurcht erstarren. Machen Sie sich mit dem Schreiben keinerlei Stress. Ein paar Worte, ein Symbol, etwas Persönliches von Ihnen sind wichtiger als ausgefeilte Berichte, die Sie nur anstrengen. Allein der Prozess des Tuns ist wichtig.

Der Nutzen ist: Selbst wenn Sie sich zum Beispiel am Abend nur kurze Notizen machen, wie Sie den Tag verbracht haben oder wie es Ihnen gefühlsmäßig ergangen ist, können Sie Ihre Fortschritte genau verfolgen. Auch werden Sie Strategien, die Sie zum Überwinden schwieriger Situationen angewendet haben, sehr viel besser behalten und verinnerlichen. Vor allem aber können Sie – wenn Sie mögen – Ihre kleinen „Siege" mit kräftigen Farbmarkierungen kennzeichnen und so verfolgen, was Ihnen immer besser gelingt. Selbst wenn Sie nichts an Erfolgen zu vermerken haben, ist allein die Tatsache, dass Sie etwas notieren, eine Form, sich selbst aus der Beobachterposition zu betrachten und mehr Kontrolle über Ihr Leben zu bekommen.

Viele Betroffene haben mir berichtet, welche „Schatztruhe" ihr Tagebuch für sie bedeutet und dass es sie immer daran erinnert, wie viel sie im Laufe der Jahre erlebt und bewältigt haben. Selbst wenn Sie Ihre Notizen einmal entsorgen mögen, ist das ein Zeichen für: Das ist vorbei!

Insbesondere dann, wenn Sie eine Therapie machen, kann das Aufschreiben ihrer Erkenntnisse sehr wertvoll sein. Als tägliches Ritual ist das Schreiben besonders effektiv. Oft sind die Zeiten, in denen Sie Ihr Leben dokumentieren, von solcher Dichte, dass Sie später fast nicht glauben können, wie viel Sie in dieser Zeit erlebt und bewältigt haben. Deshalb: Legen Sie gleich jetzt los, mit ein paar Wort- oder Satzbrocken, kurz und knapp, ohne Perfektionsanspruch. Diese Routine wird immer besser werden.

„Entlastungsschreiben"

Ich nutze diese Technik immer, wenn mich alte Gedankenmuster überkommen, die mich in die Blockade treiben, mir die Freude am Leben nehmen oder mir unnötige Angst vor Unternehmungen machen. Ich habe die Technik bei Christin Kane, einer amerikanischen Trainerin, erfahren und viele, denen ich die Methode weitergegeben habe, sind verblüfft von ihrer zuverlässigen Wirkung. Wie Sie schon wissen, tummeln sich in unserem Unbewussten oft sehr destruktive Gedanken, die unsere Stimmung völlig auf null bringen. Deshalb ist es so wichtig, diese belastenden Denkmuster und Gefühle ans Tageslicht zu befördern. Erinnern Sie sich an die Eigenschaften alter zerstörerischer Muster: Sie sind emotional geladen, sie haben automatisch immer recht und: Man kann nichts dagegen tun! Wenn wir sie *entlarven*, können wir sie auch durch konstruktive Gedanken und Gefühle *ersetzen*. So funktioniert das Entlastungsschreiben:

Anleitung

Nehmen Sie zwei Blätter weißes Papier zur Hand. Auf das erste Blatt schreiben Sie mit der Hand (!), ohne lange zu überlegen, alle Ihre „schwarzen" Gedanken und Gefühle auf, die Ihnen gerade einfallen, zum Beispiel: „Ich werde nie wieder gesund", „Niemand wird mich je akzeptieren!", „Ich bin zu nichts nütze, das war schon immer so!" und so weiter. Es ist gut, wenn Sie dabei durch all Ihre nicht gerade schönen Gefühle hindurchgehen. Ja, Sie dürfen sich hier einmal so richtig elend fühlen! Nur so können Sie sich auch davon befreien. Auch kann es sein, dass die Tränen nur so fließen und Sie denken, dass das nie mehr aufhört. Es hört nach einer Weile auf, denn irgendwann fällt Ihnen nichts mehr ein. Die Luft ist raus. Ihre Hand kann nicht mehr schreiben. Dann nehmen Sie das Blatt, gehen damit nach draußen und verbrennen es, bis es völlig verkohlt ist ... Etwas Wichtiges ist dabei geschehen: Die Gedanken, die vorher in Ihrem Kopf waren, sind jetzt erst einmal verschwunden.

Nehmen Sie danach das andere leere Blatt zur Hand und schreiben Sie darauf all das, was Sie an Gutem für sich wünschen. Beginnen Sie etwa mit folgendem Wortlaut: „Ich bin Klaus / Katharina. Ich bin auf dieser Welt, um glücklich zu sein und am Leben teilzunehmen wie alle andern Menschen auch. Ich bin ein Teil der Schöpfung wie die Pflanzen und Tiere und habe das Recht, hier zu sein. Ich habe viele Begabungen und Fähigkeiten ... Ich habe es verdient, dass mein Leben sich zum Positiven entwickelt. Auch wenn ich schwierige Dinge zu verkraften habe und hatte, werde ich Schritt für Schritt lernen, damit umzugehen, und neue Lebensperspektiven bekommen ..." Formulieren Sie, was Sie schon alles in Ihrem Leben geschafft haben und was Sie können: Gärtnern, Programmieren, Musik machen, Kochen, Organisieren ...

Drücken Sie nun all das aus, was geschehen soll, wie Sie es sich wünschen und vorstellen, zum Beispiel, was kompetente therapeutische Unterstützung, neue Ideen für Ihre Arbeit oder was Freunde und Familie betrifft. Beenden Sie Ihre Zeilen in etwa so: „Dies geschehe mit dem Segen und der Billigung von einer höheren Warte aus und in Übereinstimmung mit allen andern Wesen auf dieser Erde. Es dient meiner Entwicklung und wird mich Schritt für Schritt weiterbringen. So sei es!"

*

Um es zusammenzufassen: Im ersten Teil drücken Sie aus, dass Sie ein Teil des Ganzen sind und bestärken Ihr Geburtsrecht als menschliches Wesen. Dann führen Sie speziell Ihre positiven Voraussetzungen und Eigenschaften aus, die Sie haben oder die sich jetzt zeigen sollen. Am Schluss stellen Sie das Ganze in einen größeren spirituellen Zusammenhang, je nachdem, was für Sie stimmig ist. Betonen

Sie, dass Ihre Wünsche in Übereinstimmung mit dem Universum oder auch allen andern Menschen auf dieser Welt stehen sollen, denn es geht nicht um Ihre rein egoistischen Ziele, sondern darum, Ihr positives Potenzial zur Entfaltung zu bringen. Enden Sie mit: „So sei es!" – oder mit einer ähnlichen Aussage.

Sie werden merken, dass Sie sich danach sehr viel besser fühlen und Ihnen Ihre Kräfte wieder mehr zur Verfügung stehen. Meine Patienten haben die Beobachtung gemacht, dass die Schreibübung sie sehr entlastet, auf neue Ideen bringt und dass sie ihre Gedanken und Absichten im entscheidenden Moment auch zielsicherer abrufen können. Egal, ob es sich um eine herausfordernde Begegnung am Arbeitsplatz oder ein schwieriges Gespräch mit Ihrer Partnerin oder Ihrem Partner handelt, Sie kommen dadurch zu mehr Klarheit und Entschiedenheit.

Kreatives Schreiben von Märchen oder Geschichten

Schon Kinder erfinden gerne Geschichten, um sich in eine andere Welt zu versetzen und Lösungen zu finden. Gerade Märchen haben eine spezielle Wirkung. Märchen spielen immer in der Vergangenheit: „Es war einmal …", das bedeutet, die Geschichte ist bereits Vergangenheit. Indem wir ein Märchen erfinden, distanzieren wir uns von dem, was gerade ist, wir verstecken das Problem in einer Geschichte, die zwar durch schwierige Situationen hindurchführt, jedoch immer gut ausgeht. Unser Gehirn kennt das schon. Sie meinen vielleicht, dass Sie keine Fantasie haben, um ein Märchen zu erfinden, doch das ist leichter, als Sie denken:

Nehmen wir an, Sie befinden sich gerade in einem tiefen depressiven Loch, mit Hoffnungslosigkeit und Verzagtheit. Wählen Sie eine Figur, die Ihnen spontan einfällt, zum Beispiel ein kleines Mädchen oder einen kleinen Jungen, der oder die ganz allein auf der Welt ist und ziellos durch die Dunkelheit läuft. Während die Person eine Weile in diesem Gefühl ist, geschieht auf einmal etwas: Der Wind bläst, ein Rauschen, ein großer Bär oder ein alter Mann erscheint und fragt …, und schon sind Sie mittendrin in der Geschichte. Auch wenn alles sich sehr dilettantisch oder unsinnig anhört – das macht nichts! Es ist *Ihre* Geschichte, die allein dazu da ist, Ihr Gehirn in Bewegung zu bringen. Wie schon betont, kann das Gehirn nicht unterscheiden, ob etwas nur erfunden ist oder real geschieht. Auch wenn Sie nur eine Geschichte schreiben, sucht Ihr Gehirn nach realen Auswegen aus Situationen und Stimmungen.

Beim Märchenschreiben nutzen wir automatisch unser *ganzes* Gehirn, das *logisch* denkende und das *bildhaft* denkende. Dadurch kommen Sie sehr viel besser an kreative Lösungen, als wenn Sie lange darüber nachdenken würden. Wenn der „Held" Ihrer Geschichte aber an einen Fluss kommt und ein Fisch ihn fragt: „Was ist mit dir los?", dann fließen die Worte fast automatisch. Wenn dann der Fisch den Helden einlädt, auf seinem Rücken in warme Länder zu schwimmen, wo schließlich am Ufer ein Heiler wartet, der ihn mit in sein Haus nimmt, dann ist deutlich, dass es um Hilfe, Fürsorge und Unterstützung geht, die Sie sich durch das Schreiben geben. Es ist in der Regel so, dass Sie sich nach dem Schreiben (das ja an sich schon eine große Leistung ist!) deutlich besser fühlen werden. Beim Prozess des Schreibens klärt sich etwas. Nur Mut, trauen Sie sich, einfach draufloszuschreiben!

Es gibt noch viele andere Möglichkeiten, sich mit Schreiben zu helfen. Sie können natürlich auch ein Problem, das Sie gerade haben, als Wort in die Mitte stellen und in Form einer Mindmap alles, was Ihnen dazu einfällt, darum herum drapieren. Auch auf diese Weise erfahren Sie etwas über sich selbst. Auch das „Mülleimerschreiben", bei dem Sie einfach nur ohne Punkt und Komma Ihre Gedanken und Ihr Befinden aufs Papier bringen, bis Sie nicht mehr können, entlastet. Das Blatt landet im Mülleimer und die Probleme erscheinen schon kleiner. Manche Menschen sind verkappte Dichter. Sie können ihre Empfindungen in besondere Worte fassen. Dadurch bringen sie Bewegung in ihr Denken und ermutigen damit sich selbst:

> „Dunkle Wolken – tiefe Wünsche:
> Morgens aufsteh'n – Sonne! Licht!"

Meine Empfehlung:

Um zu zeigen, dass auch Sie schreiben können, erfinden Sie einmal ganz schnell eine Geschichte oder ein Gedicht aus diesen Wörtern: *Fluss – vor vielen Jahren – kariert – Truhe – kleiner Junge – Nachtigall – Berg – Haus – Zettel.* Denken Sie daran: In Ihrer Fantasie sind auch karierte Vögel erlaubt …!

Sie können sich auch mit Gleichgesinnten zum kreativen Schreiben treffen. Es gibt heute an vielen Volkshochschulen die Institution der Schreibwerkstatt, die Impulse gibt. Auch auf Internetplattformen wie zum Beispiel bei der Deutschen DepressionsLiga kommunizieren und unterstützen sich Betroffene durch Schreiben. Ein Patient erzählte mir, dass er seit Jahren in einer Gruppe sei, die kleine Texte und Erzählungen erfinde und in der sich seine traumatischen Kriegserlebnisse als Kind in neue, spannende Geschichten verwandelt hätten. Legen Sie also los, jetzt gleich!

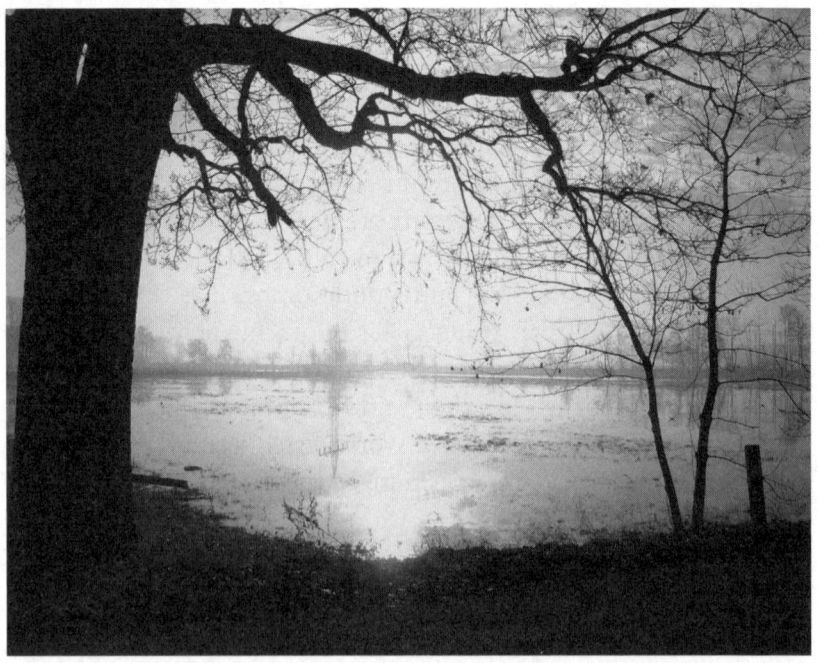

Themenkreis 5:
Sinnfragen und heilsame Einstellungen

Auf etwas Tragendes bauen

Zum Verständnis:

Es ist nicht ganz einfach, über ein Thema zu schreiben, das Dimensionen menschlichen Seins beinhaltet, die sich nicht durch harte naturwissenschaftliche Fakten beweisen lassen. Und doch berührt seelisches Leiden auch unsere spirituelle Existenz. Depressiven Menschen geht das Zugehörigkeitsgefühl zu anderen und zur Welt verloren und sie ziehen sich zurück. Die sogenannte Schwingungsfähigkeit ist eingeschränkt. Infolge der Stresssituation im Gehirn ist das Weltbild von Niedergeschlagenheit und Sinnlosigkeit geprägt.

Jeder Mensch braucht jedoch ein Grundgefühl von Zugehörigkeit – zu seinen Mitmenschen, aber auch zur gesamten Schöpfung. Dieses Grundgefühl „Ja, ich bin ein Teil des großen Ganzen und ich gehöre dazu" ist uns normalerweise so selbstverständlich, dass wir es, solange es uns gut geht, gar nicht registrieren. Es gehört zu unserem Menschsein wie selbstverständlich dazu. Viele Menschen kommen damit erst in einer Krise in Berührung.

Depressives Denken verstellt bei den Betroffenen den Blick für die Realität. Es findet vorwiegend in der linken Gehirnhemisphäre statt und beinhaltet Grübelschleifen, Katastrophenfantasien und Tunnelblick. Ein wichtiges Element der Heilung ist deshalb, sich dieses verlorene Gefühl von Zugehörigkeit bewusst zurückzuholen. Es geht darum, so etwas wie eine neue „spirituelle Nabelschnur" zu entwickeln. Sie hilft dabei, ein Empfinden von Sinnhaftigkeit und seelischer Geborgenheit zurückzuerlangen, und zwar gleichgültig, ob die Betroffenen an etwas „glauben" oder nicht. Ich möchte den Versuch wagen, verständlich zu machen, worum es dabei geht.

Die Anonymen Alkoholiker formulieren es in ihrem Zwölf-Schritte-Programm gegen die Alkoholsucht etwa so: An erster Stelle steht die Beziehung zu einer höheren Macht, was immer das auch heißen mag. Alsdann ist die Beziehung zu uns selbst wichtig, mit allem, was uns ausmacht. Erst dann kommt die Beziehung zu anderen Menschen, zu unseren Nächsten, Angehörigen, Freunden. Genau diese Reihenfolge ist wichtig. Diese Aussage mag etwas sperrig anmuten, doch drückt sie etwas sehr Wahres aus. Wer sich mit der universellen Kraft der Schöpfung oder dem göttlichen Kern in sich selbst verbindet, kann eine gute Beziehung zu sich selbst und damit auch zu seinen Mitmenschen aufbauen.

In der Depression ist sowohl die Anbindung an das große Ganze als auch die Beziehung zu uns selbst und erst recht die Beziehung zu unseren Mitmenschen brüchig, wenn nicht gar unmöglich geworden. Die Seele hat ihre Heimat mehr oder weniger verloren.

Selbst gläubigen Menschen, die sich vorher mit ihrer Religion sehr verbunden gefühlt haben, fällt diese „Rückverbindung" zum Göttlichen – nichts anderes bedeutet das lateinische *religio* – schwer. Ihr Glaube trägt sie auf einmal nicht mehr. Sie können dazu keine Empfindung mehr aufbauen, was viele verzweifeln lässt. Andererseits ist vielen Depressiven, die mit Religion oder religiösen Gruppierungen schlechte Erfahrungen gemacht haben, ein Zugang zu etwas, was sich wie göttliche Liebe anfühlen könnte, versperrt.

> Und doch gibt es in jedem Menschen einen Kern – wir können ihn den Seelenkern nennen –, der nicht von Krankheit berührt wird und der im Außen mit dem korrespondiert, was wir vielleicht „das Göttliche an sich", das Universum oder die Schöpfung nennen.

Es ist das, was das Geheimnis unserer Natur ausmacht, vor der wir eine neue Art von stiller Achtung entwickeln können. Dieses Gefühl lässt sich am ehesten beschreiben als Gefühl von innerem Frieden, von Mitgefühl und Liebe. Wer davon abgeschnitten ist, ist auch von sich selbst und allen anderen Lebewesen in dieser Welt abgeschnitten.

Im Laufe meiner Arbeit mit Menschen in Krisen kommt auch immer wieder die Sinnfrage zur Sprache. Es ist manchmal leichter, einem Menschen, der an *nichts* glaubt, zu helfen, eine neue tragende Zugehörigkeit zur Schöpfung, zum großen Ganzen zu entwickeln, als religiösen Menschen. Gläubige *hadern* oft mit ihrem Gott oder sie wenden strenge moralische Maßstäbe auf sich selbst an. Sie sind verstrickt in ihre depressiven Vorstellungen von „Gott", sodass keine Hinwendung zu dieser geistigen Kraft mehr möglich ist, aus der sie vorher schöpfen konnten. Und doch ist es so einfach, zu diesem Sinn gebenden Element unserer Existenz zurückzufinden. Jeder Mensch hat von Natur aus Zugang dazu. Wie kommen wir wieder dahin?

Während Sie diesen Text lesen, können Sie versuchen, nachzuspüren, in welchen Situationen Sie schon einmal ein Gefühl von großer innerer Ruhe und innerem Aufgehobensein hatten, so etwas wie ein tiefes Glücksgefühl, das Sie sich nicht erklären konnten. Meist erzählen mir meine Klienten von wenig aufsehenerregenden Situationen in der Natur, beim Spazierengehen oder wenn sie sich in einem stillen Moment sehr tief geborgen gefühlt haben. Manche beschreiben auch Situationen mit Angehörigen oder Freunden, in denen sie mit sich und dem anderen im Einklang waren. Sie beschreiben es mit Liebe oder tiefem innerem Frieden. Ich habe dieses Gefühl zum Beispiel, wenn ich mittags in meinem Zimmer auf dem Boden liege und in die Wolken schaue. Auch wenn ich in der Stille meditiere, bin ich in diesem Gefühl.

In meinen Kursen für Autogenes Training, in denen ein Kreis von Menschen in der Stille zusammensitzt, erleben wir dieses Gefühl gemeinsam im Raum. Oft bleiben wir noch eine Weile zusammen, weil keiner aus dem Gefühl herausgehen möchte. Wir finden dann meist einen Weg, wie wir mit dem Gefühl bewusst in Verbindung bleiben können, auch wenn wir uns verabschieden. Ein trockener Alkoholiker nannte es seine „HP". Auf die Frage, was das denn sei, meinte er: „Das ist meine *High Power*, die immer bei mir ist, wenn ich sie brauche."

Jeder von uns, auch Sie, hat Momente solcher Erfahrungen. Wir registrieren sie vielleicht nur nicht, da wir nicht besonders darauf achten. Oft ist eine Krise wie die Depression eine Lebensphase, die uns an einen seelischen Tiefpunkt im Leben bringt. Wir sind vielleicht erstmals mit der elementaren Sinnfrage konfrontiert: Warum bin ich überhaupt hier? Da kann uns kaum jemand wirklich Trost spenden. Da braucht es etwas, was sehr viel tiefer geht oder vielleicht einer höheren Dimension angehört, um uns das Gefühl zu vermitteln: „Mit deiner Depression, mit allem Schweren, was dich jetzt ausmacht, bist du hier und jetzt genau richtig. Es hat einen Sinn, dass du das erleidest, denn auch das gehört zu den Erfahrungen dieses Lebens." Menschen können die Krankheit und das Leiden, das damit verbunden ist, besser annehmen, wenn da ein Gefühl ist, von einem höheren Sinn getragen zu sein, einer universellen Liebe, die nicht flüchtig ist, sondern allgegenwärtig.

Sich an diese Quelle der Kraft anzuschließen, können Sie sich etwa so vorstellen, wie wenn Sie den Heilkräften der Natur neu vertrauen. Sie erfahren diese Kräfte sinnlich im Frühling, wenn alles neu entsteht. Sie erleben sie in den Kreisläufen von Wasser, Licht und Wind. Sie können Orte der Geborgenheit und Schönheit oder Orte von besonderer Bedeutung und Kraft aufsuchen oder vor Ihrem inneren Auge entstehen lassen. Sie können sich dabei vorstellen, wie die Kraft auf Sie übergeht oder Sie wohltuend stärkt. Indem Sie dies tun, verwandelt sich Ihr Erleben und passt sich diesem Zustand an. Sie mögen sagen: „Das ist ja reine Manipulation." Stimmt in gewisser Weise. Jedoch „manipulieren" Sie sich als Depressiver *ständig* in negativer Weise und trennen sich so von den positiven Schwingungen, die von der Welt ausgehen. Also ist es sehr viel sinnvoller, sich dem Positiven bewusst auszusetzen. Auf diese Weise kann Ihre Ganzheit wiederhergestellt werden und Sie können das Ganze auch wieder sehen und spüren.

In jungen Jahren hatte ich eine Lebensphase, die von Mutlosigkeit und mangelndem Selbstvertrauen geprägt war. Nach einer Atemtherapiesitzung, die ich damals bekam, schien die Sonne wunderbar auf meinen Körper, was ich aber gar nicht wahrnahm. Die Bemerkung meines Atemtherapeuten: „Schau, wie die Sonne auf dich scheint", hörte ich erst etwas abwehrend, doch dann ließ ich sie „portionsweise" in mich hinein. Ich habe diesen Satz nie vergessen. Er wurde für mich zum Schlüssel für meine positive Selbstwahrnehmung und vermittelt mir ein Gefühl von Dankbarkeit und Zugehörigkeit. Wenn ich warme Sonnenstrahlen angenehm auf meinem Körper spüre, werde ich automatisch an diese Bemerkung erinnert. Es geht auch nicht darum, an etwas zu *glauben*, sondern etwas wohltuend zu *erfahren* und auf eine neue Weise dafür dankbar zu sein. Auf einmal sind dann kleine Dinge, die uns positiv berühren, wie ein Impuls, uns in dieser Welt zugehörig zu fühlen.

Eine Frau wanderte während ihres Klinikaufenthaltes täglich zu einer kleinen Kapelle und zündete für sich eine Kerze an. Es war ein Ritual, das ihr Halt und Trost gab. – Ein Mann, der sich in einer tiefen Depression befand, erlebte bei einem Spaziergang mit seiner Frau einen besonders schönen Sonnenuntergang. Es war, wie wenn jemand in ihm einen Schalter umdrehen würde und er sich sagte: „Vielleicht gehöre ich ja doch dazu – zu dieser wunderbaren Welt". Durch dieses Erlebnis fasste er neue Hoffnung und es ging aufwärts mit seinem Heilungsprozess.

Meine Empfehlung:

Pflegen Sie innere Bilder von Geborgenheit, Wohlgefühl und Verbundenheit mit allem, was um Sie ist. Jetzt gleich! Lassen Sie sich von Sonne und Wind berühren. Nehmen Sie bewusst die Veränderung Ihres Körpergefühls, ihren weichen Atem und Ihren entspannten Gesichtsausdruck wahr. Suchen Sie oft Orte auf, an denen Sie sich geborgen und angenommen fühlen. Vielleicht ist das eine bestimmte Bank, von der aus Sie weit schauen können, oder ein stiller Platz am Wasser. Dort zu verweilen wird Sie beruhigen und Sie werden Ihre Seele allmählich wieder mit dem Gefühl auftanken: „Ich bin ein Teil der Schöpfung, wie die Pflanzen und die Tiere, und ich habe ein Recht, hier zu sein." Auf diese Weise knüpft sich Ihre „spirituelle Nabelschnur" wieder neu.

In Frieden kommen statt Emotionen schüren

Zum Verständnis:

In der Depression kommen oft alte Verletzungen durch Eltern oder andere Menschen und all das, was die eigene Persönlichkeit in ihrer Entwicklung beeinträchtigt hat, an die Oberfläche. Das ist auch gut so, denn nur so kann man therapeutisch daran arbeiten. Man muss dann eine Weile leben mit dem Schmerz und der Wut darüber, verletzt und gekränkt worden zu sein oder vieles vermisst zu haben. Jedoch werden dadurch in der Seele Kräfte mobilisiert, die die Depression im geschützten Rahmen einer Therapie überwinden helfen. Machen wir uns noch einmal klar, dass Depression das Fehlen oder Unterdrücken von echten Gefühlen ist. Ich erlebe es bei Klienten immer als ein Erwachen der eigenen Lebendigkeit, wenn Gefühle empfunden werden können, und seien sie auch noch so heftig. Wut, Ärger, Abgrenzung gegenüber Familienangehörigen sind dann wichtig für den Heilungsprozess.

Um sich jedoch nicht in anhaltenden Hass, in unnütze Negativität und Schuldzuweisungen zu verstricken, halte ich es für sinnvoll, das, was geschehen ist, als System von Verstrickungen und Irrwegen (in der Fachsprache: „systemisch") zu betrachten. Ähnlich, wie wir Menschen nicht ohne Grund eine Depression bekommen, gibt es immer Gründe dafür, dass sich zum Beispiel Eltern nicht wie optimale Eltern verhalten können. Auch sie sind durch die Zeit und die Umstände ihrer Kindheit geprägt worden. Zerstörerische Muster setzen sich oft über Generationen in Familien fort. Vielleicht hatten Ihre Bezugspersonen keine Chance, sich zu entwickeln, oder keine Ressourcen wie Sie, die Sie gerade dieses Buch lesen und vielleicht eine hilfreiche therapeutische Begleitung haben.

> Statt also Emotionen gegenüber Personen zu schüren, die einen ungesunden Einfluss auf Sie hatten, ist es wichtiger, die ungesunden Muster die dahinterstecken, zu verstehen und gesündere Verhaltensmuster zu entwickeln.

Ein Mann hatte sich gerade aus der schlimmsten Phase seiner Depressivität herausgearbeitet, tat sich aber noch schwer, dem Tag etwas Positives abzugewinnen. Er konnte kaum Mitgefühl mit sich selbst empfinden und sich seelisch aufbauen. Zu seinem Vater hatte er eine extrem negative Einstellung. Er nannte ihn nur mit den zwei Buchstaben eines Schimpfwortes. Was zunächst positiv war, nämlich, sich von seinem Vater zu distanzieren, erlöste ihn jedoch nicht von seinen Hassgefühlen ihm gegenüber. Vor allem aber kam er dadurch nicht wirklich mit sich selbst in Frieden.

Ich möchte betonen, dass Sie nicht „verpflichtet" sind, sich mit Menschen zu versöhnen. Manchmal ist dies nicht möglich, wenn zwischen Menschen keine wirkliche Verständnisebene möglich ist, da nur der eine sich entwickelt, der andere aber bei alten Denkmustern stehen bleibt. Viel wichtiger als die reale Versöhnung mit jemand anderem ist, mit sich selbst in Frieden zu kommen und die Gefühle bei sich selbst zu klären. In diesem Falle nahm der Sohn dem Vater übel, dass dieser es mit der Ehrlichkeit nie so ernst genommen und dafür auch keinerlei Einsicht gezeigt habe. Außerdem hatte der Vater ein sehr verbittertes Leben geführt und seine Söhne sehr schlecht behandelt. In solchen Fällen ist es aufschlussreich, sich zu fragen, wie solche Menschen dazu gekommen sind, sich so zu verhalten.

Hier war es so, dass der Vater schon als Kind gezwungen war, Wege einzuschlagen, die ihm überhaupt nicht lagen. Statt den elterlichen Hof zu übernehmen, sollte er eine Beamtenkarriere einschlagen. Hinzu kamen Krieg, Gewalterfahrungen, Entbehrungen, Hunger. Grundsätzlich wird kein Mensch als „Verbrecher" geboren, sondern bestimmte Konstellationen machen Menschen dazu. Dem Patienten wurde immer mehr klar, dass viele Begabungen und

Neigungen, die er an sich selbst entdeckte, von seinem Vater kamen. Deshalb konnte er sie auch nicht wertschätzen. Beschäftigungen, denen er gerne nachging, wie zum Beispiel, kreativ zu sein oder Musik zu machen, hatte sein Vater sich nie erlauben können. In dem Maße, wie er merkte, dass sein Vater in seinem gesunden Kern ihm durchaus ähnlich war, und er die positiven Aspekte seines Vaters sehen konnte, war es ihm möglich, diese bei sich selbst anzuerkennen. Er konnte Mitgefühl mit diesem Mann empfinden, der nie wirklich zu seinem Wesen gefunden hatte und stattdessen in Verbitterung und Krankheit geflüchtet war.

Eine schöne **Übung aus dem** *Quadrinity-Prozess* **nach Bob Hoffman** (1994) fördert das Verständnis für Menschen, mit denen wir uns schwertun. Und zwar geht es darum, sich die schwierige Person, um die es geht, und sich selbst jeweils als Kinder vorzustellen, die miteinander ins Gespräch kommen und die auf diese Weise versuchen, einander kennenzulernen. Die imaginäre Unterhaltung könnte in etwa so ablaufen:

Stellen Sie sich Sie selbst als Kind vor, zum Beispiel als Schulkind, das Sie einmal waren, mit den Unsicherheiten und allem, was Sie damals ausgemacht hat. Suchen Sie in Gedanken einen Ort auf, an dem dieses Kind sich mit der anderen Person – ebenfalls als Kind – trifft. Sprechen Sie als Kind in der Kindersprache und fragen Sie das andere Kind: „Wie kommt es, dass du später so geworden bist? Was hat dich so böse gemacht?" Vielleicht wird das Kind zunächst nicht antworten, weil es gar nicht gewohnt ist, solche echten Fragen gestellt zu bekommen. Auch Sprachlosigkeit ist schon ein Hinweis. Vielleicht kommt auch zögerlich eine Antwort wie diese: „Ich wollte gar nix mehr fühlen. Ich wollte viel Geld haben – mehr als alle andern –, um mir alles kaufen zu können, was ich will." Meist erfasst man auf diese Weise sehr genau das Lebensgefühl dieser Person und kann verstehen, warum sie so geworden ist. Eine ganz neue Sichtweise und Haltung gegenüber dem anderen kann sich auf diese Weise auftun. Ich selbst habe diese Technik bei einer Fortbildung erlebt und als erstaunlich erlösend empfunden. Ich konnte auf diese Weise die ganze Not nachfühlen, die Kinder in Zeiten des Ersten Weltkrieges erleben mussten.

Der Patient, von dem oben die Rede war, konnte zum ersten Mal den Schmerz seines Vaters spüren und erfassen, wie schlimm dessen Leben gewesen war. Diese Einsicht führte bei ihm selbst dazu, seinem Vater einen Platz in seinem Herzen zu geben und sich selbst ernst zu nehmen in dem Bewusstsein: „Auch wenn ich gerade durch eine depressive Phase gehe, habe ich es besser. Ich kann mich entwickeln und Schritt für Schritt etwas aus meinem Leben machen." Er konnte das Positive seines Vaters zu sich nehmen und das Negative bei ihm lassen. Wir müssen Menschen, die uns etwas Schwerwiegendes angetan haben, nicht verzeihen. Viel wichtiger ist, sie loszulassen, indem wir die Verantwortung bei ihnen lassen. So werden wir frei für unser eigenes Leben. Animositäten, je heftiger sie sind, machen unfrei und binden uns an die Person, vor allem aber an unsere eigenen negativen Gefühle.

Eine Patientin, deren hochbetagte Mutter in ihren gesamten Lebensäußerungen nicht anders als eine „Gift sprühende Hexe" wirkte, konnte auf diese Weise ebenfalls als das Opfer einer völlig fehlgelaufenen menschlichen Entwicklung entzaubert werden. Die Mutter verlor auf diese Weise ihre Macht über die Patientin. Diese konnte ihr nun ohne Schuldgefühle aus dem Weg gehen und war bei Kontakten nicht mehr angreifbar. Die Giftpfeile wurden abgeschossen, landeten aber irgendwo im Leeren. Die Frau konnte sich schützen und hatte fast so etwas wie eine barmherzige Haltung ihrer Mutter gegenüber.

Wenn Sie auf diese Weise schwierigen Menschen begegnen, verändert sich das eigene Empfinden zum Positiven und manchmal trägt diese Haltung auch beim anderen zu einer positiven Entwicklung bei. Verändern Sie Ihr inneres Bild von Menschen, von denen Sie sich in negativer Weise vereinnahmt fühlen und an die Sie mit negativen Gefühlen gebunden sind. Durch Verstehen erlangen Sie Verständnis und das Verständnis ermöglicht es Ihnen, zu wachsen, sich zu entwickeln und frei zu werden.

Manchmal braucht das seine Zeit, denn diesen Schritt kann man erst dann machen, wenn die eigene Standfestigkeit es zulässt. Seien Sie deshalb geduldig mit sich.

Oft haben Patienten große Eile, sich mit Familienmitgliedern wieder zu versöhnen, da sie befürchten, diese könnten vorher sterben. Haben Sie keine Angst. Man kann sich auch nach dem Tod mit anderen Menschen ins Reine bringen. Es geht um *Ihre* Entwicklung und nicht um die andere Person. Für deren Entwicklung haben Sie keine Verantwortung. Deshalb setzen Sie sich nicht unter Druck, etwas zu erreichen, wofür die Zeit vielleicht noch nicht reif ist.

Für meine eigene Entwicklung war es sehr entscheidend, meine Vorfahren, die durch zwei Weltkriege geprägt waren, genauer zu verstehen. Nur so konnte ich die Begabungen und Fähigkeiten, die sie hatten, voller Dankbarkeit anerkennen. Warum das Gefühl von Dankbarkeit so wichtig ist, möchte ich im nächsten Kapitel näher ausführen.

Meine Empfehlung:

Spüren Sie nach, ob Sie heftige negative Gefühle gegenüber bestimmten Personen hegen, die Ihnen etwas bedeuten. Machen Sie sich klar, was diese Ihnen bei sich selbst „vermiesen". Vielleicht sehen Sie ähnlich aus oder Sie verhalten sich manchmal ähnlich wie diese. Stellen Sie sich folgende Fragen:

- Wovor muss ich mich schützen?
- Wie kann ich den anderen verstehen lernen?
- Was muss ich beim anderen lassen?
- Was kann ich bei mir selbst verändern?

Machen Sie sich klar, dass Sie Ihren eigenen Weg gehen und Ihr eigenes Schicksal haben. Auch wenn Sie jemandem ähnlich sind, *sind* Sie nicht der andere! Sie können bewusst damit umgehen und es anders machen. Aber das geht immer nur mit dem grundsätzlichen Respekt vor dem Schicksal des anderen und indem Sie sich selbst annehmen und wertschätzen. Mit der Wiederherstellung der eigenen Würde und der Anerkennung des andern stärken Sie Ihr Selbstwertgefühl und Ihr Urvertrauen. Und wenn Sie möchten, führen Sie den oben geschilderten „Kinderdialog" mit der betreffenden Person. Das hilft Ihnen zu verstehen.

Demut und Dankbarkeit wiederentdecken

Zum Verständnis:

Aus der depressiven Perspektive sehen Menschen das Leben eher negativ. Der realistische Blick auf positive Aspekte des Lebens geht verloren. Manchmal befinden sich Erkrankte geradezu in einer Umkehrung des Leistungs- und Erfolgswahnsinns, durch den so viele Menschen unserer heutigen Gesellschaft geprägt sind, nämlich in einer Art negativem Größenwahn. Begriffe wie Demut und Dankbarkeit muten da fast paradox an. Und doch sind Demut und Dankbarkeit sehr elementare Tugenden, die unser Leben erst lebenswert machen und gerade in der Depression wichtige Elemente des Gesundungsprozesses sind.

Demut ist eine Haltung, die heute eher negative Assoziationen an Unterordnung und Unterwerfung weckt. Dies rührt her vom germanischen Gebrauch des Wortes für die Gesinnung von Gefolgsleuten gegenüber ihrem Lehnsherrn. Auch die christlichen Religionen haben den Begriff der Demut über Jahrhunderte missbraucht. Mit Demut ist jedoch in keiner Weise eine demütige Haltung gemeint im Sinne von sich klein machen oder andere überhöhen. Im Gegenteil: Im ursprünglichen lateinischen Wortsinn (*humilitas*) ist damit die Bereitschaft gemeint, sich selbst richtig einzuschätzen und sich gemäß seiner Selbsteinschätzung angemessenen zu verhalten.

Auch Dankbarkeit hat nichts damit zu tun, dass wir uns für alles nur ja bedanken sollen. Viele Menschen sind in ihrer Kindheit so mit der Moral von Dankbarkeitsbezeugungen traktiert worden, dass sie keinen selbstverständlichen Bezug mehr dazu haben. Dankbar zu sein für Dinge, die uns etwas wert sind, macht uns hingegen groß. Es vermittelt uns ein Gefühl von Fülle und Zufriedenheit. Wie können wir die Haltungen von Demut und Dankbarkeit besser verstehen und für den Heilungsprozess nutzen?

Die antike Ethik stellt dem Begriff der Demut den der Hybris, des Größenwahns, gegenüber. Demut ist die Haltung eines Menschen, der sich dessen bewusst ist, dass über ihm noch eine höhere Macht wirkt, zum Beispiel die Natur, die Schöpfung, das Universum. Manche sehen diese Macht in einer göttlichen Instanz. Demut ist eine gewisse Bescheidenheit gegenüber höheren Kräften oder dem Schicksal, allerdings nicht in einer unterwürfigen Haltung, sondern aus einer tief empfundenen menschlichen Würde heraus. Demut macht uns also eher groß.

Im Machbarkeitswahn unserer Zeit ist alles, was wir nicht mehr im Griff haben, eine Betriebsstörung, die schnellstmöglich beseitigt werden muss. Wenn Sie sich in einer depressiven Krise befinden, macht Ihnen diese Einstellung sehr viel Druck. Sich ernsthaft mit dem auseinanderzusetzen, was das Schicksal Ihnen da gerade auferlegt hat, und den tieferen Sinn zu verstehen, ist erst einmal nicht leicht. Und doch geht es darum, demütig zu werden, Ihre ehrgeizigen Pläne einmal beiseitezustellen, innezuhalten und zu akzeptieren, dass Sie hier vielleicht erstmalig mit Ihrem Latein am Ende sind. Demut würde in diesem Moment heißen, nicht mehr gegen das Schicksal anzukämpfen oder damit zu hadern, sondern Ja dazu zu sagen: „Ja, das ist mir jetzt auferlegt. Ich nehme es als Prüfung an." Das ist „Schick-sal" in der Bedeutung des „geschickten Heils".

Immerhin ist die Depression eine Reaktion auf ungesunde Lebensumstände beziehungsweise unpassende Bewältigungsstrategien für das Leben. Sie dient also eigentlich dem seelischen und körperlichen Überleben. Die Haltung der Demut kann stärken, kann Geduld lehren und hilft, dass in Ihnen etwas loslässt.

Im eigentlichen Sinn führt Demut uns weg von einer egozentrischen Sichtweise und mehr hin zu unserem wahren Selbst, das unsere Persönlichkeit in gesunder Weise zur Entfaltung bringt. Mit Stolz und Größenwahn hat man es bei der Depression schwer, sich Hilfe zu holen. Mit einer demütigen Haltung ist es eine Form von innerer Größe, dazu zu stehen, dass man Hilfe braucht.

> Während Demut hilft, das Schwere zu ertragen, erleichtert es die Haltung der Dankbarkeit, trotz allen Leidens positive Momente wertzuschätzen.

Dankbarkeit lenkt den Fokus auf das „Haben" statt auf das „Soll". Denn auch wenn Ihr Leben derzeit beängstigend und schwer ist, haben Sie prinzipiell viele Möglichkeiten, damit umzugehen.

Denken Sie einmal intensiv an etwas, wofür Sie dankbar sein können, zum Beispiel dafür, dass Sie ein schönes Zuhause haben, dass Sie materielle Sicherheit genießen oder dass Sie gute Freunde haben. Ein Mann aus einer Gruppe der Anonymen Alkoholiker formulierte es einmal so: „Dankbarkeit war eines meiner wichtigsten Elemente zum Trockenwerden. Zu Zeiten meines Tiefpunktes voller Scham und Schmerz half mir die Dankbarkeit dabei, für kleine Gesten meiner Mitmenschen und positive Lichtblicke offen zu sein und meine Würde wiederzuerlangen." Die menschliche Geste des Dankens erlaubt uns in Zeiten der inneren Leere, ein Stück weit an der Fülle des Lebens teilzuhaben. Dankbarkeit ist ein warmes Gefühl. Es verbindet, macht weich und innerlich ruhig. Da kommt etwas ins Fließen, was vorher erstarrt war. Das müssen keine großen Dinge sein, sondern die bewusste Wahrnehmung und das Zulassen des Gefühls.

Eine Frau, die sich aus der Depression herausentwickelt hatte, war so voller Dankbarkeit, all das Schwere erlebt zu haben, dass sie für sich beschloss: „Mein Leben soll ein Dank sein." Ohne die Depression hätte sie nie entdeckt, was für sie wirklich wesentlich ist.

Nehmen Sie deshalb den Heilungsprozess und Ihre kontinuierlichen Fortschritte nicht als selbstverständlich hin, sondern danken Sie ganz bewusst für jeden kleinen Fortschritt. Ihr Gehirn aktiviert auf diese Weise sein positives Rückkopplungssystem und wird diese Erfolgserlebnisse immer wieder aufrufen wollen. Das Neurotransmittersystem wird sich so allmählich erholen. Unter anderem schulen Sie damit Ihren Erfindergeist in Sachen Heilung.

> Dankbarkeit und Demut machen Sie menschlicher – gegen-
> über anderen und vor allem gegenüber sich selbst. Sie werden
> versöhnlicher in Bezug auf Ihre Ansprüche an sich selbst und
> machen sich weniger Druck.

Das kann fast befreiend wirken. Im Grunde kann man in dem Erleiden der Krankheit auch eine Qualität an sich sehen, die einen fähig
macht, seine Werte im Leben neu zu überdenken und auch andere
besser zu verstehen. Genügend Gründe also für die Haltung von
Dankbarkeit und Demut.

Ein Grund für Dankbarkeit in *meinem* Leben ist zum Beispiel der
Zufall, durch eine Bekannte auf Frau Goralewski, die „Gora" gestoßen zu sein. Zu Gora gingen damals in Berlin Menschen aus einer
bestimmten Szene, die etwas an sich verändern wollten. Von ihr habe
ich wichtige Elemente der Körperwahrnehmung wie zum Beispiel
das Erden gelernt, das mir im Leben sehr genützt hat. Die Gewohnheit, mich zu erden, hat mir ermöglicht, Krisen in meinem Leben
sehr viel leichter zu überwinden.

Menschen, von denen wir etwas bekommen haben, dankbar in
Erinnerung zu behalten, ist eine Geste der Wertschätzung, die auf
uns selbst und unsere Würde positiv zurückwirkt. Dinge, für die wir
dankbar sind, können wir nämlich mit gutem Gewissen unser eigen
nennen.

Meine Empfehlung:

Ziehen Sie sich einen Moment zurück und lassen Sie vor Ihrem geistigen Auge Momente Ihres Lebens vorbeiziehen, die Sie mit Dankbarkeit erfüllen. Gibt es Erlebnisse, die Sie angenehm berührt haben und an die Sie bis heute mit Dankbarkeit und Demut denken können?

Beobachten Sie einmal, was das Wiederaufleben dieser Erfahrung mit Ihnen macht. Spüren Sie nach, ...

- wie es Ihrem Körper dabei geht (gelassener?),
- wie sich Ihr Atemstrom anfühlt (weicher?),
- wie Ihr Gesicht aussieht (freundlicher?),
- wie Ihre Stimmung ist (aufgehellt?),
- was Sie dabei denken (positiver?).

Und dann machen Sie es sich zur Gewohnheit, bei jeder Kleinigkeit, bei der es Ihnen wieder so geht, bewusst Danke zu sagen. Die Haltung von Dankbarkeit und Demut wird Sie zunehmend aufbauen.

Ein Selbstgefühl entwickeln

Zum Verständnis:

Depressionen oder Zustände von Burn-out entstehen, wenn Menschen nur noch „funktionieren" und ihr Gefühl für sich selbst verloren haben. Wenn man sie fragt, was sie denn brauchen, können sie meist nichts sagen. Ich denke an einen Mann, der von sich selbst sozusagen nur noch in einer unpersönlichen Formulierung sprach: „Man hat doch alles, eine nette Frau, gut geratene Kinder, ein Auskommen, eine gute Wohnung und Freunde, und trotzdem kommt man nicht zur Ruhe." Stattdessen sind die typischen Symptome: Kreisende Gedanken an Arbeit, innere Getriebenheit, keine Lust zu dem, was man gerade tut: „Da ist *man* im Urlaub, alles bestens, die Sonne scheint – und im Kopf nur negative Gedanken, Pläne und Aufgaben, die *man* alle erfüllen müsste."

So sind junge Erwachsene in der Berufseinstiegs- oder Familiengründungsphase oft völlig von äußeren Anstrengungen absorbiert. Je stärker das Leben jedoch von Routinen bestimmt wird, desto deutlicher tritt irgendwann dieser Mangel an Selbstgefühl zutage – zum Beispiel durch eine zeitweilige Überlastung im Beruf oder durch die Pflege eines Angehörigen. „*Ich* komme gar nicht mehr vor", heißt es dann. Fühlen, Denken und die rein körperliche Wahrnehmung für sich selbst driften auseinander: Die Gedanken überschlagen sich mit „Du musst …, du solltest …", das Gefühl sagt: „Ich will aber nicht!", oder „Ich weiß gar nicht mehr, was ich will", und der Körper reagiert wie ein Automat, ist erschöpft und kommt trotzdem nicht mehr zur Ruhe. Das liegt daran, dass der Geist sehr viel schneller ist als Körper und Gefühl. Hat das Denken die Übermacht, so schaltet das Gefühl ab und der Körper wird zum Sklaven des Geistes. Wie führt man Körper, Geist und Seele wieder zusammen?

Vieles ist zu diesem Thema schon im Kapitel über die Körperfürsorge gesagt worden; ich möchte hier jedoch einige wichtige Aspekte hinzufügen, die die Gefühlsebene betreffen.

Wie immer ist der erste Schritt, wirklich innezuhalten und die Situation erst einmal anzunehmen. Ein Teilnehmer eines Stressseminars formulierte es so: „Jetzt gerade, wo ich hier sitze, spüre ich mich und bin bei mir." Ruhe ist also eine elementare Voraussetzung für ein gutes Selbstgefühl. Oft halten die Betroffenen es noch nicht aus, zu Hause Momente der Ruhe zu erleben. Einem Mann, der nur noch „neben sich" stand, empfahl ich, jeden Tag eine halbe Stunde oder länger ganz langsam alleine zu *gehen*. Er kam sich anfangs sehr fremd vor, wie er da insbesondere ohne jegliche Handyvernetzung einfach so vor sich hinlief. Das Gehen brachte ihn jedoch nach einer Weile in einen langsameren Rhythmus.

> Langsames Gehen ohne einen bestimmten Zweck führt zu einer Balance des vegetativen Nervensystems. Es verlangsamt das Denken, der Körper entspannt sich und so kommt automatisch das Gefühl für sich selbst zurück.

Wer nicht mehr weiß, wer er oder sie eigentlich ist, erfährt sich so immerhin als Gehender. Wir *sind*, was wir *tun*: Sitzen wir still und atmen ganz ruhig, so erfahren wir uns als Mensch, der still sitzt und atmet. Arbeiten wir im Büro, so erfahren wir uns als Arbeitende.

Den Zustand der Selbstentfremdung kann man auch vergleichen mit dem Zustand, in dem ein Kind ist, das gerade nicht weiß, was es mit sich anfangen soll, und das schon zu lange allein war. Es braucht dann die Mutter oder den Vater, die durch Nähe, Zuspruch und Fürsorge die seelische Batterie wieder auffüllen. Je kleiner ein Kind ist, desto häufiger muss es sich noch bei den Eltern auftanken. Wenn es „vollgetankt" ist, läuft es wieder alleine los. Als Erwachsene sind wir normalerweise selbst in der Lage herauszufinden, was unsere Batterie wieder auflädt. In der Depression ist das manchmal nicht so leicht, insbesondere, wenn Sie in der Kindheit wenig elterliche Fürsorge erlebt haben. Sie geraten dann schnell in die Falle, durch Leistung Anerkennung von außen erreichen zu wollen, was leider nur notdürftig die seelischen Löcher stopft. Das Kunststück besteht also darin, die eigene Bedürftigkeit zu erkennen und sie anzunehmen.

Der innere Dialog könnte folgendermaßen ablaufen: „Ja, zurzeit stehst du ganz schön neben dir. Du machst dir gerade ganz viele Gedanken. Du fühlst dich jetzt ganz klein. Schau'n wir mal, was du brauchst." Die Stimme jedoch, mit der Menschen normalerweise zu sich sprechen, klingt meist sachlich und streng: „Wie kann man nur so blöd drauf sein! Jetzt hast du schon wieder so eine blöde Stimmung, und das in deinem Alter!"

Vielen fällt es oft schwer, mitfühlend zu sich selbst zu sprechen. Mitgefühl mit anderen gelingt schon besser. Genau dieses Mitgefühl gilt es in sich selbst zu entwickeln. Ein Kind würde also die Nähe der Mutter suchen, bis seine Batterien wieder voll sind. Ich beobachte immer wieder, dass Menschen sehr erleichtert sind, wenn ich Ihnen diesen Mechanismus erkläre. Es ist, wie wenn eine Mutter ihrem Kind verständlich macht, dass es ganz normal ist, wenn man sich nach ganz viel Ärger und zu viel Anstrengung schlecht fühlt. Was vielleicht wie eine Binsenweisheit klingt, ist jedoch eine Kunst: zu lernen, sich selbst zu verstehen und bereit zu sein, die Verantwortung für das eigene Befinden zu übernehmen. Was wir *nicht* mögen, ist, herabzusteigen zu unserem bedrückten Gefühl. Wir fürchten, dadurch würde es schlimmer. Dem ist nicht so, im Gegenteil:

Wenn wir uns selbst in unserer Bedrücktheit annehmen, nimmt sie ab! Dazu brauchen wir nur die Bereitschaft, es einmal zu versuchen, sowie etwas Übung und ein paar Ressourcen. In diesem Buch finden Sie eine Menge Vorschläge. Probieren Sie aus, was Ihnen plausibel erscheint, auch wenn es nur eine Kleinigkeit ist. Bei diesem Prozess kann ein Therapeut hilfreich sein, da er vorübergehend die Rolle übernimmt, Ihnen die Freundschaft mit sich selbst schmackhaft zu machen. So sehe ich mich jedenfalls und ich freue mich sehr, wenn es immer wieder gelingt.

Auch in den dunkelsten Stunden kann **Humor** sehr viel Heilsames bewirken. Menschen, die neben sich stehen, sind völlig mit diesem Zustand identifiziert. Hier hilft es oft, die Dinge liebevoll zu übertreiben und bewusst zu beklagen, was alles so schlimm ist. Kinder genießen es, wenn man sie in diesem desolaten Zustand mitfühlend „auf den Arm" nimmt, indem man sie völlig versteht und mit Genuss alles, was schlimm ist, so übertreibt, dass ihnen die Absurdität klar wird. Auf diese Weise ist die Welt vielleicht doch nicht nur düster. Humorvolles Mitgefühl, bei dem sich jemand wirklich angenommen und verstanden fühlt, tröstet, berührt und zaubert oft ein erlösendes Lächeln hervor und bringt auf neue Ideen:

„Machst du mir einen Kakao?", fragt ein Kind zum Beispiel. Ein Erwachsener könnte sagen: „Mir geht's heute gar nicht gut! Ich glaube, ich mach mir jetzt einen schönen Tee, leg mich in die Badewanne und höre meine Lieblingsmusik." Falls ein Partner vorhanden ist, könnte man diesen sogar bitten, einen mal richtig zu bedauern. In Ermangelung eines Partners kann man auch mal ausgiebig jammern und klagen, zumindest in Gedanken oder schriftlich. Das entspannt und das Selbstgefühl kommt wieder. Bei manchen entsteht es auch zum ersten Mal. Auch ich selbst habe es Schritt für Schritt lernen müssen, denn in meiner Kindheit galt es, zu gehorchen und sich anzupassen. Ich kann deshalb sehr gut nachvollziehen, wie es Ihnen geht. Selbstgefühl ist jedoch etwas sehr Einfaches. Es hat nichts mit dem „hohen Selbstwertgefühl" zu tun, das man angeblich haben sollte. Es ist einfach nur ein Gefühl für sich selbst und das, was gerade ist. Mehr nicht.

Meine Empfehlung:

Spüren Sie einmal nach, wann Sie sich als Kind ganz versonnen gefühlt haben oder was Sie auch heute noch berührt. Ist es ein Tier, ein Sonnenuntergang? Ist es eine Situation, wenn Sie allein oder wenn Sie zu zweit sind? Ist es, wenn Sie in Ruhe sind oder wenn Sie einen Spaziergang in der Natur machen? Gibt es Tätigkeiten, bei denen Sie mit sich in Verbindung sind? Bei mir ist es unter anderem das Schreiben, bei dem ich mich ganz auf mich selbst konzentriere, ein entspanntes Körpergefühl habe und versuche, meine Gedanken ganz vorsichtig in Worte zu fassen, so, als würden Sie mir gerade zuhören.

Ich bin sicher, Sie werden, wenn Sie auf sich achten, immer häufiger bei sich sein. Denken Sie daran, es fängt immer mit einem guten Körpergefühl an. Lassen Sie los: Kiefer, Schultern, Gelenke. Atmen Sie sanft und nehmen Sie einfach das Gefühl für sich selbst wahr, egal, wie es gerade ist. Es ist immer da, gerade jetzt und hier!

Selbstfürsorge statt Opferhaltung

Zum Verständnis:

Wir haben beim Thema Ernährung schon davon gesprochen, dass gesundes Essen eine schöne Gelegenheit ist, mit sich selbst fürsorglich umzugehen. Diese Fürsorge ist für Menschen im Stimmungstief nicht ganz einfach. Der Antrieb fehlt (wie im Kapitel über die Lethargie bereits angesprochen wurde). Oft ist es für die Betroffenen auch ungewohnt, sich überhaupt mit sich selbst zu beschäftigen. Hinzu kommt häufig noch das Gefühl, Fürsorge vonseiten wichtiger Bezugspersonen in der Vergangenheit vermisst zu haben. Das kann zu einer gewissen Opferhaltung und zu der tiefen Überzeugung führen, dass die anderen am derzeitigen Zustand schuld seien. Selbst wenn das so sein sollte, ist es doch immer unser ganz persönliches Schicksal und es beinhaltet die Aufforderung: Tu dir jetzt etwas Gutes. Sei jetzt ganz besonders freundlich zu dir. Gib dir selbst all die Liebe, die du immer vermisst hast!

Vielleicht kommt es Ihnen übertrieben oder fast albern vor, sich selbst in den Mittelpunkt zu stellen, da Sie bisher Ihre gesamte Aufmerksamkeit auf Arbeit, Familie oder die tägliche Routine gerichtet haben. Vielleicht war es bisher auch nicht nötig, sich um sich selbst zu kümmern, da Sie gut zurechtgekommen sind oder vielleicht einen fürsorglichen Partner hatten, der Ihnen den Rücken freigehalten hat. Es ist etwas Neues, auf die eigenen Bedürfnisse und Empfindungen zu achten, ja, sie überhaupt zu registrieren. Sie stabilisieren auf diese Weise Ihre Neurotransmitterproduktion im Gehirn und stellen sich auf eigene stabile Füße. Selbstfürsorge ist nichts anderes, als sich selbst eine gute Mutter- und/oder Vaterinstanz zu sein. Falls Sie dafür kein gelungenes Modell in Form eigener Eltern haben, erfinden Sie eben ein neues:

Das mütterliche Prinzip besteht vor allem darin, Geborgenheit, Wärme, Trost und Halt zu geben. Eine Mutter repräsentiert vor allem die körperliche und seelische Versorgungsinstanz, während ein Vater schwerpunktmäßig die Sicherheit nach außen, Grenzen, Ermutigung und Orientierung in der Welt vermittelt. Wir brauchen immer beides. Gute Eltern haben Humor, da, wo es angebracht ist. Sie fordern uns auch mal heraus oder beschützen uns. All dies können wir mit uns selbst tun, auch wenn das erst einmal schwierig erscheint, insbesondere dann, wenn es uns schlecht geht. Der Impuls ist dann eher, jemand anders müsse uns helfen. Doch auch wenn es uns nicht gut geht, können wir immer eine Kleinigkeit für uns selbst tun.

Vielleicht ist es Ihnen auch schon einmal so ergangen wie mir früher: Ich hatte sehr oft schlechte Laune und wusste nicht, warum, und auch nicht, was ich tun sollte, damit es mir besser ging. Wenn jemand mir riet, ich solle mich doch mit einem schönen Kinofilm oder einem Saunabesuch verwöhnen, hätte ich das zwar tun können, doch es hätte nichts Wesentliches verändert. Allein Wörter wie „genießen" oder „verwöhnen" waren Fremdwörter, die ich nicht verstand. Wenn es Ihnen zurzeit so geht und Sie ratlos sind, wie Sie fürsorglich mit sich umgehen sollen, dann gilt immer der erste Schritt: Nehmen Sie sich mit dem Gefühl, dass Sie gerade haben, voll und ganz an. „Ja, ich weiß überhaupt nicht, wie das geht – für mich zu sorgen!" Es kann sein, dass Sie bei dieser Feststellung Schmerz und Trauer empfinden. Vielleicht kommen Ihnen auch Tränen in die Augen. Das ist sehr gut, denn dann sind Sie schon bei Ihrer wahren Empfindung von sich selbst mit all der Bedürftigkeit, die gerade da ist, angekommen.

Wie eine zugewandte Mutter oder ein guter Vater könnten Sie das eine Weile freundlich kommentieren. „Ja, das ist jetzt gerade alles nicht richtig!" Ein Freund zitierte manchmal in Situationen, in denen es mir so ging, diese Strophe aus einem alten Song von Ulrich Roski:

„Die Bänder sind zerrissen. Die Klüfte sind zu tief! Alle Hoffnung ist verschlissen. Alles geht im Leben schief. Mein Cognac
schmeckt nach Seife, mein Pudding schmeckt nach Jod. Und
mein Schwein fängt an zu pfeifen, und am liebsten wär ich
to-o-ot.“

Manchmal brachte es mich zum Grinsen, manchmal machte es mich
wütend, in jedem Falle änderte es meine Stimmung, allein dadurch,
dass mich jemand mitfühlend „auf den Arm nahm“.

Statt sich also darüber zu ärgern oder ein „Drama“ daraus zu
machen, dass es Ihnen gerade so geht, halten Sie inne. Lassen Sie alle
Glieder locker und atmen Sie mehr in den Bauch. Atmen Sie langsam aus. Hören Sie auf, dagegen anzukämpfen, dass es gerade so ist,
wie es ist. Berühren Sie zum Beispiel mit Ihren beiden Handflächen
kurz die Innenseiten Ihrer Knie. Das beruhigt schon etwas. Auch das
ist Fürsorge im Hier und Jetzt. Der Effekt ist, dass Sie dadurch das
Alarmprogramm im Gehirn ein wenig herunterdimmen, sodass
Ihnen irgendetwas Neues *einfallen* kann. Überfordern Sie sich nicht
mit dem Anspruch, perfekte Selbstfürsorge zu betreiben, wenn Sie
das nicht gewöhnt sind. Schon eine kleine Geste, wenn Sie sie
bewusst erleben, bringt mehr als alle großen Dinge, die Sie jetzt tun
zu müssen meinen.

*Eine Frau hatte abgesehen von ihrer darniederliegenden Stimmung
schon eine ganze Weile starke Einschlafstörungen und spürte immer
eine große Unruhe, wenn sie abends im Bett lag. Sie machte pflichtbewusst ihre Entspannungsübungen, aber sie erreichte damit nichts.
Ihre Seele wurde davon nicht berührt! Bei näherem Nachfragen, was
diese Unruhe denn für ein Gefühl sei, kam sie darauf, dass es eigentlich
eher so eine Art Ärger sei über die unfreundliche Art, wie ihr Sohn in
letzter Zeit mit ihr sprach. Sie hatte sich nicht getraut, ihm zu sagen,
wie sehr sie das verletzt hatte. Selbstfürsorge bedeutete hier, sich einzugestehen, dass sie gerne wertschätzend behandelt werden wollte.*

Sie tat das erst einmal mit sich selbst, indem sie sich mit ihren Gefühlen ernstnahm. Sie legte ihre Hände auf den Brustkorb und atmete sanft aus. Das beruhigte sie. Indem sie also ihre Entspannung nicht einfach nur mechanisch absolvierte, sondern mit einem Gefühl für sich selbst verband, erreichte sie damit auch ihre Seele. Es machte sie ein wenig traurig und betroffen, jedoch waren das immerhin Gefühle statt des typischen „Gefühls von Gefühllosigkeit". Sie konnte damit besser einschlafen. Zu einem passenden Zeitpunkt sprach sie mit ihrem Sohn über ihre Bedürfnisse und konnte sie klären. Dieser kleine Erfolg machte sie stolz. Sie bekam ein immer besseres Empfinden für ihre Bedürfnisse.

Gehen Sie also nicht über Ihre Gefühle hinweg, weil Sie vielleicht denken: Ich bin viel zu empfindlich! Indem Sie sich selbst ernstnehmen, werden Sie auch von anderen rücksichtsvoller und fürsorglicher behandelt. Selbstfürsorge bedeutet aber manchmal auch, sich einen kleinen Tritt zu geben und sich zum Beispiel Grenzen zu setzen, wenn „Herunterzieher" und depressive Gedanken überhandnehmen. Auch ist es manchmal angebracht, sich fürsorglich im Selbstmitleid zu unterbrechen im Sinne von: „Jetzt ist Schluss damit. Was könnte ich stattdessen tun?" Und dann ändern Sie den Ort oder die Ebene Ihres Denkens, indem Sie nach einer sinnvollen Beschäftigung suchen.

Sich selbst zu „bemuttern" können Sie Schritt für Schritt üben. Fragen Sie sich ständig: Was ist jetzt gerade gut für mich? Wenn Sie es nicht wissen, dann probieren Sie es aus. Durch Versuch und Irrtum bekommen Sie mit der Zeit immer mehr Routine und Entscheidungssicherheit, vor allem, wenn Sie sich hinterher jeweils bewusst machen, was gut war. Eine kleine Notiz, ein Smilie in Ihrem Tagebuch dienen Ihnen als Gedächtnisstütze für alles, was gelungen ist. Sie werden vielleicht einwenden, dass andere über Ihr Leben bestimmen, Ihre Familie, Ihre Vorgesetzten, das System. Das mag sein, aber innerhalb dieses vorgegebenen Rahmens gibt es ganz verschiedene Möglichkeiten, damit umzugehen. Die Rahmenbedingungen mögen noch so schwierig sein – Sie können zumindest freundlich zu sich selbst sprechen.

Warum ist Selbstfürsorge so wichtig? Wenn wir uns selbst fürsorglich behandeln, können wir auch von anderen wirklich etwas annehmen, da es unsere Seele erreicht. Ähnlich wie bei einem Essen kommt es oft nicht auf das Besondere an, sondern auf die Liebe, mit der es dargeboten wird. Je freundlicher Sie zu sich selbst sind, desto zugewandter sind andere zu Ihnen.

Falls es Ihnen schwerfällt, sich um sich selbst zu kümmern, stellen Sie sich vor, was ein Kind brauchen würde, wenn es ihm so ginge wie Ihnen. Meist kommt dann der Vorschlag, es brauche Zuwendung und Mitgefühl, die aber gerade gar nicht möglich sind. Imaginieren Sie dann in Ihrer Fantasie einfach eine Situation, die angenehm wäre.

Ein Mann, der es schwer hatte, mit sich selbst weniger streng zu sein, fand für sich ein gutes Bild: Er sah sich ganz allein auf einer Lichtung im Wald und die Sonne schien warm auf ihn. Obwohl er allein war, hatte er das Gefühl, zu der Natur um ihn herum ganz dazuzugehören. Für ihn ging es nicht um bestimmte fürsorgliche Personen, sondern eher um ein Gefühl von Unabhängigkeit und Freiheit bei gleichzeitiger Wahrnehmung von Sicherheit und Geborgenheit. Im Körper fühlte er sich gelöst und aufgerichtet.

Viele meinen, Selbstfürsorge sei zu anstrengend, brauche viel Zeit oder man drehe sich dabei nur noch um sich selbst. Dem ist nicht so. Selbstfürsorge ist oft nur eine *Haltung*, die wir gegenüber uns selbst einnehmen. Sie ist mitfühlend, unterstützend und macht uns frei. Dann können wir auch einmal von unserem Partner oder von Menschen, die uns nahestehen, eine ganz bestimmte Fürsorge erbitten: „Darf ich dich mal volljammern? Kannst du mich mal ganz doll trösten?" Wünsche dürfen auch mal ganz verrückt sein! Wenn Sie sie auf diese Weise ausdrücken, werden Sie von Ihren Nächsten mehr bekommen, als Sie gedacht haben.

Meine Empfehlung:

Gewöhnen Sie sich eine Haltung an, bei der Sie sich selbst freundlich beobachten und kommentieren: „Okay, gerade geht es mir nicht so gut. Was ist gerade los? Ist es mehr mein Körper oder sind es meine Gefühle, die gerade streiken? Was brauche ich jetzt? Eher Ruhe oder Anregung, Zuwendung oder Rückzug?" Eine besondere Form von Selbstfürsorge ist es, wenn Sie Ihre Fortschritte dokumentieren. Ich nenne das gerne „Goldplättchen sammeln". Indem Sie mit einem Smilie oder Ähnlichem Ihre kleinen Siege markieren, sorgen Sie für eine ständige Ermutigung. Auch nüchterne Berichte nach Art eines Logbuchs, die man von Weltumseglern kennt, können genau die Stationen der Seelenreise mit ihren erreichten Etappenzielen festhalten. Sie sind wertvolle Dokumente der eigenen Entwicklung.

Ein Mann widmete von Zeit zu Zeit eine Seite seiner Aufzeichnungen einer kurzen Inventur und war erstaunt, welch ein Unterschied sich von einem Monat zum nächsten ergab. „Vor zwei Monaten war meine Stimmung so schlecht, dass ich mit Mühe einen kleinen Spaziergang machen konnte. Jetzt jogge ich schon kleine Runden, ohne erschöpft zu sein, und heute habe ich Lust auf Kino!"

Sie sehen, Selbstfürsorge ist auch etwas sehr Praktisches, das der Seele hilft, sich Schritt für Schritt zu stabilisieren.

„Tankstellen" für die Seele – Quellen der Freude

Zum Verständnis:

Bei der Kapitelüberschrift hatte ich zunächst den Impuls, zu schreiben: „Lebensfreude zurückgewinnen", doch es gibt depressive Menschen, die in ihrem ganzen Leben tatsächlich noch nie anhaltende Lebensfreude empfunden haben. Viele sind schon seit Kindheitstagen zumindest latent depressiv. Sie haben unter widrigen Umständen funktioniert und mehr „über-lebt" als gelebt. In der Medizin gibt es dafür sogar die internationale Diagnosebezeichnung der „Dysthymie", die durch ein chronisches Gefühl von Missstimmung, durch Fehlen von Freude sowie anhaltende Hoffnungslosigkeit gekennzeichnet ist.

Für solche Menschen ist es ein ganz normales Lebensgefühl, sich unglücklich zu fühlen. Sie kennen es nicht anders und meinen, das sei ein Teil ihrer Persönlichkeit. In Wahrheit ist es jedoch der chronische Mangel an Zuspruch und Unterstützung insbesondere vonseiten der Eltern, der ihnen dieses depressive Grundgefühl vermittelt hat. Lebensgenuss ist diesen Menschen meist fremd. Die akute Depression ist dann eine Möglichkeit, einen neuen Zugang zu sich selbst und zu echter Lebensfreude zu finden.

Freude hat viele Facetten. Sie kann sehr verhalten sein, aber auch laut und ekstatisch. In jedem Fall ist sie ein Ausdruck erfüllten Lebens, und sei es nur für Momente. Diese Momente der Freude gilt es in der Depression zu kultivieren, vor allem aber nicht unbemerkt vorüberziehen zu lassen. Durch Momente der Freude erholt sich unser Neurotransmittersystem. Sie melden nämlich dem emotionalen Gehirn ganz deutlich: Hallo, zurzeit ist alles okay!

Freude kann man nicht herbeizitieren. Und doch können Sie eine Menge dazu beitragen, dass wieder Freude in Ihnen aufkommt. Ich möchte im Folgenden verschiedene Möglichkeiten aufzeigen.

In der Depression sind die Betroffenen in einem regressiven Zustand – ähnlich einem Rückschritt in der Entwicklung –, in dem vor allem die negativen Emotionen zum Ausdruck kommen: Kleinheitsgefühle, Ärger über das eigene Unvermögen, Angst vor jeglicher Anforderung, Lethargie und Unlust, Groll und Überdruss. Wie soll da Freude aufkommen, insbesondere, wenn man der Einzige unter seinen Mitmenschen ist, der von solchen Stimmungen betroffen ist?

Wir haben schon darüber gesprochen, dass es nicht darum geht, gegen diese Gefühle und Empfindungen anzukämpfen, sondern darum, sie immer zunächst anzuerkennen und dann damit umzugehen. Die Frage ist alsdann: „Was kann ich jetzt tun, damit es mir jetzt, in diesem Augenblick, besser geht?"

Ich frage meine Patienten oft, was sie als Kind getan haben, wenn es ihnen nicht gut gegangen ist, denn Kinder haben ein untrügliches Gespür dafür, wie sie in schwierigen Lebenssituationen seelisch überleben. Da höre ich dann Antworten wie diese: „Ich hab mich in einen Winkel auf den Dachboden unseres Hauses zurückgezogen und gelesen." Andere haben sich auf ihr Fahrrad gesetzt und sind durch den Wald geradelt. Zwei ganz verschiedene Strategien mit dem ähnlichen Ziel: sich an einen Ort zurückzuziehen, wo es heil und still ist und wo einen keiner erreichen kann. Dieser Ort ist wenigstens für eine gewisse Zeit geschützt vor „Angriffen", vor schlechter Stimmung, in die man hereingezogen werden könnte, und er erlaubt es, für einen Moment aufzuatmen und wieder bei sich und seinen eigenen Bedürfnissen und Gedanken zu verweilen.

Ich selbst habe als Kind, soweit ich zurückdenken kann, bei Spaziergängen mit meinen Eltern stets nach Unterschlupfen, kleinen Höhlen oder verborgenen geschützten Plätzen im Wald Ausschau gehalten, in denen man gemütlich verweilen könnte. Das tat ich nur in der Fantasie, doch bereitete mir allein die *Vorstellung* ein Gefühl von stillem Wohlbehagen, das es in meiner Kindheit selten gab. Höhlen- oder Rückzugsassoziationen dienen dazu, sich noch einmal ganz in das geschützte Embryonalstadium zurückzuversetzen, wo man alles bekommt, was man braucht, und niemand etwas von einem verlangt. Es geht also darum, dass Sie bei sich selbst nach Quellen des Wohlgefühls forschen. Sie kennen solche Quellen, haben sie aber vielleicht vergessen, da es bisher nicht nötig war, bewusst darauf zurückzugreifen.

Letzthin fragte ich einen Mann, dem das Leben angesichts all der Anforderungen, die an ihn gestellt wurden, nur noch zur Last fiel, ob es etwas gebe, was ihn früher einmal erfreut habe. Sein Gesicht hellte sich auf und seine Augen glänzten bei den Worten: „Ich habe Mandoline gespielt." Es stellte sich heraus, dass er darin sogar sehr gut war, so gut, dass er jederzeit wieder damit loslegen konnte. Er sagte: „Das ist wie Radfahren, das verlernen Sie nicht." Er hatte das Mandolinespielen nach und nach aufgegeben, als die Arbeit in seinem Betrieb umfangreicher wurde. Da er ohnehin darüber klagte, schlecht abschalten zu können, schlug ich ihm vor, nach der Arbeit erst einmal sein Instrument aus dem Kasten zu nehmen und eine kurze Übungssequenz einzulegen. Allein diese Vorstellung löste schon ein Lächeln bei ihm aus. Ja, das könne er mal probieren, meinte er. Das Erklingen der Mandoline war eines von vielen Elementen, die ihm halfen, wieder mehr bei sich zu sein. Natürlich kann und muss nicht jeder ein Instrument spielen, aber ganz allgemein gilt: Menschen, die auch nur ein wenig musikalisch sind, fangen sich leicht „Ohrwürmer" ein, eingängige Melodien, die sie immer schnell präsent haben und vor sich hin summen können. Sie sind sehr wirksam, um kreisende Gedanken und negative innere Bilder zu vertreiben. –

Eine Frau erzählte, sie habe in der Klinik wieder angefangen zu trommeln. Sie habe es eigentlich nur einmal ausprobieren wollen. Dabei war sie selbst erstaunt, wie gut es ihr damit ging. Sie fühlte sich auf einmal sehr vital. Auch ihre Mitpatienten hatte sie angesteckt mit ihrem Spiel. Das war die Initialzündung dafür, dass sie aus der tiefsten Krise herausfand.

Ich kann Ihnen also nur empfehlen: Wenn Sie den Impuls haben, etwas auszuprobieren – tun Sie's einfach! Der Effekt wird sich dann schon zeigen. Hauptsache, Sie treten in Aktion, selbst wenn Sie ein wenig herumprobieren müssen, bis Sie etwas Geeignetes finden, und es nicht gleich den großen Durchbruch gibt. Stetiges Probieren aktiviert Ihr Gehirn, sich kreativ mit der Frage zu beschäftigen, wie Sie wieder Freude in Ihr Leben bringen können. Die Depression ist dann zwar noch da, aber sie wird immer wieder unterbrochen durch kleine Momente der Freude. Wenn Sie diese Momente kultivieren, schwindet die Depression immer mehr und Ihre Lebenskräfte kommen wieder.

Deshalb sind in psychotherapeutischen Kliniken künstlerische und ergotherapeutische Angebote wesentliche Bestandteile des Therapiekonzepts. Seinen Gefühlen durch Farbe, durch Plastizieren oder Schnitzen Ausdruck zu verleihen, das hilft dabei, wieder ein Gefühl für sich selbst zu bekommen. Eine Frau entdeckte in der Klinik ihre Freude am Filzen – eine Tätigkeit, die viel Geduld erfordert, aber sehr überraschende Form- und Farbeffekte mit sich bringt. Allein die kleinen Erfolgserlebnisse, überhaupt etwas zustande gebracht zu haben, bauten sie auf. Doch nicht jeder ist in diesem Sinne kreativ:

Eine Frau entgegnete mir auf die Frage, was sie denn als Kind gerne gemacht habe: „Ich habe kein Hobby, ich weiß nicht, was ich da sagen soll. Ich bin eigentlich nur immer weggerannt." Diese Frau ist ein Bewegungstyp, sie braucht frische Luft und spürt sich am besten, wenn sie draußen größere Strecken zurücklegt, sozusagen ihren eigenen Weg findet. Das galt es jetzt bewusst zu nutzen: Sie erkundete die Umgebung ihres Zuhauses, wobei sie ganz erstaunt darüber war, dass sie viele interessante Ecken gar nicht kannte. Sie hatte zunehmend Freude daran, immer neue Wege zu gehen. Dabei wurde ihr bewusst, dass sie eigentlich eine Entdeckerin war, die den Wunsch nach einer längeren Auslandsreise schon viel zu lange aufgeschoben hatte. –

Jeder Mensch hat Ressourcen, die hilfreich sind, zum Beispiel stricken, handwerklich tätig sein, basteln, lesen, kochen, backen. Ein Mann entdeckte seine Liebe zu Hunden wieder neu, als er unterwegs zufällig mit einem Hundebesitzer in Kontakt kam. Einige Zeit später legte er sich wieder einen Hund zu. Indem er für den Hund sorgte, sorgte er auch für sich selbst. Damit brachte er sein ständiges Kreisen um die eigene Person zum Stillstand.

Freude entsteht vor allem auch dann, wenn damit eine gewisse Anstrengung verbunden ist. Der Erfolg vermittelt dem Gehirn, dass es sich lohnt, sich für ein Ziel anzustrengen. Die Neurotransmitter für Motivation und Frustrationstoleranz werden auf diese Weise aktiviert. Es beginnt eine positive Rückkopplung, die das depressive Denken immer mehr verdrängt. Haben Sie Geduld mit sich. Der Heilungsprozess braucht eine Weile, um in Ihrer Persönlichkeit eine neue Stabilität zu verankern. Je mehr Zeit Sie sich dafür gewähren, desto schneller geht es voran! Diese Zeit ähnelt dem gemächlichen Trott eines Bergsteigers am *Mount Everest* auf dem Weg zum Gipfel, der langsam von einem Stützpunkt zum nächsten geht, um sich an die dünne Luft zu gewöhnen. Sie werden in Ihrem Leben tagtäglich von dieser Leistung zehren können.

Ein Mann, der eine schwere Depression überwunden hatte, bemerkte, als ich ihn Jahre später traf: „Heute kann mich nichts mehr erschüttern. Ich weiß, dass ich mich aus allen Tiefen wieder herausarbeiten kann. Das habe ich damals gut geübt, als ich mich von einer kleinen Freude zur nächsten gehangelt habe. Die meisten Menschen haben nur ein Leben. Ich habe zwei, nämlich das Leben vor und das nach der Erkrankung."

Deshalb: Finden Sie Ihre ganz persönlichen Freudequellen – es gibt sie!

Meine Empfehlung:

Nehmen Sie sich in Stille einen Moment Zeit, um nachzuspüren, welche Tätigkeiten oder Seinszustände Ihnen als Kind geholfen haben, sich besser zu fühlen. Gute Ressourcen erkennt man daran, dass sie ein nachhaltig gutes körperliches und seelisches Empfinden auslösen.

Nehmen Sie ein Blatt Papier zur Hand und schreiben Sie drei verschiedene angenehme Tätigkeiten oder Seinszustände auf, die Sie kennen. Das muss nichts Großes sein. Schauen Sie sich an, *warum* genau Sie etwas Bestimmtes eigentlich gerne tun oder *warum* Sie gerne in einer bestimmten Situation sind. Ich möchte Ihnen ein Beispiel nennen:

Eine Frau erzählte, sie könne stundenlang am Fenster sitzen und die Hühner ihrer Nachbarin beobachten. Sie sei dabei ganz in sich versunken und fühle sich wohl. Auf die Frage, wie sie sich das erklären könne, fiel ihr erst nichts ein, doch dann bemerkte sie: „Die machen, was sie wollen, die sind einfach komisch, wie sie da mit ihrem Hinterteil wackeln." Ich machte sie darauf aufmerksam, dass sie gerade ihren Sinn für Humor und den Wunsch, einfach so zu sein, wie sie war, für sich entdeckt habe. Wir suchten dann weiter nach Situationen, die zum Lachen sind, wie zum Beispiel: sich selbst am Spiegel die Zunge herausstrecken, albern tanzen oder sprechen.

Hier ein ganz konkretes Beispiel für Ihr Vorgehen:

> Lieblingstätigkeit oder Lieblingssituation:
> *Ich lese gern.*

> Wie geht es mir dabei körperlich?
> *Ich bin entspannt.*

> Was für ein Gefühl habe ich dabei in der Regel?
> *Ich bin ganz in mich selbst versunken.*

> Was bedeutet mir diese Tätigkeit oder Situation?
> *Bücher zeigen Wege und Lösungen auf.*

> Welchen ideellen Wert hat das?
> *Unterstützung und Hoffnung*

*

Und jetzt sind *Sie* dran! Entdecken Sie mindestens drei Tätigkeiten oder Gelegenheiten, bei denen Sie sich aus irgendeinem Grund wohlfühlen. Machen Sie ein Spiel daraus, herauszufinden, warum Sie die vielleicht banalsten Dinge gern tun oder gern erleben. Dies hat immer einen tieferen Grund, der Ihre Seele nährt. Finden Sie ihn heraus, jetzt sofort!

Sich selbst lieben lernen

Zum Verständnis:

Sich selbst zu lieben ist in der Vorstellung der meisten Menschen, die gerade eine Krise durchmachen, ein so „großes" Gefühl, dass es ihnen wie eine viel zu hoch gelegte Latte beim Sport vorkommen mag. Außerdem finden Sie gerade nichts Positives, was es wert wäre, sich dafür zu lieben. Selbstliebe aber hat damit zu tun, dass man einfach nur Kontakt zu seinem Seelenkern bekommt, doch dieser Zugang ist niedergeschlagenen Menschen gerade versperrt. Sie können sich vielleicht theoretisch vorstellen, worum es geht. Das Gefühl der Selbstliebe erreicht Sie aber nicht wirklich. Vielleicht haben Sie sich bisher meist über Leistung definiert und sind es nicht gewohnt, sich selbst einfach so als Mensch ein positives Existenzrecht zuzusprechen.

Ich möchte Ihnen einige Hinweise geben, wie auch Sie mit sich selbst und mit der Liebe zu sich selbst in Berührung kommen können.

Liebe ist immer im Überfluss da, doch ist es mit der Liebe so, dass man an diesem reich gedeckten Tisch sehr leicht verhungern kann. Der Grund ist: Liebe macht Angst! Sich über alles Mögliche zu beschweren, alles in dunklen Farben zu sehen ist leichter, als Regungen wie Liebe zuzulassen. Da Sie in der Depression schon „schmerzgewohnt" sind, ist es ganz naheliegend, dass Sie sich von dem Element Liebe möglichst fernzuhalten versuchen. Vielleicht hilft Ihnen die folgende Geschichte einer Klientin zu einem besseren Verständnis.

Es war eine Frau mittleren Alters, die nach außen völlig unauffällig erschien. Sie erzählte mir, sie habe das Lieben gelernt wie das Buchstabieren, das Fahrradfahren oder eine Fremdsprache. Natürlich hatte sie wie die meisten Menschen so eine gewisse Ahnung, wie sich das anfühlt, wenn man mit jemandem verbunden ist oder jemanden sympathisch findet, doch sie empfand bis in ihre frühe Erwachsenenzeit nicht wirklich ein Gefühl von Herzenswärme, weder für sich selbst noch für andere. Viele Menschen der Kriegs- und der Nachkriegsgenerationen, aber auch der heutigen Zeit fühlen sich so. Sie wirken zunächst ganz normal, zuweilen aber wie „Erfolgsroboter", die mit Gefühlen nicht viel zu tun haben.

Diese Frau kam, wie sie berichtete, mit dem Gefühl von Liebe zum ersten Mal als Studentin in Berührung: Sie war mit ihrem Freund auf einer großen Reise durch Spanien, wo sie am Strand einen kleinen, humpelnden Yorkshireterrier fanden: struppig, ausgesetzt, mit einem gebrochenen Bein. Was da in ihr vorging, beschrieb sie mir so: „Ich werde den Blick dieses Tieres nie vergessen. Er berührt mich noch heute. Ich wusste sofort: Das ist es, das Gefühl …!" Durch diese Begegnung mit dem kleinen Tier war ihr schlagartig klar, dass alles, was sie sich bisher unter diesem Gefühl vorgestellt hatte, nicht das wirkliche Gefühl war. Dieses Tier, das sie in ihre Obhut nahm, veränderte ihr Leben.

Wie oben angedeutet, machte dieses Gefühl der Frau nicht nur Freude, sondern vor allem ganz viel Angst und noch viel mehr Schmerz. Ihr war durch dieses Erlebnis auf einmal bewusst geworden, dass sie über Jahre ihres Lebens etwas Entscheidendes vermisst hatte.

Viele Menschen haben in ihrer Kindheit die Erfahrung echter Liebe vonseiten ihrer Eltern in zu geringem Maße gemacht. Eltern können oftmals nur das geben, was sie selbst haben. Kriege und ihre Folgen sorgen vielfach dafür, dass Herzen sich verschließen, weil der Schmerz zu groß ist: „Heinrich, der Wagen bricht", sagt der aus dem Froschstadium erlöste Prinz im Märchen vom *Froschkönig*, worauf der Diener entgegnet: „Nein, Herr, der Wagen nicht, es ist ein Band von meinem Herzen, das da lag in großen Schmerzen, als Ihr in dem Brunnen saßt, als Ihr eine Fretsche wast (ein Frosch wart)." Und weiter heißt es in dem Märchen: „Der treue Heinrich hatte sich so betrübt, als sein Herr war in einen Frosch verwandelt worden, dass er drei eiserne Bande hatte um sein Herz legen lassen, damit es ihm nicht vor Weh und Traurigkeit zerspränge." Viele Menschen brauchen diese Herzensbande, um leben zu können, manchmal nur für

eine gewisse Zeit, wenn zum Beispiel im Beruf eine extremes Durch-
haltevermögen gefragt ist. Manchmal gewöhnen sie sich jedoch
daran. Ihr Herz ist dann so „zu", dass sie es nicht mehr bemerken.
Eine Krise kann dann oft ein Herzöffner sein.

**Welche Erlebnisse können nun bei *Ihnen* dafür sorgen, dass Ihr
Herz lebendig wird und Sie die Schwingungen der Liebe wieder
oder auch erstmalig zulassen können?** Unser Herz ist als einziges
Organ in der Lage, Oxytocin, den Neurotransmitter des Mitgefühls,
aus sich selbst heraus zu produzieren. Manchmal ist das Herz regelrecht „schwer". Es ist dann wirklich schwerer als normal, weil der
Herzmuskel auf Kummer reagiert und das Blut weniger gut heraus-
pumpt. Dann ist einem „nicht leicht ums Herz".

Vielleicht hilft Ihnen die Vorstellung, dass Ihr Herz einem un-
glaublich treuen Hund ähnlich ist, der zuverlässig seinen Dienst
tut, egal, was Sie ihm zumuten. Als Ärztin bin ich manchmal wirklich erstaunt, was unsere Herzen alles aushalten und wie dankbar sie
auf Zuwendung reagieren. Allein dadurch, dass Sie eine Hand auf Ihr
Herz legen und sich vorstellen, mit ihm zu sprechen, ändert es sofort
seine Schlagfrequenz. Es antwortet sofort! In der Fachsprache nennt
man das die „Herzkohärenz". Sie können also mit dem Lieben ganz
praktisch und ganz klein anfangen, indem Sie mit Ihrem Herzen Verbindung aufnehmen und ihm für seinen treuen Dienst danken.

Liebe zeigt sich selten als die „große Liebe". Viel tiefgehender und
verträglicher sind kleine Gesten. Die können Sie nämlich besser
„verdauen". Kleine Gesten wie ein Lächeln, das Sie verschenken, im
Laden, beim Autofahren, Ihrem Partner, Ihrer Nachbarin gegenüber,
kommen als Herzensschwingung zu Ihnen zurück. „Baden" Sie
darin! So lernen Sie, Ihr Herz zu öffnen. Ähnlich, wie man beim
Sport einen Muskel trainieren muss, so kann man auch das Lieben
trainieren. Sie müssen nicht etwa darauf warten, bis jemand Sie so
liebt, wie Sie sich das erträumt haben. Lieben kann man sozusagen
aus der leeren Tasche! Davon wird sie voll.

Meine Empfehlung:

Um das Herz und seine Liebesfähigkeit zu trainieren, gibt es eine schöne Übung, die in vielen spirituellen Traditionen praktiziert wird. Ich möchte sie hier die „Herz-Hirn-Atmung" nennen. Sie harmonisiert die Verbindung zwischen unserem Herzen, genauer gesagt: unserem Herzschlag, und dem emotionalen Gehirn. Die Verbindungen zwischen Herz und emotionalem Gehirn sowie zwischen Herzschlag und Atmung werden bei David Servan-Schreiber in seinem Buch *Die neue Medizin der Emotionen* (2006) als sogenannte Herzkohärenz beschrieben. Und zwar ist der Rhythmus zwischen unserer Atmung und unserem Herzschlag gestört, sobald wir angespannt sind und negative Gefühle empfinden. Es besteht dann ein chaotischer Rhythmus von Fülle und Leere, der sich per Neurotransmitter auch unserem emotionalen Gehirn mitteilt; die Stimmung ist dann schlecht.

Herz-Hirn-Atmung

Sie können wieder zu einem harmonischen und wohltuenden Herz-Atem-Rhythmus zurückfinden, indem Sie Ihren Atemstrom ganz sanft lenken. Stellen Sie sich vor, dass Sie sanft durch die Herzgegend einatmen und durch den Solarplexus (also da, wo Ihr Magen ist) wieder ausatmen. Um Ihr Herz dabei besser wahrzunehmen, können Sie eine Hand auf Ihr Herz legen. In wenigen Minuten beruhigen sich Körper und Seele und Sie bekommen mehr Gefühl für sich selbst. Manchmal fühlt sich das wie Liebe an.

Wenn ich selbst mich in eine liebevollere Stimmung versetzen möchte, mache ich gerne diese Übung. Sie besänftigt mich sofort. Lassen Sie sich von sich selbst berühren. Das reicht schon, um sich zu lieben. Probieren Sie es aus, jetzt gleich!

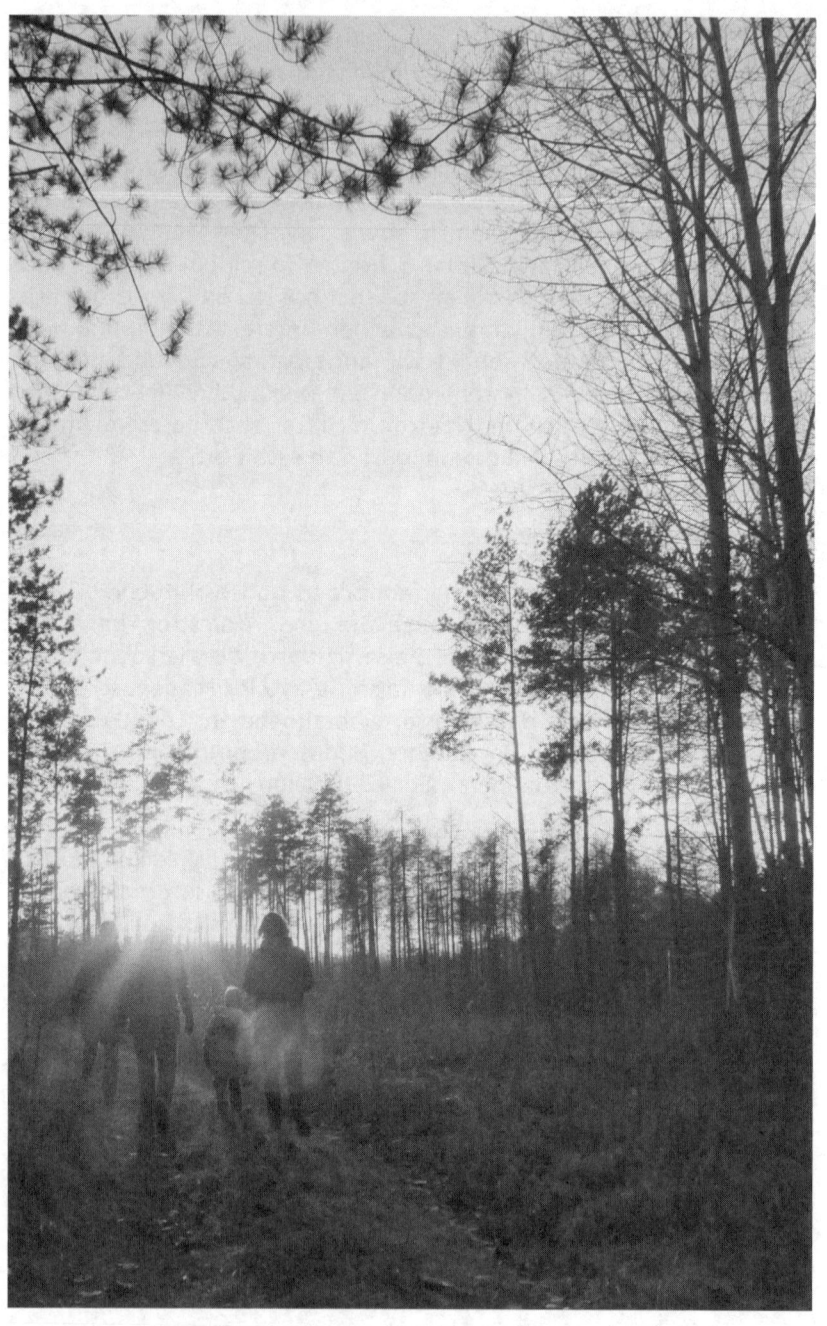

Themenkreis 6: Ich und die anderen

Ein Wort an Angehörige und Freunde oder: So gelingt Beziehung

Zum Verständnis:

Zwischenmenschliche Beziehungen werden durch ein harmonisches Geben und Nehmen in der Balance gehalten. Das ist auch dann nicht anders, wenn ein Partner oder Angehöriger in einer Krise ist. Eine Partnerbeziehung bietet einem Menschen, der an einer Depression erkrankt ist, zunächst einmal Rückhalt und Sicherheit. Oft machen jedoch beide Partner, sowohl der Erkrankte als auch der aktuell stabilere Partner, erstmals die Erfahrung von großer innerer Einsamkeit und Verlorenheit, da der emotionale Kontakt nicht mehr so leicht gelingt.

Jede gute Beziehung verträgt für eine bestimmte Zeit und unter bestimmten Umständen auch schwere Belastungsproben. Häufig ist es jedoch so, dass Angehörige verunsichert sind und nicht recht wissen, wie sie mit dem „depressiven" Familienmitglied umgehen sollen. Auch fließt die Liebe oft nicht mehr wie sonst und Fremdheit macht sich breit. Das macht Angst. Je nach Vorerfahrungen und Stabilität der Beziehung können Verlustängste bis hin zu Panik aufkommen. Das liegt daran, dass Partner füreinander nicht nur Partner sind, sondern immer auch mal „Mutter" oder „Vater" oder mal das „Kind", das bedürftig ist und vom anderen umsorgt werden möchte.

So gerät das Beziehungsgefüge oft in eine Schieflage. Beziehungen sind jedoch etwas sehr Lebendiges und können jederzeit eine neue Richtung nehmen. Worauf sollte man also achten, damit Partner auch Krisenzeiten heil überstehen oder sogar daran reifen? (Was hier beispielhaft für eine Partnerbeziehung ausgeführt wird, gilt auch für ganze Familien und für Freunde.)

Eine seelische Krise erfordert viel Feingefühl in einer Partnerschaft. Schwierig wird es, wenn ein Partner über lange Zeit auf einen Kranken Rücksicht nehmen muss, sich also völlig zurücknimmt oder sogar schon das Gefühl hat, gar kein eigenes Leben mehr zu haben. Es entsteht dann eine Schieflage, die das Gleichgewicht in der Partnerschaft gefährden kann. Rollen schreiben sich fest: Der „Kranke" kommt nicht mehr aus seiner Krankenrolle und der „Gesunde" bleibt in der Helferrolle gefangen. Während der Kranke zunehmend ein schlechtes Gewissen bekommt, dass er den anderen „nur noch" belastet, entstehen beim Helfer zunehmend Aversionen dem Kranken gegenüber. Das kann dazu führen, dass Letzterer nicht mehr ernst genommen wird. Außerdem besteht die Gefahr, dass Angehörige und Freunde darüber selbst depressiv werden und keinen Antrieb mehr haben. Es kann also nur das Interesse des Kranken sein, sich nicht völlig auf dem Beziehungspartner abzustützen, da er so dessen Unterstützung unter Umständen verliert!

Oft ist es ein Spagat zwischen den Wünschen des „gesunden" Partners nach Spaß, Autonomie, eigenen Plänen einerseits und der Sehnsucht des „kranken" Partners nach Nähe, Versorgtwerden und Rücksichtnahme auf seine schlechte Stimmung andererseits.

Was auch immer die Gründe für die Erkrankung sind, der Erkrankte ist und bleibt ein erwachsener Mensch, der dafür verantwortlich ist, wie er in der Krankheit mit sich und seinen Nächsten umgeht. Auch mit einem Kranken kann man klare Absprachen treffen. Absprachen helfen, auf Augenhöhe miteinander zu bleiben.

Auch der Leidende ist dazu aufgerufen, seinen Beitrag zu seinem Gesundungsprozess zu leisten. Es ist völlig in Ordnung, Mitgefühl und Unterstützung durch den Partner anzunehmen, aber dieser ist als *alleiniger* Unterstützer überfordert und außerdem viel zu sehr emotional beteiligt. In einem Fall berichtete mir ein Patient, er sei mit den Nerven am Ende, da seine schwer depressive Frau sich weigere, therapeutische Unterstützung anzunehmen. In seiner Verzweiflung habe er ihr jetzt angekündigt, er werde mit den Kindern ausziehen, weil er es nicht mehr aushalte. Da sein Vorhaben ernst gemeint war, brachte es seine Frau zur Besinnung. Sie war bereit, eine psychosomatische Kur zu machen. Das brachte die Wende.

Man kann Depressiven ein solches Verhalten nicht zum Vorwurf machen, denn es ist Teil des depressiven Denkens, jedoch sollte man manchmal auch deutliche Grenzen setzen. Indirekt brachte die Frau in diesem Fall ihren Mann aber auch dazu, sich selbst endlich ernst zu nehmen und sich klar auszudrücken. Sie profitierten letztlich beide.

Patentrezepte für den Umgang mit schwierigen Situationen gibt es nicht. In Konfliktfällen kann ein gemeinsames Gespräch mit einem Therapeuten etwas klären. Das entlastet die Beziehung.

Ich erinnere mich an ein Partnergespräch mit einem Ehepaar, bei dem der Mann extreme Verlustängste bekam, wenn seine Frau mit guter Laune über eigene Pläne sprach oder wenn sie sich mit ihren Freundinnen traf. Das depressive Denken des Mannes suggerierte ihm: Sie liebt mich nicht mehr, sie wird mich verlassen! Zusätzlich hatte er ein schlechtes Gewissen, weil er nicht an ihrer Freude und ihren schönen Erfahrungen teilnehmen konnte. Er hasste sich selbst dafür. Die Frau hatte schon Bedenken, von bestimmten Dingen zu erzählen, weil sie seine depressiv gefärbte Angst befürchtete. Sie fühlte sich zunehmend hilflos. Oft war sie aber auch wütend über seine extremen Reaktionen.

Wenn die grundsätzliche Bereitschaft da ist, sich bewusst mit der Situation auseinanderzusetzen, gibt es immer kreative Formen des Umgangs miteinander. In diesem Falle war es für den Mann wichtig zu erfahren, dass seine Frau nach wie vor zu ihm stand und ihn nicht ablehnte oder ihn verlassen wollte. Ihm wurde klar, dass er in seiner Not zu viel Druck auf sie ausübte und sie sich nicht mehr frei fühlen konnte. Die Frau verstand, dass seine Ängste nichts mit ihr zu tun hatten, sondern mit seinen alten Mustern und Erfahrungen. Wir vereinbarten, dass die beiden für kritische Situationen ein Stoppzeichen ausmachten. Die Frau schlug vor, freundlich, aber bestimmt aus dem Kontakt zu gehen, zum Beispiel mit den Worten: „Ich lass dich jetzt mal allein, damit wir nicht in den negativen Strudel geraten. Ich trau dir zu, dass du da auch wieder alleine rauskommst. Bis nachher dann!" Für den Mann war dies die Herausforderung, selbst aktiv zu werden. Gleichzeitig empfand er es als gut, dass seine Frau ihm etwas zutraute. Es förderte sein Vertrauen in die eigenen Fähigkeiten.

Der Patient erzählte mir, wie heftig es die ersten Male war, so „alleingelassen" zu werden, da dies erst einmal sein grundsätzlich depressives Denken von „Niemand mag mich!" heraufbeschwor; doch gleichzeitig machte es ihn stolz, sich mit seinen Selbsthilfestrategien wieder stabilisieren zu können. Außerdem freute sich seine Frau mit ihm über seine kleinen Siege. Dies brachte sie einander wieder näher und der Mann wurde Schritt für Schritt stabiler. Seine Gesten der Dankbarkeit taten ihr gut und ihre Gesten der Zuwendung ließen ihre Liebe zueinander wieder fließen.

Der „stärkere" Partner oder „Helfer" muss also lernen, den Kranken „in Liebe loszulassen" und ihm zuzutrauen, dass er aus seinem depressiven „Loch" auch mal von alleine oder mithilfe seines Therapeuten wieder herauskommt. Hilfe sollte immer Hilfe zur Selbsthilfe sein. In manchen Fällen benötigen Partner, Familienangehörigen oder Freunde aber selbst Unterstützung, wenn die Belastung zu groß wird. Auch dies kann eine Chance sein, eigene „Baustellen" zu bearbeiten und Lernprozesse einzuleiten. Machen Sie sich klar:

> Partnerschaft und Beziehungen basieren zwar auf unseren naturgegebenen Bindungsgefühlen, doch sind sie vorrangig der Ort unserer lebenslangen Weiterentwicklung. Ein Zettel, auf dem „Danke" steht, kann erlösend wirken, falls es dem einen oder anderen die Sprache verschlagen hat.

Oft sehen sich die Erkrankten nur noch als Belastung für die Beziehung. Das mag vielleicht manchmal auch so sein, doch vor allem ist es gut, dass Sie, auch wenn Sie gerade krank sind, überhaupt da sind! Schlimm wäre es, wenn es Sie (als Partner) nicht mehr geben würde! Auch Ihr Partner oder ihre Partnerin kann einmal in eine Lage kommen, in der er oder sie auf ihre Unterstützung angewiesen ist. Letztlich gleicht sich alles wieder aus. Ein Mann sagte einmal etwas sehr Schönes zu seiner Frau: „Wenn ich gewollt hätte, dass es mir jetzt anders geht als mit dir, dann hätte ich mir jemand anders ausgesucht. Es war meine freie Entscheidung!"

Falls Sie bemerken, dass Sie als Betroffener Ihren Partner über Gebühr mit Ungerechtigkeiten, Aggressionen oder schlechter Stimmung überhäufen, geben Sie es zu, entschuldigen Sie sich dafür, ohne sich mit Selbstvorwürfen zu traktieren: „Ja, das ist mir passiert, war nicht so gut, diese Bemerkung! Tut mir leid." Und dann feiern Sie still und heimlich, dass Sie das geschafft haben – und gehen dann zur Tagesordnung über.

Machen Sie (beide) sich klar, wovor jeder in der Partnerschaft Angst hat. *Ausgesprochene* Angst, insbesondere die Angst, verlassen zu werden, verliert durch das Aussprechen ihre Macht. Vielleicht ist die Erkrankung sogar eine Chance, auf ganz neue Weise miteinander ins Gespräch zu kommen und einander besser kennenzulernen. Vielleicht trauen Sie sich beide, über ihre Gefühle zu sprechen, Vergangenes gemeinsam zu betrauern und eine neue Sprache zu finden, um gemeinsame Schwierigkeiten zu überwinden.

Wenn zum Beispiel sexueller Kontakt zurzeit für Sie nicht möglich ist, da Ihre Stimmung darniederliegt und Sie wegen der Medikamente gedämpft sind, ist dies für den Partner eine Möglichkeit, die Betonung auf andere Lebensinhalte zu legen, eine Weile das Thema Sexualität auszuklammern oder seine Sexualität mit sich selbst zu leben. Eine Beziehung kann sehr gewinnen, wenn stattdessen die *emotionale Nähe* zueinander besonders gepflegt wird. Eine Beziehung ist ja kein Versorgungsinstitut zur garantierten Bedürfnisbefriedigung! Auch wenn Sie als erkrankter Partner ein schlechtes

Gewissen bekommen, dass Sie nun nicht mehr für den anderen zur „Verfügung" stehen: Machen Sie sich bewusst, dass eine Beziehung keinen Anspruch auf Glück garantiert.

Beziehungen leben von kleinsten Gesten und Zeichen gegenseitiger Wertschätzung. Auch wenn Ihre Stimmung oft depressiv ist, sind Sie immer in der Lage, ein freundliches Wort an Ihren Partner zu richten, einen Dank auszusprechen und auszudrücken, wie wichtig er Ihnen ist.

Meine Empfehlung:

Welche der folgenden Verhaltensmöglichkeiten möchten Sie für sich ausprobieren?

Für Sie als Angehörige:

- Gespräche begrenzen, die nur noch den Charakter von „Herunterziehern" haben.
- Die Technik des Distanzierens üben, indem Sie sich klarmachen, dass viele Dinge, die Ihr depressiver Partner sagt, anders gemeint sind. Nehmen Sie nicht alles persönlich, aber äußern Sie auch Ihre eigenen Empfindungen!
- Eigene „Erholungsinseln" für sich selbst finden (Hobbys, Zeit alleine).

Für Sie gemeinsam:

- Miteinander besprechen, welche unterstützenden Kontakte für tägliche Lichtblicke sorgen.
- Sich konkrete Strategien überlegen, wie Sie mit schwierigen Situationen umgehen möchten.
- Positive Gemeinsamkeiten bewusst einplanen, etwa kleine Ausflüge, Aufräumaktionen, kochen, spazieren gehen, einen Film ansehen, Musik hören.

Liebevoller Humor kann oftmals Situationen entschärfen: „Gerade steht uns wieder ganz schön der Schlamm bis an die Ohren. Komm, lass uns da mal rausgehen!"

Feiern Sie die kleinen Gesten der gegenseitigen Zuneigung. Sie sind kostbar und gehen auch in schwierigen Phasen des Lebens nicht verloren!

Was denken „die Leute"? – Der Spagat zwischen Selbstschutz und Offenheit

Zum Verständnis:

Immer wieder berichten mir Patienten, wie peinlich es ihnen ist, wenn sie Bekannten oder Kollegen auf der Straße begegnen. Sie wissen dann nicht, was sie ihnen sagen sollen. Es kommen dann Bemerkungen wie: „Man sieht mir doch nicht an, dass ich krank bin, wenn ich da in der Stadt rumlaufe. Die denken, ich feiere krank und mache mir schöne Tage – aber ich *soll* mich doch in die Öffentlichkeit trauen." Ein Mann fuhr deshalb immer etwas weiter von seinem Wohnort weg, um beim Joggen niemand Bekanntem über den Weg zu laufen.

Ja, es ist schwer, sich selbst eine psychische Krankheit einzugestehen, geschweige denn, gegenüber anderen darüber zu sprechen oder sich damit zu „outen". In diesem Ausdruck steckt schon, dass man mit dem Bekenntnis zu einer psychischen Erkrankung eher „out" ist als „in". Deshalb sollten Sie als Erkrankte einerseits auf eine angemessene Diskretion achten, andererseits aber auch dort, wo es möglich ist, *offen* mit Ihrer Erkrankung umgehen. Wie bewerkstelligt man diesen Spagat?

Mit der schlimmsten Krebserkrankung, einer schweren Lungenentzündung oder einem Herzinfarkt können Sie leichter in die Öffentlichkeit gehen als mit einer Depression. Dies zeigt, dass es in unserer Gesellschaft vorwiegend um den schönen Schein von Fitness, Coolness und Cleverness geht. Auch wenn ein gewisses Umdenken durch das Bekanntwerden dieser Erkrankung bei einigen Prominenten zu beobachten ist, kann man nicht davon ausgehen, dass eine unvoreingenommene Bewertung der Erkrankung in der Bevölkerung üblich ist. Die Menschen haben einfach Angst vor etwas, was ihnen verständlicherweise unheimlich ist.

Wenn Sie gerade eine schwierige Lebensphase durchmachen, in der Ihnen so einige Emotionen hochkommen, sind Sie nicht gerade in der Verfassung, neugierige Fragen zu beantworten oder gar locker über die eigenen Schwierigkeiten hinwegzugehen. Es ist deshalb sinnvoll, ein paar Strategien zu kennen, wie man „gesellschaftsfähig" bleibt, ohne anderen gegenüber nur zu „mauern" oder von sich selbst *zu viel* preiszugeben. Dies betrifft den Arbeitgeber, die Arbeitskollegen und den privaten Kreis von Freunden und Bekannten.

Entscheidend ist immer das „Wie". Ich habe bei vielen Patienten die Erfahrung gemacht, dass ein offenes Gespräch mit Vorgesetzten oder Arbeitgebern in der Regel positiv ankommt. Meist haben wir das Gespräch gut vorbereitet, indem wir zunächst einmal dafür gesorgt haben, dass der Betreffende sich selbst in seiner Erkrankung wohlwollend betrachtet und zu sich selbst steht. Wir haben vor allem die eigenen positiven Qualitäten und den eigenen Wert aus der Sicht des Arbeitgebers in den Blick genommen, um mit einem guten Gefühl in ein solches Gespräch hineinzugehen.

Wen man als Mensch schätzt, dem kann man auch zugestehen, dass er oder sie einmal weniger leistungsfähig ist oder für eine gewisse Zeit ausfällt. Mit gestärktem Rückgrat verlaufen solche Gespräche meist angenehmer als gedacht. Oft sind die Arbeitgeber von der Offenheit des Mitarbeiters angenehm überrascht.

Einen unkooperativen oder gar feindselig gesonnenen Arbeitgeber, mit dem sich ein Gespräch von vornherein verbietet, sollte man am besten schriftlich, und zwar kurz und knapp unterrichten, dass man krank ist. Lassen Sie sich bei Formulierungen gerne von unbelasteten Personen unterstützen, statt aus einem Affekt heraus etwas Unsachliches zu schreiben. Auch das Ausreizen aller arbeitsrechtlichen Möglichkeiten ist hier manchmal angebracht. Wichtig ist, seine Rechte und Pflichten vorher genau zu kennen. Dazu können Sie den Personalrat, den Betriebsarzt oder sonstige Personen Ihres Vertrauens zurate ziehen. Aber auch ein Rechtsanwalt kann durchaus einmal von Nöten sein. Dieser Fall ist aber sehr selten. Wichtig ist auch, dass Sie während Ihres Gesundungsprozesses nicht mit

Kontrollanrufen von der Geschäftsleitung oder von Kollegen traktiert werden oder gar Hausbesuche erhalten. Sie können klar und deutlich zum Ausdruck bringen, dass Sie den Arbeitgeber rechtzeitig informieren, wenn es Ihnen wieder besser geht.

Formulieren Sie immer positiv. Planen Sie gemeinsam mit Ihrem behandelnden Arzt lieber einen größeren Zeitraum für Ihren Heilungsprozess ein, als es mit kleinen Auszeiten zu versuchen, die dann doch nicht ausreichen; dadurch verlieren Sie Ihre Glaubwürdigkeit. Meist ist der Arbeitgeber daran interessiert, dass Sie gesund und einsatzfähig zurückkommen. Oft erhalten Betroffene denn auch die Empfehlung: „Herr Kollege, Frau Kollegin, lassen Sie sich Zeit. Werden Sie erst mal gesund." Falls Sie weiterhin im Arbeitsleben stehen, ist mit einem offenen Gespräch oft auch eine gezielte Entlastung von bestimmten Aufgaben oder eine Stundenreduzierung auf Zeit möglich.

In einem Fall war es so, dass ein Mann durch seinen Nervenzusammenbruch erst begriff, wie sehr er sich engagiert und sich selbst völlig aus den Augen verloren hatte. Er sollte ein Jahr vor Eintritt in den Ruhestand ein neues Großprojekt übernehmen, für das ein jüngerer Mitarbeiter sehr viel geeigneter gewesen wäre. Er berichtete mir stolz, dass er sich das erste Mal in seiner Laufbahn geweigert habe, eine Aufgabe zu übernehmen, und er traf damit sogar auf volles Verständnis.

Eine Frau, die aus der Klinik entlassen wurde, bekam den Rat: „Steigen Sie gleich wieder in die Arbeit ein!", was aber von ihrem Behördenleiter mit der Erwiderung beantwortet wurde: „Seien Sie vorsichtig. Kommen Sie erst einmal richtig zu Hause an. Wir haben ja im Moment noch eine Vertretung für Sie." Das war eine sehr weise Bemerkung, denn nach dem geschützten Aufenthalt in einer Klinik ist ein sofortiger Arbeitseinstieg eine viel zu große Herausforderung, die mit unnötigem Stress bezahlt wird.

Was die Kommunikation mit Kollegen betrifft, so ziehen Sie nur *die* Menschen ins Vertrauen, die es verdienen. Sie können eine Beschreibung Ihrer Erkrankung wählen, die nebulös, aber klar genug ist, um den Informationshunger zu befriedigen, zum Beispiel so: „Ja, ich bin in einem Erschöpfungszustand, den ich erst einmal kurieren muss."

Oder: „Ja, ich bin zurzeit nicht belastbar. Es dauert seine Zeit, bis ich wieder fit bin." Oder: „In der letzten Zeit hatte ich ein bisschen viel zu bewältigen und bin nun mit meinen Kräften am Nullpunkt. Ich bin auf einem guten Weg und beizeiten wieder einsatzfähig. Ich sage dann Bescheid." Betonen Sie immer, dass Sie auf dem Weg sind, gesund zu werden.

Bei Bekannten und Freunden verfahren Sie ähnlich. Ziehen Sie sich von Menschen zurück, denen Sie nicht vertrauen. Weihen Sie nur Ihre engsten Freunde ein. Andererseits machen Sie sich klar, dass es immer Menschen gibt, die ihre Klatschbedürfnisse befriedigen müssen. Geredet wird immer, was soll's? Für Sie ist es wichtig, gesund zu werden. Alles andere muss Sie nicht interessieren. Wie Sie wissen, ist selbst der größte Skandal schon nach wenigen Monaten vergessen. Entscheidend ist, *wer Sie dann sind*, und nicht, was andere über Sie denken.

Meine Empfehlung:

- Stehen Sie erst einmal zu sich selbst, formulieren Sie sich selbst gegenüber, was mit Ihnen zurzeit los ist, und sagen Sie Ja dazu, zum Beispiel: „Ja, ich befinde mich in einer depressiven Krise und arbeite meine Lebensprobleme auf. Ich bin auf dem Weg der Heilung."
- Überlegen Sie sich, eventuell mit Unterstützung, gegenüber welchen Personen Sie welche Informationsstrategie wählen. Neugierigen Menschen gegenüber, die noch dazu missgünstig sind, kann man auch sagen: „Ja, ich bin zurzeit noch krank, ich wünsche es Ihnen nicht!" Signalisieren Sie, dass damit das Gespräch zu Ende ist, oder wechseln Sie das Thema oder verabschieden Sie sich: „Schönen Tag noch!" Entscheidend ist, dass *Sie bestimmen,* wie viel und worüber geredet wird. Viele Betroffene ärgern sich, dass sie auf einmal ins Reden gekommen sind, ohne es zu wollen.
- Schreiben Sie sich passende Formulierungen auf und sprechen Sie sie ruhig ein paarmal laut aus, bis sie Ihnen geläufig sind. Auf diese Weise sind Sie gut auf alle Eventualitäten vorbereitet. Meist entstehen unangenehme Situationen dann gar nicht mehr, weil Sie genügend Klarheit ausstrahlen.
- Wenn Sie sich einmal unversehens geoutet haben, dann stehen Sie dazu. Auch diese Lebensphase geht vorüber und jeder Mensch hat Tiefpunkte in seinem Leben. Sie machen uns einfach nur menschlich!

Selbstbestimmt statt abhängig

Zum Verständnis:

Depressionen sind nicht selten die Folge von krank machender Abhängigkeit in Beziehungen. Ich meine damit nicht das natürliche Gefühl, das jeder hat, wenn er von Zeit zu Zeit auf einen Partner, auf die eigene Familie oder auf andere Menschen *angewiesen* ist. Eine solche Form der Abhängigkeit ist abgesprochen, selbst gewählt und fühlt sich nicht unangenehm an. Ich meine mit Abhängigkeit das ungesunde Gefühl, als Erwachsener in seinen Entscheidungen nicht frei zu sein – Abhängigkeit sozusagen als das Gegenteil von Freiheit.

Sie werden sagen: Kein Mensch ist völlig frei! Das ist richtig. Wer jedoch von Liebe oder falsch verstandener Hilfe *erdrückt* wird und sich nicht dagegen wehren kann, ist unfrei. Wer mit bestimmten Druckmitteln wie Schuldzuweisungen erpresst oder kontrolliert wird, ist abhängig und bekommt auf lange Sicht das Gefühl, sein Leben nicht selbst in der Hand zu haben. Abhängigkeit kommt aber manchmal auch sehr subtil daher, wenn Angehörige sich zum Beispiel hilfloser geben, als sie sind, und ständig die unausgesprochene Forderung ausstrahlen: „Du musst für mich da sein." Gerade mit Krankheit können Eltern, Partner und Freunde viel Druck ausüben, der den davon Betroffenen ein Gefühl von Abhängigkeit vermittelt.

Offen ausgesprochene Wünsche und ausgehandelte Absprachen hinterlassen auch bei hoher Belastung keinerlei Gefühl von Abhängigkeit. Im Gegenteil. Sie vertiefen in der Regel eine Beziehung und lassen jedem Menschen seine persönliche Freiheit. Deshalb ist es wichtig, sich aus Abhängigkeiten vorsichtig herauszuentwickeln. Nur so kann aus erzwungener Nähe echte Nähe und Beziehung werden. Die Beteiligten sind dann frei in ihren Entscheidungen. Auch wenn es manchmal längerer professioneller Unterstützung bedarf, wenn man sich aus krank machender Abhängigkeit lösen möchte, ist es nach meiner Erfahrung sehr nützlich, die folgenden Grundmechanismen zu kennen, um nicht zu sehr auf krank machende Beziehungsmuster einzugehen. Ich möchte diese anhand einiger Beispiele erläutern.

Eine Frau befand sich in einer schweren Depression, die sich vor allem in ständigen Selbstabwertungen äußerte. Sie konnte sich selbst nicht leiden, weder in ihrem Aussehen noch in dem, was sie tat. Sie verhielt sich wie ihre Mutter, die ständig nur an ihr herumgenörgelt hatte, und wie ihr Vater, der stets Höchstleistungen von ihr gefordert hatte, ohne jemals etwas Gutes an ihr zu finden. Als ihr das klar wurde, kam eine schlimme Wut in ihr hoch und sie musste erst einmal eine Weile von ihrer Familie Abstand halten.

Wut und Zorn auf unsere Angehörigen sind dann sinnvoll und heilsam, wenn sie dazu beitragen, die eigene Würde und Selbstachtung wiederherzustellen. Rasende Wut und Schuldzuweisungen gegenüber Angehörigen bringen den Betroffenen nichts. Im Gegenteil: Sie führen zu neuen Verletzungen von deren Seite und zu immer neuen Selbstverletzungen. Eine *gute* Wut, die aus der Selbstachtung kommt, macht groß, macht selbstbewusst, baut auf. Man ist dann in der Lage, aus kranken Mustern herauszutreten, und andere können einem sehr viel weniger anhaben. Eine gesunde Abgrenzung braucht manchmal mehrere Anläufe und professionelle Begleitung, bis sie gelingt.

Bei der oben erwähnten Patientin spürten die Angehörigen zum Beispiel, dass sie weniger auf Diskussionen einging. Sie begrenzte den Kontakt bewusst auf das Allernötigste, sprach freundlich, aber etwas distanzierter als sonst, so etwa, wie wenn man mit einem fremden Menschen spricht. Sie ließ sich nicht auf Manipulationsversuche ein, sondern strukturierte die Kontakte bewusst selbst. Auf die Frage, was denn mit ihr los sei, sie sei ja so anders als sonst, bemerkte sie nur lakonisch: „Mir geht es so besser mit euch."

Wichtig ist, auf weiteres Nachbohren nicht mit Rechtfertigungen zu reagieren. Rechtfertigungen kommen immer aus dem Bewusstsein: „Eigentlich darf ich das nicht. Deshalb muss ich den anderen davon überzeugen." Diese Haltung der Schwäche wird sofort durchschaut und weiter ausgenutzt. Machen Sie sich immer klar: Sie handeln nicht *gegen* die anderen, sondern *für sich*, für Ihre eigene Würde, Ihre Gesundheit und damit letztlich für ein gesundes System Familie.

Menschen, von denen Sie in negativer Weise abhängig sind, wollen nicht die Macht über Sie verlieren. Sie fürchten sich, wenn sie merken, dass Sie ruhig bleiben und sich nicht beeindrucken lassen. Nur so verschaffen Sie sich jedoch neuen Respekt und erhalten genug Luft zum Atmen. Bei der Patientin unseres Beispiels führte ihr neues Verhalten dazu, dass ihre Angehörigen sich ihr gegenüber zunehmend höflicher benahmen, mehr Rücksicht übten und immer öfter fragten, ob ihr etwas denn auch recht sei.

Aus der systemischen Therapie stammt die Erkenntnis, dass der Fluss des Lebens nicht rückwärts fließt; das bedeutet: Eltern geben an ihre Kinder alles, was möglich ist, weiter. Ihre Kinder honorieren dies dadurch, dass sie wiederum alles, was sie haben, auch weitergeben, so gut sie es können. Übertriebene Dankbarkeit oder Unterwürfigkeit gegenüber Eltern ist deshalb nicht angebracht. Auch subtile Einmischungsversuche von Eltern durch Geldzuwendungen oder Geschenke können Abhängigkeit erzeugen und haben oft einen hohen Preis. Jeder hat das Recht, diesen zurückzuweisen. Ein in der Folge zeitweilig abgekühltes Klima ist sehr viel leichter zu ertragen als das dauerhafte Gefühl, kontrolliert und manipuliert zu werden.

Dass die Betreffenden es so schwer haben, sich aus depressiv machenden, abhängigen Beziehungen zu lösen, liegt daran, dass sie das Gefühl, als Kind hilflos gewesen zu sein, bis ins Erwachsenenalter hinein verinnerlicht haben. Die Erfahrung, entweder mit Liebesentzug oder sonstigem Druck bestraft zu werden, sitzt tief. Ein Kind ist angewiesen auf seine Eltern, sonst entsteht große seelische Not. Als Erwachsene kann man sich klarmachen, dass diese Not nicht mehr besteht. „Zur Not" kann man auch ohne das Wohlwollen der Eltern überleben, auch wenn das kein Idealzustand sein mag.

Eine besondere Form von Abhängigkeit entsteht, wenn erwachsene Kinder per Vertrag die Eltern im Alter materiell versorgen müssen. Ein Mann hatte den Betrieb seines Vaters übernommen, mit aller Verantwortung, die dies mit sich bringt, und hatte sich durch einen sogenannten Altenteilsvertrag verpflichtet, die Versorgung der Eltern zu übernehmen – was ja eigentlich eine sinnvolle Regelung ist. Die Eltern schikanierten den Sohn und insbesondere seine Frau, die mehr die täglichen Versorgungsleistungen übernommen hatte. Außerdem spielten sie die übrigen Geschwister durch Geldzuwendungen und üble Nachrede untereinander aus. Der Mann war durch die ständigen Animositäten und das Gefühl von Machtlosigkeit depressiv geworden, seine Frau war in dieser Situation völlig überfordert. Hier ging es darum, die krankhaften, ja sogar bösartigen Beziehungsmuster mit professioneller Hilfe zu durchschauen und ganz sachlich zu klären, welche und wie viel Unterstützung tatsächlich zu leisten war. Die Kommunikation wurde auf das Nötigste eingeschränkt.

Aus einer neuen inneren Sicherheit setzten sie klare Grenzen und knüpften ihre Unterstützung an klare Bedingungen. Als die Eltern merkten, dass sich die jungen Leute nichts mehr gefallen ließen, hörten auch die Schikanen auf. Schließlich war es möglich, die Eltern in ein Heim zu geben, in dem sie sich sehr viel besser aufgehoben fühlten. Erst jetzt wussten die Eltern zu schätzen, was ihr Sohn und seine Frau für sie getan hatten. Hier ging es vor allem darum, aus dem Gefühl falsch verstandener Dankbarkeit den Eltern gegenüber herauszukommen, die zum ständigen Ertragen boshaften Verhaltens geführt hatte.

Seine Eltern zu ehren bedeutet, mit den materiellen und ideellen Gaben, die man von ihnen bekommen hat, etwas Gutes zu machen, jedoch alles, was schadet, zurückzuweisen. Man kann Respekt haben vor dem Schicksal der Eltern, das sie so hat werden lassen. Das heißt aber nicht, dass man die eigene Gesundheit dafür opfern muss. Anderenfalls leiden die eigenen Kinder und das „Spiel" setzt sich über Generationen immer weiter fort.

In diesem Fall erkannten die jungen Eheleute, wie wichtig es für sie war, in Frieden zu leben, um sich auch gegenseitig wieder besser unterstützen zu können. Schließlich hatten sie mit dem elterlichen Betrieb eine große Bürde übernommen und diesen galt es am Leben zu erhalten.

Eine an Depression leidende Lehrerin konnte sehr schlecht zu ihren Entscheidungen stehen. Sie hatte freundliche Eltern, die ihr allerdings ständig in Entscheidungen zuvorgekommen waren oder ihr das Gefühl gegeben hatten, dass es doch besser sei, sich nach den Eltern zu richten, als selbst etwas auszuprobieren. Eltern halten auf diese subtile Weise Kinder in Abhängigkeit und behalten so stets die Oberhand. Sie meinen das nicht böse. Sie führen nur unbewusst etwas weiter, was sie selbst auch so erfahren haben. Die Patientin traute sich immer zu wenig zu und machte ständig die Erfahrung: „Ich bin inkompetent." Für sie war es ein wichtiger Lernprozess, immer wieder das Risiko eigener Entscheidungen zu wagen und Erfolgserlebnisse zu sammeln. Sie machte sehr schnell die Erfahrung, dass sie die Dinge sehr gut selbst entscheiden konnte, und entwickelte neuen Lebensmut. Die Eltern waren zunächst etwas vor den Kopf gestoßen, dass ihre Tochter sich von ihnen zurückzog. Als sie aber merkten, dass das nicht gegen sie gerichtet war, gewöhnten sie sich daran und waren schließlich sogar erleichtert, dass ihre Tochter so gut zurechtkam.

*

Gerade zwischen Partnern gibt es viele Formen falsch verstandener Abhängigkeit, die sich über die Jahre einschleichen kann. Ein Mann litt sehr unter der Unzufriedenheit seiner Frau und er hatte sich zunehmend in seinen Bedürfnissen zurückgenommen. Selbst die Freude an seinem interessanten Beruf litt darunter, da er seine Erfolge nicht genießen konnte, während seine Frau unglücklich war. Darüber wurde er selbst depressiv. Auch hier ging es darum, erst einmal die eigene Selbstachtung wieder herzustellen und etwas für sich selbst zu tun. Aus dieser Haltung heraus konnte er auch seiner Frau gegenüber anders auftreten und stellte sich nicht mehr für ihre „Herunterzieher" zur Verfügung. Stattdessen empfahl er ihr, ebenfalls etwas für sich zu tun.

Nach einiger Zeit, unter anderem nach einem Partnergespräch, hatte dieses Vorgehen Erfolg und die Frau machte eine Ausbildung, die ihr den Wiedereinstieg in den Beruf ermöglichte. Sie wurde finanziell unabhängiger und zunehmend ausgeglichen. Sie feierten den Erfolg mit einem Festessen, zu dem die Frau den Mann einlud.

In der Depression, ja, in jedem Leiden steckt immer das Potenzial, dass sich die Dinge zum Besseren wenden.

Meine Empfehlung:

- Prüfen Sie nach, ob es in Ihren Beziehungen Mechanismen gibt, die bewirken, dass Sie sich unfrei und abhängig fühlen.
- Fragen Sie sich: Was gefällt mir nicht, was möchte ich ändern? Wo lasse ich mich ausnutzen? Gibt es zum Beispiel Pflichtbesuche, automatische Hilfeleistungen und Überforderungen durch andere, die gar nicht nötig sind?

Wichtig ist, dass Sie sich in Gedanken nicht mehr auf den anderen fixieren. Tun Sie etwas für sich selbst. Bringen Sie sich in eine gute Verfassung. Und dann ändern Sie in kleinen Schritten etwas, zur Not mit professioneller Hilfe. Sie werden sich bald besser fühlen.

Beziehungsabhängigkeit bedeutet immer, dass der andere oder die anderen zur „Höheren Macht" geworden sind und über unser Leben bestimmen. Wie im Kapitel „Auf etwas Tragendes bauen"dargestellt, geht es um die Beziehung zu einer *wahren* „Höheren Macht", die sich in innerem Frieden, in Würde und Selbstachtung bemerkbar macht. Dann erst sind eine liebevolle Beziehung zu uns selbst und wertschätzende Beziehungen zu anderen möglich, also Bindungen, die frei machen.

Der eigenen Wahrnehmung trauen

Zum Verständnis:

Wie schon mehrfach betont, ist die Wahrnehmung eines Menschen in der Depression verändert beziehungsweise eingeschränkt. Das erlebt nicht nur die Umgebung des Kranken, sondern der Kranke merkt schmerzlich selbst, wie überempfindlich, extrem ungeduldig und schlecht gelaunt er oder sie gerade ist. Mit dem Tunnelblick der Depression sehen Sie vieles negativ und insbesondere Misstrauen gegenüber *positiven* Angeboten ist allgegenwärtig. Das liegt an der extrem erhöhten Vigilanz (Wachsamkeit) infolge der inneren Alarmsituation, die auf Gefahrenabwehr geeicht ist.

Einerseits erleben depressive Menschen also, dass sie sich nicht mehr auf ihre normale Wahrnehmung verlassen können, andererseits sind die Antennen jedoch extrem empfänglich gegenüber allem, was sich heilsam anfühlt. Gerade Menschen in Not haben ein fast untrügliches Gefühl dafür. Auch das ist verständlich, denn das Gehirn hält ähnlich wie ein Ertrinkender Ausschau nach den kleinsten „Rettungsbojen". Ich habe es immer wieder erlebt, dass Menschen ganz sicher wussten, was oder wer ihnen helfen konnte, auch wenn sie sich sehr schlecht fühlten. Die Seele sehnt sich so sehr nach den kleinsten Zeichen von Verstandenwerden und Aussicht auf Hoffnung und Halt, dass ihr kaum etwas entgeht. In welchen Situationen können Sie Ihrer Wahrnehmung also trauen?

Oft können Partner und Familienangehörige nicht verstehen, warum Sie zurzeit so untätig sind und trotzdem nicht mit den kleinsten Dingen belastet werden können. Das ist wirklich schlecht nachzuvollziehen. (Näheres dazu habe ich im Kapitel „Sie *müssen* jetzt nichts können" ausgeführt.) Entscheidend ist, dass Sie sich selbst verstehen und diesbezügliche Vorwürfe mit einem Bedauern zurückweisen. Ihr inneres Verweigerungssystem weiß genau, dass es sich jetzt genau so verhalten muss und keine Kompromisse machen kann. In dem Maße, wie man Ihnen einen wirklichen Freiraum zugesteht, werden Sie von selbst wieder zu Belastungen in der Lage sein. Deshalb trauen Sie Ihrem Gefühl. Nehmen Sie es an. Dann geht manchmal mehr, als Sie denken.

Es ist ähnlich wie bei einem trotzigen Kind, das aus bestimmten Gründen seine Persönlichkeit verteidigt. Wenn Sie seine Beweggründe verstehen, beruhigt es sich ganz schnell und lässt sich auf Kompromisse ein. Mit Druck und Gewalt geht da nichts. In der Krise haben Menschen also ein sehr sicheres Gefühl für ungesunden Druck und für das, was ehrlich, echt und liebevoll gemeint ist. Das heißt aber nicht, dass Verweigerung nicht auch einmal einen latent bösartigen Charakter haben und manipulierend sein kann.

In der Therapie stößt den Betreffenden überdies sehr deutlich das unklare, abweisende oder überhebliche, aber auch das übertrieben freundliche Verhalten von Therapeuten auf, bei denen man sagen würde: Die Chemie stimmt nicht. Depressive haben geradezu eine übersensitive Wahrnehmung für Dinge, die nicht stimmen. Insbesondere traumatisierte Menschen haben eine erhöhte soziale Intelligenz, die sie im Laufe ihres Lebens entwickeln mussten, um seelisch zu überleben. Sie durchschauen deshalb schnell jede unechte Bemühung. Sie ruft bei den Betreffenden intensiven seelischen Schmerz hervor, nämlich den, schon wieder nicht wirklich verstanden zu werden. Auch durchschaut ein Kranker schnell, wenn Medikamente nur deshalb gegeben werden, weil der Behandler sich nicht anders zu helfen weiß.

So hatte man einer Frau in der Klinik die versteckte Drohung mitgeteilt: „Wenn es in Kürze nicht besser wird mit Ihrer Depression, müssen wir Ihnen Lithium geben." Sie bekam auch Lithium – neben zwei weiteren Antidepressiva –, doch davon wurde es nicht besser – im Gegenteil. Die Frau hatte instinktiv das Gefühl, dass man sie überhaupt nicht verstand. Sie erzählte mir, dass sie so tat, als gehe es ihr besser. Damit erreichte sie eine schnelle Entlassung. Sie suchte sich einen Psychiater ihres Vertrauens, der mit ihr gemeinsam das Lithium absetzte und das Antidepressivum wechselte. Mit einer ambulanten Therapie ging es ihr bald besser.

*

Einer anderen Frau sagte einmal ein Psychiater, man könne sie nur mit Medikamenten behandeln, da sie für eine Therapie viel zu „Ich-schwach" sei. Sie müsse damit leben, dass man sie nur „auf Abwehrniveau" behandeln könne; das heißt, dass man die Symptome nur im Zaum halten, aber nicht wirklich heilen könne. Die Patientin hatte das tiefe Gefühl, missachtet zu werden, und spürte genau die Inkompetenz und Überheblichkeit des Behandlers, konnte sich aber gegen diese Behauptung nicht wehren. Dass ihre Panikzustände traumabedingt waren und einer gezielten Behandlung bedurften, konnte sie erst später mit einem Traumatherapeuten klären. Hier fühlte sie sich sofort verstanden und erlangte eine ganz neue Stabilität. Die Medikamente konnten innerhalb weniger Monate vollständig abgesetzt werden. Deshalb: Wenn jemand Ihnen vermitteln will, Sie seien „austherapiert" oder „nicht behandelbar" – seien Sie misstrauisch! Ein guter Therapeut würde so etwas niemals behaupten.

Trauen Sie also Ihrem Urteil, wenn Ihnen etwas nicht einleuchtet, wenn Sie sich verletzt, gekränkt oder nicht in vertrauenswürdiger Weise behandelt fühlen. Viele Betroffene gehen jahrelang mit wenig Erfolg zu einem Therapeuten, weil sie meinen, irgendwann würde es besser werden, wenn sie nur noch mehr Geduld aufbrächten. Sicher muss man Geduld haben, aber wenn sich nach ein paar Monaten nicht deutliche Zeichen der Besserung, zumindest aber sehr erlösende Einsichten ergeben, dann sollten Sie Ihrem Gefühl trauen, das Ihnen vielleicht sagt: „Eigentlich bringt mir das nichts."

Gehen Sie immer davon aus, dass an Ihrer Wahrnehmung etwas Wahres dran ist, auch wenn dies nur ein Verdacht sein sollte. Wenn Ihnen etwas missfällt, könnten Sie zum Beispiel sagen: „Auch wenn ich vielleicht zurzeit etwas überempfindlich bin und manchmal überreagiere, empfinde ich dies oder jenes als unangenehm." Normalerweise würde jeder auf eine solche Bemerkung verständnisvoll reagieren, insbesondere ein Therapeut. Ein klärendes Gespräch ist immer möglich, es stärkt sogar die Vertrauensebene. Wenn das nicht geht, stimmt in der Beziehung etwas nicht. Verlassen Sie sich deshalb auf Ihre Antennen. Sie wollen Ihnen etwas Wichtiges vermitteln.

Holen Sie sich zur Not Unterstützung, wenn es darum geht, mit Krankenkassen oder Institutionen zu verhandeln. Auch einen Therapeutenwechsel kann man immer begründen, denn schließlich ist jeder daran interessiert, dass Sie schnellstmöglich wieder gesund werden. Manchmal brauchen Sie vielleicht mehrere Anläufe und verschiedene Menschen, die Sie weiterbringen. Das ist ganz und gar nichts Ungewöhnliches.

Auch wenn Sie selbst sich in Ihren Beziehungen des Öfteren abweisend, unklar oder negativ verhalten, obwohl Sie das gar nicht wollen, sollten Sie nicht meinen, nun dürften andere sich Ihnen gegenüber alles herausnehmen. Entschuldigen Sie sich immer konkret für das, was Ihnen danebengegangen ist, aber verwahren Sie sich trotzdem auch gegenüber unakzeptablem Verhalten von anderen. Das ist vielleicht oft ein Balanceakt, aber es ist mir wichtig, dass Sie sich nicht unnötig klein machen. Trauen Sie Ihrer Wahrnehmung, wenn Sie den Eindruck haben, dass jemand Sie wegen Ihrer Erkrankung nicht mehr ernst nimmt. So konnte eine Frau ihrem Mann, der sie in ihrer Krisenzeit sehr unterstützte, endlich sagen, dass sie seine Unzuverlässigkeit bei Terminabsprachen nicht mehr hinnehmen wolle. Sie stand vermeintlich immer so in seiner Schuld, dass sie bis dahin das Gefühl hatte, keine Ansprüche stellen zu dürfen.

Babak Rafati, der ehemalige FIFA-Schiedsrichter, schrieb nach seinem Beinahe-Suizid und seiner Therapie ein Buch über seinen Weg aus der Depression. Er berichtet in dem Buch mit dem Titel *Ich pfeife auf den Tod* (2014), wie er sich nach vielen Widerständen in kompetente Behandlung begeben und gelernt habe, sich selbst anzunehmen und sich zu erlauben, Fehler zu machen. „Heute zählt nur mein eigenes Urteil", schreibt er, was so viel heißt wie: „Ich habe Kontakt zu meinem Urvertrauen, meiner Würde und meiner Seele bekommen, sodass ich mich traue, ich selbst zu sein und falsche Freunde von echten Freunden zu unterscheiden."

Meine Empfehlung:

Spüren Sie immer genau nach, warum Ihnen etwas gegen den Strich geht oder warum Sie ein ungutes Gefühl haben. Klären Sie sich erst einmal selbst. Wenn Sie die Sache nach einer Weile ruhig ansprechen, können Sie an der Reaktion des anderen erkennen, wie er Ihnen gegenüber eingestellt ist. Falls Sie nicht verstanden werden, wiederholen Sie Ihren Eindruck ganz ruhig und lassen Sie Ihre Bemerkungen erst einmal so stehen. Rechtfertigen Sie sich nicht! Sie sind zwar im Moment nicht in der besten Verfassung, aber Ihre Intuition gibt Ihnen nach wie vor wichtige Hinweise, die Sie ernstnehmen sollten. Depressive sind eben nicht nur depressiv, sondern immer auch ganz normale Menschen!

Selbsthilfe in Gruppen

Zum Verständnis:

Für Menschen in depressiven Krisen ist das normale Leben mit „normalen Gesunden" oft belastend, da sie sich gerade so „anders" fühlen. Den Betroffenen ist es peinlich, sich in ihrer Empfindsamkeit, ihrer mangelnden Schwingungsfähigkeit, mit ihrem ausdruckslosen Gesicht und all den belastenden Symptomen anderen zu zeigen. Außerdem gehen sie berechtigterweise davon aus, dass die anderen sie ja doch nicht annähernd verstehen können. Depressive machen anderen oft auch Angst.

Deshalb ist das Zusammenkommen mit Menschen, die auch gerade „anders" sind, oft eine gute Möglichkeit, aus der Isolation herauszukommen und sich endlich einmal nicht völlig allein zu fühlen. Ein Kreis von Menschen kann grundsätzlich ein heilendes Element sein. Die Möglichkeit, sich mit anderen auszutauschen, sich mitzuteilen, kann entlasten. Manchmal ist das Bewusstsein: „Ich brauche die Hilfe und Unterstützung anderer" bereits ein heilsamer Moment, der aus der eigenen negativen „Gehirnmühle" herausführt. Ich möchte im folgenden Text ein paar Punkte ansprechen, die im Umgang mit Selbsthilfegruppen wichtig sind.

Das Prinzip Selbsthilfe in Gruppen kam in den Fünfzigerjahren aus den USA nach Deutschland, und zwar zu dem bis dahin brisantesten Thema, nämlich dem Alkoholismus. Das Programm der zwölf Entwicklungsschritte der *Anonymen Alkoholiker* (AA) hat seitdem auch zu anderen Themen große Verbreitung gefunden, zum Beispiel zu psychischen Problemen (*Emotions Anonymous,* EA), zu den Themen Abhängigkeit in Beziehungen oder Ess- und Magersucht. In jeder Stadt kann man über das Gesundheitsamt Adressen von solchen oder anderen Selbsthilfegruppen erfahren.

Im Internet gibt es von der *Deutschen DepressionsLiga e. V.*, einer Vereinigung von Betroffenen, ein anonymes Portal zum Austausch im geschützten Raum. (http://www.depressionsliga.de) In dem Buch *Schattendasein – das unverstandene Leiden Depression* (Müller-Rörich u. a. 2013), wird davon sehr fundiert berichtet. Die Selbsthilfebewegung füllt in der heutigen Zeit eine Lücke, da die Medizin oft an den eigentlichen Lebensproblemen der Menschen vorbeigeht. So entsteht aus Not auch immer etwas Gutes.

Wenn Sie diesen Text lesen, setzen Sie sich bitte nicht unter Druck und meinen, um gesund zu werden, *müssten* Sie an einer Selbsthilfegruppe teilnehmen. Gehen Sie – wie schon oft betont – ganz nach Ihrem Gefühl. Wenn Sie das starke Bedürfnis haben, sich auszutauschen, dann machen Sie sich auf den Weg oder lassen Sie sich von jemand dabei unterstützen, einen passenden Kreis zu finden. Einer Frau, die merkte, dass hinter ihren depressiven Symptomen ein Alkoholproblem steckte, empfahl ich, nach einer Gruppe zu suchen, in der sie sich wohlfühlte. Nach dem ersten missglückten Versuch, bei dem sie sich wie „im falschen Film" fühlte, wollte sie es schon aufgeben, aber sie besuchte noch zwei andere Gruppen. In einer fühlte sie sich so erstaunlich wohl, angenommen und aufgebaut, dass sie es gar nicht fassen konnte.

Gruppen bieten unter anderem die Möglichkeit, telefonisch mit jemandem Kontakt aufzunehmen. Allein das Wissen, da gibt es Menschen, denen geht es wie mir, wirkt sehr entlastend. Insbesondere in der Zeit, in der Sie nach therapeutischer Unterstützung suchen, können Sie hier Empfehlungen bekommen. Selbsthilfegruppen bieten jedoch keine Erfolgsgarantie. Sie sind so wie die Menschen, aus denen sie bestehen. Der Geist einer Gruppe, die Achtung und das Prinzip der Gleichheit sind entscheidend. Dieses Buch kann als Ideensammlung, Anregung und Orientierungshilfe zum Erfahrungsaustausch in Selbsthilfegruppen zum Thema seelische Krisen (wie Depression oder Burn-out) dienen.

Sie können auch per Chiffre in der Tageszeitung in ganz traditioneller Weise eine eigene Gruppe gründen. Werden Sie aktiv, zum

Beispiel wie der Mann, der vor Jahren während einer Krise eine reine Männergruppe gegründet hatte, die erstaunlich viel Zulauf bekam. Zunehmend wurde daraus ein Freundschaftskreis, der schließlich sogar größere Reisen, Wanderungen und Fahrradtouren unternahm. Inzwischen sind hin und wieder auch die Familien miteinander im Kontakt.

Wenn Sie möchten, können Sie auf der Basis der Themen dieses Buches in Ihrer Region eine Interessengemeinschaft bilden, die gemeinsam darüber reflektiert und eigene Erfahrungen einbringt. Erfahrungsgemäß sollten solche Gruppentreffen eine gewisse Struktur haben (ähnlich wie bei den bereits erwähnten Zwölf-Schritte-Gruppen). Ein ritualisierter Ablauf hilft, nicht zu sehr ins rein Private abzudriften, sodass mehr das Thema des Selbsthilfegedankens im Mittelpunkt steht und alle einen Gewinn davon haben.

Vorschläge zur Gestaltung der Treffen einer Selbsthilfegruppe

Beginn: Man kann sich auf ein paar einfache Körperübungen einigen, um sich besser zu spüren. Alsdann könnte es einen Moment der Stille geben, in dem jeder bei sich ankommt. Man kann auch einen aufbauenden Text, ein Gedicht lesen, um sich auf das Zuhören und In-sich-hinein-Hören einzustimmen. Dann könnte sich eine Runde anschließen, in der jeder kurz berichtet, wie die letzten Tage gewesen sind; dabei sollte jeder vor allem auch einen (kleinen) positiven Aspekt beisteuern. Dieses Ritual bietet eine Chance dazu, dass jeder, und sei er oder sie noch so beeinträchtigt, etwas zum Wohl der Gemeinschaft beitragen kann. Grundsätzlich sollte die Redezeit des Einzelnen eine bestimmte Zeit nicht überschreiten. Das übt eine gewisse Disziplin ein und führt weg vom depressiven Sog, der die anderen zu sehr herunterziehen könnte.

Hauptteil: Ein bestimmtes Thema, auf das man sich einigt oder auf das sich seit dem letzten Mal jemand vorbereitet hat, könnte im Zentrum des Treffens stehen, wie zum Beispiel das Thema

Selbstfürsorge, zu dem dann Beiträge aus der eigenen Erfahrung geleistet werden können. Auch kann gelegentlich eine gemeinsame Unternehmung geplant werden.

Schluss: Man beschließt die Gruppe nach einer bestimmten Zeit mit einem kleinen Text und einem Moment der Stille. Für das Auseinandergehen kann man eine gegenseitige Ermutigung vereinbaren wie zum Beispiel: „Wir schaffen das!"

Das Motto dieses Buches – „Hilfe zur Selbsthilfe" – schließt auch die Option ein, die Unterstützung einer Selbsthilfegruppe zu nutzen.

Meine Empfehlung:

Prüfen Sie an dieser Stelle, ob Ihr soziales Netzwerk Sie ausreichend trägt oder ob es für Sie vielleicht wichtiger ist, mehr allein zu sein. Manchmal ist die Krankheit eine Phase im Leben, in der jemand das erste Mal mit sich selbst in Kontakt kommt. Eine Gruppe würde dann zu sehr irritieren oder dazu beitragen, dass Sie sich noch mehr verlieren. Vielleicht ist es für Sie besser, stundenlang ganz allein in der Natur zu sein. Eine Frau entdeckte ihr Interesse an Biografien. Sie verbrachte Stunden damit, unter einem Baum zu sitzen und zu lesen. Dadurch ließ *sie* sich innerlich aufbauen.

Wenn Sie an einer Selbsthilfegruppe teilnehmen, achten Sie darauf, dass nicht zu viel *diskutiert* wird und dass Ihnen keine Meinungen *aufgezwungen* werden. Vertrauen Sie auf Ihr Gefühl; es sagt Ihnen, ob der Austausch mit anderen zurzeit „sinn-voll" für Sie ist.

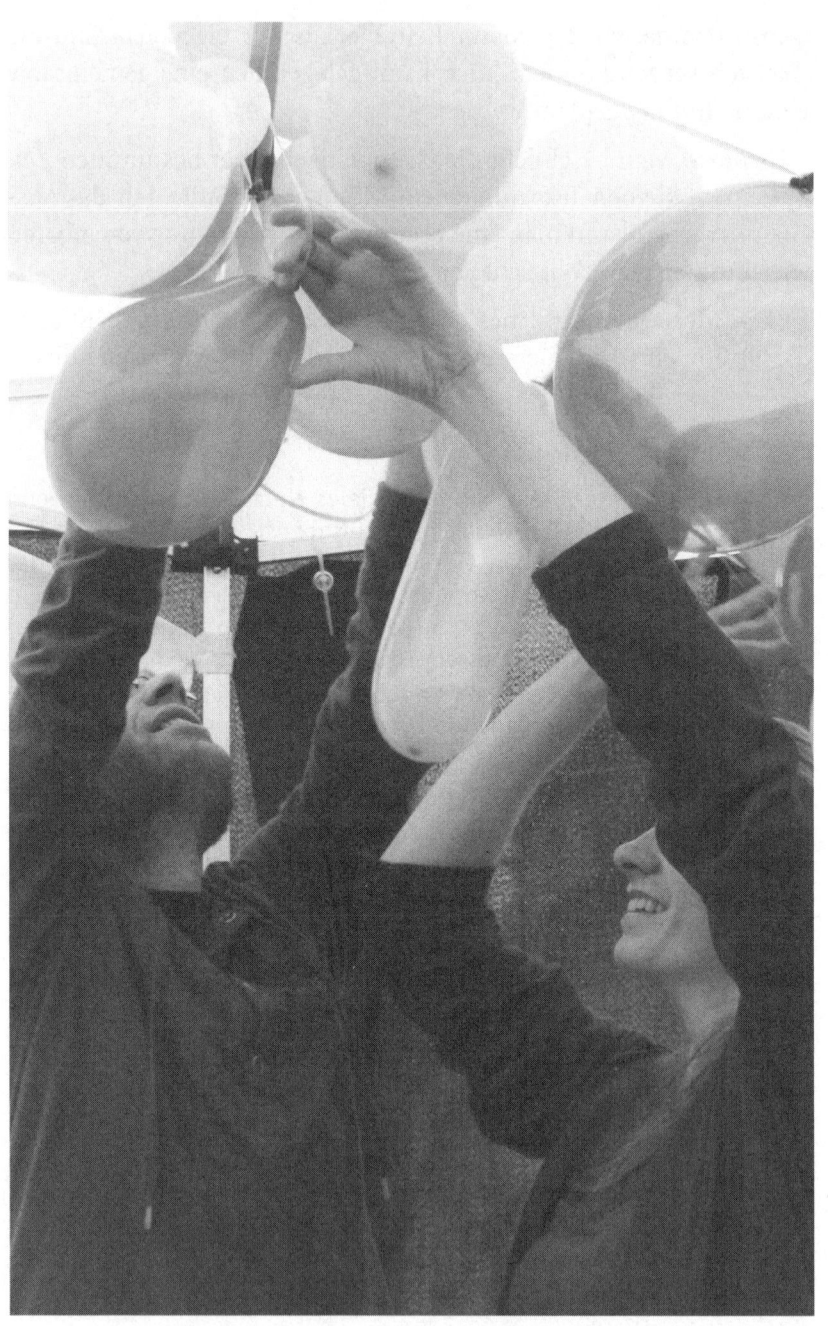

Themenkreis 7:
Es geht aufwärts – Die letzte Phase der Genesung

Rückfall?

Zum Verständnis:

Heilung ist ein Prozess, der nicht geradlinig, sondern in Wellen verläuft. Schon in dem bekannten Kinderbuch *Ich mach dich gesund, sagte der Bär* von Janosch (2007) wird beschrieben, wie es dem kleinen Tiger mit seinem Bauchweh erst ein bisschen besser geht, aber dann ...: „Aber dann ging es ihm wieder ein wenig schlechter." Die Wiederherstellung der Gesundheit dauert auch beim Bauchweh des kleinen Tigers ihre Zeit und es geht vorwärts und rückwärts.

Eine psychische Krise heilt noch „ein bisschen" langsamer und der Heilungsprozess verläuft kaum nach feststehenden Gesetzmäßigkeiten. Es kann erstaunlich schnell aufwärts oder erst einmal abwärts gehen, der Prozess kann stagnieren oder es kann ein langsames, stetiges Fortschreiten sein. Doch jeder erlebt „Rückfälle". Es gibt Mikrorückfälle, kleine Rückschritte oder den Wiederausbruch der Depression, nachdem sie schon einmal geheilt erschien. Betroffene sind darüber berechtigterweise enttäuscht, manchmal auch verzweifelt.

Mit diesem Kapitel möchte ich erreichen, dass Sie das Wort „Rückfall" aus Ihrem Wortschatz streichen und Rückfälle stattdessen als kleinere oder größere *Heilungskrisen* sehen, denn solche „Verschlimmerungen" haben immer einen wichtigen Sinn für Ihren Heilungsprozess. Wenn Sie ihn verstehen, erschließt sich daraus eine neue Ressource für Ihre Gesundung. Wie Rückfälle sich in Ressourcen verwandeln lassen, möchte ich im Folgenden darstellen.

Vor einiger Zeit kam eine Frau zu mir, die nach einer langen depressiven Phase sehr stabil im Leben stand. Von einem Tag auf den anderen waren dann alle bekannten Symptome von Verzagtheit, Angst und Selbstabwertung wieder da. Auf meine Frage, ob etwas vorgefallen sei, fiel ihr zunächst nichts ein, doch bei genauem Nachspüren konnte sie ihren „Absturz" auf ein prägnantes Ereignis zurückdatieren: Im Betrieb war das Gerücht entstanden, dass ein neuer Chef komme, der für den Abbau von Beschäftigten bekannt sei. Bei dieser Bemerkung, so berichtete die Klientin, habe sie das typische „Fahrstuhlgefühl" erlebt – und schnell verdrängt. Die Bemerkung wirkte jedoch als Trigger und brachte ihre Stabilität nach und nach ins Wanken. Der „Rückfall" erforderte also noch einmal die Absicherung des Themas: Wie sicher bin ich und was kann ich dafür tun, um mich sicherer zu fühlen? Ein Sicherheitscheck also. Wenn Bemerkungen wie diese eine so starke Wirkung haben, muss man genau analysieren, was dahintersteckt.

Wir konnten herausfinden, dass da noch eine etwas autoritätshörige Seite in ihr schlummerte, die sich zu sehr nach Bewertungen von außen richtete. Außerdem war bei ihr das typische Traumagedächtnis aktiviert worden, das vermittelt: „Wenn etwas ein bisschen schlimm ist, wird es bei dir bestimmt gleich wieder ganz schlimm. Das kennst du doch …" Menschen mit einer langen Depressionserfahrung stufen jeden kleinen Störfall also gleich als Supergau ein. Das ist verständlich und bedeutet auch einen gewissen Schutz. Die Psyche sichert sich ab gegen jede Überforderung, indem sie den sofortigen Notstand ausruft, wenn ihr etwas „verdächtig" vorkommt. Schon als ich ihr lediglich dies erklärte, huschte ein Lächeln über ihr Gesicht und sie meinte: „Ja, ich kriege dann sofort Panik und in meinem Kopf liege ich schon mittellos auf der Straße." Sie konnte sich selbst also sogar mit einem gewissen Humor betrachten.

In diesem Fall prüften wir noch einmal die Wahrscheinlichkeit von Katastrophen und stellten fest, dass im schlimmsten Fall gewisse finanzielle Einbußen zu verkraften wären, aber keine existenzielle Bedrohung bestand. Der „Rückfall" war damit überwunden. Dieses Beispiel steht exemplarisch dafür, dass Katastrophen im Kopf meist schlimmer sind als reale Nöte, die reale Handlungsschritte erfordern.

Mikrorückfälle haben meist mit Persönlichkeitsanteilen zu tun, die querschießen. So kann es Betroffene manchmal zur Verzweiflung bringen, wenn sie sich in der Woche zuvor schon ganz entspannt gefühlt haben und plötzlich alle alten Symptome wieder auftauchen. Die Selbstfürsorge klappt nicht mehr, das Bewegungsprogramm wird verweigert, der Schlendrian greift wieder um sich, genauso wie Lethargie und negative Gedanken. Gesund zu werden setzt aber voraus, dass die gesamte Persönlichkeit mit allen inneren Anteilen zumindest in einem gewissen Dialog steht, doch da gibt es innere Anteile der Persönlichkeit, die ihre Daseinsberechtigung einfordern, zum Beispiel trotzige, resignierte, erschöpfte, misstrauische innere Kinder, die den „Dienst" verweigern. Es gibt da kalt und streng gewordene Jugendliche, Erwachsene oder Eltern-Ichs, die verachtende, distanzierte Haltungen einnehmen und alles blockieren. Da hat jemand gerade entdeckt, wie es ist, *liebevoll* mit sich zu sprechen, und schon schießt eine eiskalte Stimme quer, die einfach nur sagt: „Mach dich nicht lächerlich!", oder: „Du meinst wohl, du könntest etwas ändern." Nun könnten Sie meinen, dass man sich dann ja gar nicht auf seine Lernschritte verlassen könne. Stimmt. Manchmal ist es auch ein bisschen kompliziert, aber Heilung ist ein Prozess, der umso gründlicher verstanden werden muss, je heftiger die seelischen Probleme sind.

Die *gute* Nachricht ist: Je öfter Sie Ihren inneren Widerständen auf die Schliche gekommen sind, desto schneller werden Sie „den Braten riechen" und entsprechend damit umgehen können. Auch hier muss man verstehen, welche Seite der Persönlichkeit noch leidet und worunter. Wie immer geht es um Anerkennung der Schwierigkeiten, um Verständnis und um ein neues lebbares Modell.

*Bei einem Mann war es wichtig herauszuarbeiten, dass er seine für-
sorgliche Seite noch zu sehr auf seine Familie und seine Arbeit konzen-
trierte und zu sich selbst oft sehr herablassend war. Es machte ihn sehr
betroffen, als er merkte, wie wenig er sich achtete und seine Fortschritte anerkannte. Diese kleine Heilungskrise brachte ihn vorwärts. Er
begriff, dass es nicht nur um eine „pflichtgemäße" Selbstfürsorge geht
im Sinne von: „Ich mach ja was!", sondern darum, sich wirklich ernst zu
nehmen.*

Was den Wiederausbruch einer *schweren* Depression betrifft, so hat
das immer einen wichtigen Grund. Oft wurde die vorangegangene
Depression nur mit Medikamenten behandelt und die Aufarbeitung
der Probleme, die sie verursacht hatten, kam zu kurz. So gibt es viele
Menschen mit Panikstörungen, die immer wieder Aufenthalte in
Kliniken haben, bei denen nie das Thema Urvertrauen und innere
Sicherheit oder traumatisch bedingte Notreaktionen zur Sprache
kommen. Stattdessen wird die Panik mit Medikamenten unter-
drückt, dann ist sie erst einmal „weg". Doch das ist ein Trugschluss.
Schon Kleinigkeiten führen immer wieder zu Alarmreaktionen im
Gehirn, die die bekannten Panikgefühle auslösen. Eine rein verhal-
tenstherapeutische Behandlung, bei der die Panik nur abtrainiert
wird, kann hier ebenfalls nicht greifen. Auch in der Verhaltensthera-
pie setzt sich allerdings langsam die Erkenntnis durch, dass tiefere
Ursachen bearbeitet werden müssen.

Lassen Sie sich deshalb nicht abspeisen mit Behauptungen wie:
„Ihre Depression ist chronisch. Sie kommt immer mal wieder."
Allerdings gibt es auch *Lebensumstände*, die noch keine wirkliche
Gesundung zulassen. Eine Frau, die jahrelang immer wieder schwere
depressive Krisen bekam und viele Medikamente einnehmen musste, wurde endgültig gesund und lebensfroh, nachdem ihr Vater
gestorben war. Erst nach seinem Tod konnte sie sich mit der Thema-
tik beschäftigen, die der Hauptgrund für ihre seelische Instabilität
war, nämlich die schwerwiegende Missachtung ihrer selbst, die mit
einer Schuldproblematik ihres Vaters zusammenhing. Sie war vorher
so vollständig damit identifiziert gewesen, dass sie diesen Zusammenhang nicht sehen konnte, das nicht nachvollziehen konnte. Erst

nach seinem Tod merkte sie, dass es nicht *ihre* Schuld war. Erst jetzt war es ihr möglich, sich Lebensfreude und ein wirklich eigenes Leben zuzugestehen.

Mit einer kompetenten Begleitung lassen sich immer Wege finden. Das Wiederauftreten von Symptomen kann man auch positiv interpretieren: Als ein Zeichen der Seele, dass sie die Hoffnung auf eine wirkliche Heilung noch nicht aufgegeben hat und deshalb das Krankheitsbild immer noch einmal inszeniert. Es ist doch tröstlich, dass die Seele wirklich heilen möchte, oder?

Meine Empfehlung:

Wenn Sie Zeichen von Rückschritten, Einbrüchen Ihrer Stimmung oder einem Wiederauftreten der Depression haben, prüfen Sie genau:

- Ist etwas Bestimmtes vorgefallen?
- Haben Sie Ihre Selbstfürsorge vergessen und sich schleichend überfordert?
- Gibt es in Ihrer Persönlichkeit belastende Faktoren, die Sie noch nicht kennen?
- In welchem Bereich Ihres Lebens fühlen Sie sich noch zu instabil?
- Sind Sie zu arglos gegenüber bestimmten Menschen oder Situationen?
- Fühlen Sie sich zu sicher, werden Sie unvorsichtig?
- Fehlen Ihnen noch gewisse Kompetenzen?
- Brauchen Sie professionelle Hilfe, um sich selbst besser verstehen und steuern zu können?
- Nehmen Sie vielleicht alles sehr persönlich? („Es ist *mein* Fehler!") Generalisieren Sie? („So ist es *immer*!") Dramatisieren Sie? („Es wird immer gleich ganz schlimm!")
- Handelt es sich vielleicht um Zweckpessimismus oder um den typischen Traumasog?
- Was ist die Botschaft der Heilungskrise?

Eine solche Krise mit „Rückfällen" ist so ähnlich, wie wenn man beim Üben eines Musikinstruments immer wieder die kränkende Erfahrung verkraften muss: „Das konnte ich doch schon mal besser." Da werden die schwierigen Stellen in einem Musikstück durch die Rückschritte, die man macht, erst richtig verstanden, verinnerlicht und dann automatisiert. Beim Musiküben hilft die *Begeisterung*, beim Gesundwerden hilft der hartnäckige Wille zum Gesundwerden. Machen Sie es wie die Kinder: Wenn sie fallen, stehen Sie einfach wieder auf! Sie schaffen das.

Kampf mit dem Drachen statt depressivem Sog

Zum Verständnis:

Eine Depression ist wie kaum eine andere Lebensphase ein starker Aufruf zur Reifung der Persönlichkeit und zum Erwachsenwerden. Erwachsen zu sein ist gar nicht so selbstverständlich. Viele Menschen sind es nicht. Erwachsen zu sein ist auch nicht gleichbedeutend damit, dass man immer vernünftig ist, im Gegenteil: Es bedeutet, die eigenen Schwächen zu kennen und darauf Rücksicht zu nehmen, auch wenn das nicht immer gelingt. Erwachsen zu sein ist eher eine innere Haltung, mit der wir die Verantwortung für unsere seelische und körperliche Verfassung übernehmen.

Man könnte die Depression mit all ihren Stimmungseinbrüchen, Ängsten und Selbstzweifeln auch als eine Art Initiationsritus bezeichnen, der den Betroffenen ähnlich wie dem Helden im Märchen viele Prüfungen abverlangt, an denen er oder sie wachsen muss. Prüfungen sind die vielen Situationen, in denen Hilflosigkeit und Opferhaltung immer wieder überwunden werden müssen. Dies funktioniert jedoch nicht ohne den typischen Kampf mit dem Drachen. „Drachen" können zum Beispiel die eingefleischten Muster von Ohnmacht und Angst sein. Manchmal ist es zwar sinnvoll, diese zuzulassen, manchmal muss man aber auch mit aller Macht dagegen ankämpfen. Dieser Kampf unterscheidet sich jedoch sehr wesentlich von der Gewohnheit, sich immer anstrengen zu müssen. Es ist eher ein ganz konkreter Kampf, der Mut erfordert. An einigen Beispielen möchte ich dies näher beschreiben.

Eine Frau berichtete mir, dass sie in der Klinik trotz des sehr vorsichtigen Absetzens von Tranquilizern eine Art Entzugszustand hatte, der mit extremer Unruhe und Angst verbunden war. Sie befürchtete, alles fange wieder von vorne an und sie werde es niemals schaffen. Eine

Krankenschwester traute ihr zu, dass sie es schaffen werde, und sie kämpfte sich mehrere Stunden körperlich und seelisch aus dem Zustand heraus, indem sie all ihre Notfallmaßnahmen einsetzte: fest mit den Füßen aufstampfen, die Hände kräftig gegen die Wand stemmen und mit fester Stimme wiederholen: „Nein, ich will das nicht", und: „Ja, ich schaffe es!"

Sie erzählte, dass sie lange Zeit gefühlsmäßig wie auf einem Hundeschlitten gestanden und „den Wölfen davongefahren" sei. Irgendwann sei sie nach draußen in die Natur gelaufen und den dunklen Schatten entkommen. Sie habe es erlebt wie einen Kampf ums Überleben. Ihre ganze Willenskraft habe sie eingesetzt. Irgendwann sei es still geworden und sie habe gemerkt, dass die „Wölfe" sich beleidigt verzogen hatten. Gewonnen! – Nur selten verläuft ein Kampf so dramatisch, aber manchmal ist er notwendig, um aus dem energielosen Körpergefühl der Hilflosigkeit herauszukommen und die eigene Kraft wieder in sich zu spüren.

Wenn wir uns hilflos fühlen, ist es so, als entweiche alle Energie aus den Muskeln und als könne man nicht mehr stehen. Der Sieg und das Gefühl, wieder Herr oder Herrin im eigenen Körper zu sein, ist dann genau die Erfahrung, die man braucht, um Urvertrauen und Vertrauen zu den eigenen Fähigkeiten zurückzuerlangen. Wer sich mehrmals aus kleinen Tiefs herausgearbeitet hat, bekommt Übung und lässt sich immer weniger von Ohnmachtsgefühlen leiten. Auch ist es manchmal sinnvoll, sich zu Dingen zu überwinden, zu denen man erst einmal keine Lust hat:

So hatte eine Frau sich entschieden, sich frühmorgens zum Schwimmen zu überwinden. Das kostete sie erhebliche Kraft, doch bekam sie mit der Zeit ein ganz neues Körpergefühl, auf das sie sehr stolz war.

Eine andere Frau, die sich nicht mehr vor die Tür traute, überwand sich, mit dem Nachbarshund in den Wald zu gehen. Der Kontakt zu dem Tier entschädigte sie mehr als genug. Sie brachte sich als Siegeszeichen ein paar schöne Herbstzweige mit nach Hause und notierte ihre positive Erfahrung in ihrem Tagebuch.

Ein Mann hatte schon eine ganz gute Stabilität erreicht, doch durch den Wechsel in eine andere Abteilung kamen bei ihm wieder Versagensängste und Ohnmachtsgefühle hoch. Er machte sich klar, dass er die Wahl hatte, sich von dieser Situation beherrschen zu lassen oder all seine Kraft und seinen Mut zusammenzunehmen und sich der Situation zu stellen. Er nutzte die Ressource des Schreibens und schrieb mit festem Willen all seine negativen Erwartungen nieder – so lange, bis er nicht mehr konnte. Eine Stunde lang. Er verbrannte das Geschriebene und machte sich daran, alle Gründe und Strategien aufzuschreiben, warum und wie er in der aktuellen Situation bestehen könnte. Hier ging es darum, sich dem depressiven Sog mit positiver Aggressivität entgegenzustellen. Dieser Sog kann bei längeren Phasen der Depression sehr stark sein. Zu gut kennt das Gehirn die eingefahrene Bahn.

Derartige Prüfungen, die Kampf erfordern, dienen dazu, Standfestigkeit und Willensstärke zu trainieren, jedoch sollten Sie es damit am Anfang nicht übertreiben, da sonst der gegenteilige Effekt eintritt. Die Phase, mehr zu *kämpfen*, sollten Sie erst dann einläuten, wenn Sie auch in der Lage sind, liebevolles Mitgefühl und Annahme zu praktizieren. Dann entsteht ein positiver Kampf ums Gesundwerden. Das ist etwas ganz anderes als der gewohnte Kampf gegen sich selbst, bei dem Sie gegen Ihre Gefühle angehen. In der Therapie werden Sie für diesen guten Kampf immer Unterstützung bekommen.

Meine Empfehlung:

Spüren Sie genau nach, welche Ziele Sie sich im positiven Sinne setzen möchten und wofür es sich lohnt, zu kämpfen und sich die eigene Kraft und Kompetenz zu beweisen. Suchen Sie sich *kleine* Herausforderungen, an denen Sie wachsen und auf die Sie stolz sein können. Beispiele:

- Besuch einer Freizeitgruppe, um wieder mehr unter Menschen zu sein
- Ein ungewohnter Ausflug oder eine Kurzreise
- Erledigung unliebsamer Behördenbriefe, die Sie bisher vermieden haben
- Bewusste Überwindung von Energielosigkeit und Opferhaltung
- Eine Einladung zum Abendessen für einen lieben Gast
- Eine ehrenamtliche Aktivität

In dem Maße, wie Sie unterscheiden können, wann es richtig ist zu kämpfen und wann das Gegenteil richtig ist, werden Sie immer selbstsicherer und machen zunehmend die Erfahrung, dass Sie sich wieder auf sich selbst verlassen können.

Angst vor dem Gesundwerden?

Zum Verständnis:

Auch wenn Menschen grundsätzlich *immer* gesund werden *wollen*, gibt es auch die Angst vor dem Gesundwerden. Krank zu sein ist zwar kein angenehmer Zustand, aber er hat auch etwas „Vertrautes". Gesund zu werden bedeutet Veränderung und Veränderung bringt vertraute Systeme ins Wanken. Auch ist nicht immer sicher, ob und wie die Umgebung mit der neuen Situation zurechtkommen wird. Mit einem Kranken kann man Mitgefühl haben. Man *fordert* von ihm nichts. An einen Gesunden werden Erwartungen gestellt. Manchmal begegnen einem Gesunden sogar Neid und Missgunst. Kein angenehmer Zustand. Es gibt also durchaus triftige Gründe dafür, wenn Menschen zunächst einmal an ihrer Krankheit festhalten.

In Familien haben Angehörige zuweilen eine bestimmte Rolle, nämlich die, das System zu stabilisieren. Die Tatsache, dass jemand gesund wird, kann dazu führen, dass unter Umständen ein anderer instabil wird. Nehmen wir das Beispiel zweier Geschwister, von denen der eine immer als der Starke und der andere als der ewig Kränkelnde gesehen wurde. Wird Letzterer auf einmal stabil und kommt in seine Kraft, kann das für den anderen bedrohlich wirken. Ihm könnte auf einmal bewusst werden, dass er in Wirklichkeit vielleicht gar nicht so stark ist.

Auch in Partnerschaften muss die Gesundheit eines Partners manchmal hart erkämpft werden, weil dies dem anderen Partner Angst macht. Auch der Gesundende befürchtet: „Wenn ich auf einmal so gut zurechtkomme, mag mein Partner mich dann noch?" Die folgenden Faktoren sollte man deshalb berücksichtigen:

Wenn Menschen die Vorstellung, auf einmal gesund zu sein, Angst macht, dann gehen sie meist von ihrem derzeitigen Befinden aus, das durch Instabilität, wenig Selbstbewusstsein und geringes Selbstvertrauen geprägt ist. Es fühlt sich vielleicht an wie bei einem Zwölfjährigen, der meint, schon Abitur machen zu müssen. Gesund zu sein und wieder normal im Leben zu stehen, das können sie sich zwar gedanklich vorstellen, aber nicht wirklich empfinden. Die Aussicht, Entscheidungen treffen zu müssen, aktiv sein oder sich mit anderen messen zu müssen, setzt viele unter Stress. Stattdessen ziehen sie sich lieber in ihr gewohntes Schneckenhaus zurück und fühlen sich klein und unfähig.

Deshalb muss der Heilungsprozess langsam vonstattengehen und Schritt für Schritt die eigene Sicherheit fördern. Die Betroffenen müssen die Chance haben, sich selbst zu verstehen und innerlich zu wachsen. Dann verliert sich auch die Angst davor, gesund zu werden. In dem Maße, wie die eigene Erlebnisfähigkeit wiederkommt, die Erschöpfung weicht und das Selbstvertrauen zunimmt, können immer mehr kleinere und größere Herausforderungen gemeistert werden. Mit der Zeit kommt die Erkenntnis: Ich muss nicht so werden „wie früher", sondern ich kann ganz neu auf das Leben reagieren, und zwar auf *meine* Weise und so, wie ich es gerade kann.

Angst vor dem Gesundwerden haben oft auch Menschen, die in ihrem Familiensystem mit einer schweren Schuldproblematik leben müssen. Vielleicht trägt da jemand eine Schuld, die eigentlich ein Großelternteil zu tragen hätte. Vielleicht gibt es auch eine Zuschreibung der Mutter: „Du bist an allem schuld. Nur deinetwegen habe ich meinen Beruf aufgegeben, damit du es besser hast im Leben." Wie schon im Kapitel „Selbstbestimmt statt abhängig" ausgeführt hilft die Erkenntnis, dass Eltern stets *alles* geben und ihre Nachkommen *bestmöglich* versorgen – das ist schon im Tierreich so. Die Kindergeneration wird dadurch stark und selbstständig und macht es später genauso wie die Eltern. Wenn es um Schuld- und Abhängigkeitsprobleme geht, gilt es, die dahinterliegenden Probleme aufzulösen. Nur so schwindet die Angst davor, gesund zu werden, und es entsteht die Freiheit, ein eigenes gesundes Leben zu leben.

Wenn latent eine Angst vor dem Gesundwerden da ist, sollten die Betroffenen sich nicht scheuen, darüber zu sprechen. Es besteht kein Grund, sich deswegen zu schämen. Aus der Perspektive der Depression ist fast alles angstbesetzt. Das Gespräch mit einem Therapeuten oder einem Menschen, der dafür Verständnis hat, kann sehr entlasten. Auch Partnergespräche eröffnen oft ganz neue Perspektiven.

Da in der Depression der Realitätssinn oft verloren geht, sind die Befürchtungen, die jemand hat, oft eben nur geistige Konstruktionen. Die Realität, so stellt sich meist heraus, ist sehr viel freundlicher als angenommen. Manchmal sind Befürchtungen jedoch sehr begründet, wenn es darum geht, sich vor den Intrigen vonseiten destruktiver Verwandter zu schützen. Häufig müssen Gesundungsprozesse regelrecht geheim gehalten werden. Oft muss der Betroffene auch genügend Distanz wahren, damit er oder sie sich keine zusätzlichen Verletzungen einhandelt. Nebulöse oder lakonische Aussagen wie „Ich bin gerade sehr mit mir selbst beschäftigt" oder „Ich brauche gerade viel Zeit für mich" können dann manchmal hilfreich sein. Sie sollten sich auch niemals für etwas rechtfertigen, sondern einfach nur dazu stehen.

Wie der schöne Spruch „Gefahr erkannt – Gefahr gebannt" aussagt, muss auch die Angst vor dem Gesundwerden nicht aus der Welt geschafft werden, sondern es reicht, sie zu erkennen und ihre berechtigten Gründe zu verstehen.

Meine Empfehlung:

Gestehen Sie sich zu, Angst vor dem Neuland *nach* der Depression zu haben. Das ist nur menschlich. Ich möchte hier erinnern an die Technik des Klopfens nach Klinghardt im Kapitel „Leib-Seele-Kontakt durch heilsames Klopfen und Berühren", bei dem man diese Angst sehr gut zum Thema machen kann. Indem Sie den „Wunden Punkt" reiben und sich sagen: „Auch wenn ich Angst davor habe, gesund zu werden, mit allem was damit zusammenhängt, bin ich gut so, wie ich bin, und liebe und akzeptiere ich mich von ganzem Herzen." Sie wissen ja, dass das Gehirn keine zwei Aussagen gleichzeitig denken kann. Sie können also davon ausgehen, dass sich die Angstgedanken dadurch deutlich verringern. Außerdem sorgt das Klopfen für Entspannung des Alarm-systems im limbischen System. Auf diese Weise ist Ihr Gehirn in der Lage, nach Lösungen zu fahnden.

Sie können auch, wie im Kapitel über das kreative Schreiben dargelegt, alle Ihre Befürchtungen auflisten, die Sie im Zusammenhang mit dem Gesundwerden haben, zum Beispiel: „Meine Frau bekommt Angst vor mir. Niemand mag mich mehr. Keiner wird mich mehr unterstützen. Ich werde eine Menge neue Probleme an meinem Arbeitsplatz bekommen ..." Schreiben Sie so lange, bis Ihnen nichts mehr einfällt, und dann verbrennen Sie das Papier. Nehmen Sie ein neues Blatt und erklären Sie als Erstes Ihr Geburtsrecht auf Glück und Gesundheit. Notieren Sie all Ihre Fähigkeiten und was Sie schon alles geschafft haben. Sodann beschreiben Sie Ihre ganz realistischen Möglichkeiten und Perspektiven für ein stabiles und befriedigendes Leben.

So bahnen Sie im Gehirn kreative Gedanken und Ideen für eine positive Realität, die nach vorne weisen. Manchmal haben Depressionen oder Krisen, durch die jemand geht, den Sinn, die Angst vor dem Leben endgültig zu überwinden und sich auf neue Weise zur Welt und zur Schöpfung zugehörig zu fühlen. In einem alten Kirchenlied heißt es in diesem Sinne: „Wechselnde Pfade, Schatten und Licht, alles ist Gnade, fürchte dich nicht."

Trauern über Enttäuschungen und nicht Gelungenes

Zum Verständnis:

Manche Menschen, die auf dem Genesungsweg schon weit vorangekommen sind, werden erschreckt durch eine Phase des Trauerns, die sie plötzlich überkommt, nachdem sie sich schon eine Weile an ihren Fortschritten und der neu gewonnenen Lebendigkeit erfreut haben. Es handelt sich hierbei um eine Phase, in der die Betroffenen sich dessen bewusst werden, wie schlimm ihr Krankheitsprozess gewesen ist und wie sehr sie dabei gelitten haben.

Dieser Zustand ist vergleichbar mit den Heilungsschmerzen nach einer gelungenen Operation, nach der man sich einerseits freut, dass sie vorbei ist, jedoch auch mit den „Nachwehen" zu kämpfen hat. Da kann es vielleicht besonders schmerzen, wie viel jemand in seinem Leben versäumt hat, was alles nicht gelungen ist und wie anstrengend das Leben bisher gewesen ist. Wenngleich die Einsicht da ist, wie wertvoll die neuen Erkenntnisse sind, ist es bitter, sich eingestehen zu müssen, dass sie auch ihren Preis gekostet haben. Ebenso kann der Vergleich mit anderen Menschen, die vielleicht leichter durchs Leben gehen, wehtun. Vielleicht müssen Sie auch schlimme Irrwege auf Ihrem Heilungsweg betrauern, seien sie nun bedingt durch Erfahrungen mit inkompetenten oder unempathischen Therapeuten oder durch traumatische Klinikerlebnisse.

Hinzu kommt, dass die seelische Arbeit sehr viel Kraft gekostet hat. Ähnlich, wie man nach einem Marathonlauf die Erschöpfung spürt, so haben die Betroffenen nach all den seelischen „Strapazen" die berechtigte Sehnsucht nach Ruhe und Erholung. Wie geht man mit dieser Phase um?

Zunächst einmal ist es wichtig zu verstehen, dass diese Phase ihren Sinn hat und dass sie nicht bedrohlich ist. Sie geht vorüber, wenn man sie zulässt. Die Betroffenen können meist genau sagen, dass das Trauern sich anders anfühlt als die Depression selbst. Zu trauern ist ein gesundes Gefühl. Die Genesenden wundern sich meist nur, warum sie auf einmal wieder ein Bedürfnis nach einem gewissen Rückzug und nach Stille haben, nachdem doch schon so viele Siege und so viel Lebensfreude neu errungen wurden.

Eine Frau hatte sich nach ihrer Therapie mit viel Elan auf ein neues Hobby gestürzt. Sie fing an zu malen und fand sehr viel neue Erfüllung darin, obwohl sie auch registrierte, dass da eine Trauerphase in der Luft lag. Ein Jahr später, als die Begeisterung für ihr neues Hobby sich normalisiert hatte, holte sie diese Phase wieder ein und sie verbrachte einige Zeit damit, ihre traurigen Gefühle zuzulassen; das tat ihr sehr gut. Es hinderte sie nicht an ihrer Arbeit oder an ihrem alltäglichen Leben. Im Gegenteil, es machte sie innerlich ruhiger und führte dazu, dass sie sich noch mehr ernst nahm und alle Dinge mit mehr Bedacht tat. Sich künstlerisch auszudrücken half ihr dabei.

Oft kommt Menschen in dieser Phase auch zu Bewusstsein, was sie im Leben aufgrund von schwierigen Startbedingungen oder Schicksalsschlägen alles versäumt haben oder was nicht gelungen ist: Sie werden sich schmerzlich bewusst, dass sie zum Beispiel keine Familie gegründet haben, dass Partnerschaften auseinandergegangen sind und sie alleine leben. Andere schmerzt es, dass sie beruflich leider nicht das erreicht haben, was mit etwas mehr Selbstbewusstsein und Mut durchaus möglich gewesen wäre. Auch wird manchen jetzt deutlich, wie viel sie sich in ihrem bisherigen Leben von anderen haben gefallen lassen und wie viele Nachteile sie dadurch in Kauf genommen haben. Vor allem aber schmerzt, dass daran nun nichts mehr zu ändern ist. Schicksal – also geschicktes Heil?

Wir werden tatsächlich in einen Lebensrahmen hineingeboren, mit dem wir uns auseinandersetzen müssen. Vieles gelingt, manches nicht. Bitter daran ist, dass dadurch so viele Irrtümer und „Fehlpässe" vorkommen. Es ist ähnlich wie mit den großen Irrtümern in der

Geschichte, die schlimme Folgen hinterlassen haben: Die einzige Möglichkeit, damit adäquat umzugehen, ist die, sie zutiefst zu bedauern und daraus für die Gegenwart zu lernen. Dies setzt allerdings voraus, dass man den Schmerz, vielleicht auch die Wut noch einmal zulässt beziehungsweise sich damit liebevoll auseinandersetzt. Wichtig ist auch, sich keine Selbstvorwürfe zu machen. Es ist leider so, dass wir und andere die Dinge immer nur so gut machen, wie wir es können. Wenn wir es besser gekonnt hätten, hätten wir die Dinge anders gemacht. Schließen Sie mit sich selbst Frieden! Ich möchte hier eher vorsichtig mit dem Wort „verzeihen" umgehen, da das nicht immer möglich ist. Besser ist, die Dinge loszulassen, die nicht mehr zu ändern sind.

In diesem Zusammenhang möchte ich den bekannten Gelassenheitsspruch der Anonymen Alkoholiker zitieren. Das Original wird oft dem deutschen Theologen Friedrich Christoph Oetinger (1702–1782) zugeschrieben; allerdings fand man inzwischen heraus, dass es wohl eher von dem amerikanischen Theologen Reinhold Niebuhr (1892–1971) stammt:

> „Gott gebe mir die Gelassenheit, Dinge hinzunehmen, die ich nicht ändern kann, den Mut, Dinge zu ändern, die ich ändern kann, und die Weisheit, das eine vom anderen zu unterscheiden."

Trauern und Bedauern ist ein Zustand, in dem die Seele loslässt, der Körper zur Ruhe kommt und sich geistig etwas klärt. Da können Emotionen hochkommen, die für die Betroffenen nicht angenehm sind, doch auch Gesunde haben zuweilen mit schwierigen Stimmungen zu tun. Wie jede Stimmung, so geht auch Trauer vorüber und weicht einem Gefühl von Dankbarkeit und Versöhnlichkeit und dem Bedürfnis, das Beste aus der Situation, wie sie jetzt ist, zu machen. Erst danach fällt der Blick auf das, was doch immerhin gut ausgegangen ist, und auf *positive* Perspektiven des derzeitigen Lebens. Auch wenn nicht alles optimal ist, gibt es eine Menge positive Ressourcen, die jetzt genutzt werden können. Indem wir unsere Begrenztheit akzeptieren, werden wir menschlich und teilen damit unser Schicksal mit allen anderen Menschen auf dieser Erde.

Meine Empfehlung:

Ziehen Sie sich einen Moment in die Stille zurück und schreiben Sie all das auf, was für Sie bitter, traurig, verloren oder misslungen ist. Lassen Sie die Gefühle zu, die damit verbunden sind, und schaffen Sie einen Rahmen von Geborgenheit, der dies erlaubt: Das kann etwa ein Spaziergang in der Natur, das Betrachten einer Kerze oder das Verweilen in einer Kirche sein. Eine Frau verbrachte im Ausland viel Zeit in einem hinduistischen Tempel. Hier fand sie die nötige Geborgenheit und Stille. Eine schöne Übung, um loszulassen und in Frieden zu kommen, ist die im Kapitel „Sich selbst lieben lernen" erläuterte **„Herz-Hirn-Atmung"**: Atmen Sie wie beschrieben sanft durch die Herzgegend ein und durch den Solarplexus (die Magengegend) wieder aus. Sie können damit Ihren Geist beruhigen und eine wohltuende Verbindung zu Ihrem Herzen herstellen.

Falls da noch „offene Rechnungen" mit bestimmten Personen sind, von denen Sie sich schlecht behandelt gefühlt haben, können Sie in einer ruhigen Minute einen Brief an diese Personen formulieren, in dem Sie Ihre Sichtweise darstellen und am Schluss formulieren, dass Sie Ihren Weg gefunden haben und dafür sehr dankbar sind. Ob Sie den Brief wirklich absenden, ist meist nicht wichtig. Entscheidend sind Ihre eigene Klarheit und Ihr innerer Friede. Immerhin lassen uns durchgestandene Schwierigkeiten auf einer tieferen Ebene reifen. Sie machen uns stolz auf das Erreichte.

Vergegenwärtigen Sie sich von Zeit zu Zeit, welche Chancen und Fähigkeiten Sie haben, um Ihr jetziges Leben zu gestalten. Das kann genug Geld, eine angenehme Wohnung, ein Freund oder die Möglichkeit sein, sich in der Welt nützlich zu machen. Oftmals kann man durch eine ehrenamtliche Arbeit anderen das geben, was man selbst gerne einmal gehabt hätte. Richten Sie den Blick nicht zu sehr in die Vergangenheit, sondern in die Gegenwart, und hören Sie auf, sich mit anderen zu vergleichen. Es ist ihr ganz persönliches Leben, aus dem Sie immer etwas Gutes machen können.

Wiedereinstieg ins Arbeitsleben oder neue Wege?

Zum Verständnis:

Auch wenn Sie während Ihrer Krankheitsphase an Ihrem alten, *gewohnten* Arbeitsplatz sind, können Sie von diesem Kapitel profitieren. Denn oft geht es gar nicht darum, etwas ganz Neues zu tun, sondern die Art und Weise, *wie* Sie etwas tun, neu zu definieren. Für diejenigen unter Ihnen, die allmählich aus ihrer Depression herauskommen, ist das ein allmählicher Prozess, der zunehmend zu der Gewissheit führt: „Ja, ich kann mich wieder mehr belasten. Ja, ich kann etwas tun!" Bei meinen Klienten erkenne ich diese Entwicklung immer daran, dass das Gespräch auf Themen wie Arbeit, Zukunft und Lebensorganisation kommt. Da wird ein Umzug mit der Familie geplant, ein lohnendes Arbeitsangebot verlockt plötzlich oder jemandem wird klar: „Eigentlich macht mir meine Arbeit Spaß und eigentlich bin darin sogar gut!" Auch wenn da immer noch leise Zweifel und Mutlosigkeit aufkommen, überwiegt der Elan deutlich. Außerdem ist die Arbeit an sich selbst ja nicht zu Ende. Die Betreffenden können sich weiter ihrer therapeutischen Unterstützung sicher sein und gleichzeitig neue Schritte wagen.

Wie kann der bewusste Einstieg oder Wiedereinstieg ins Arbeitsleben gelingen?

Ganz praktisch hat sich die heute gesetzlich verankerte, stufenweise erfolgende Wiedereingliederung bei Menschen bewährt, die längere Zeit vom Arbeitsleben pausiert haben. Bekannt ist hier das „Hamburger Modell", bei dem zwischen Arbeitgeber und Arbeitnehmer eine bestimmte Wochenstundenzahl vereinbart wird, die je nachdem schneller oder langsamer bis zur normalen oder einer reduzierten Stundenzahl aufgestockt wird. Als Ärztin habe ich schon ganz unterschiedliche Modelle der Arbeitswiederaufnahme begleitet. Zusammen mit der jeweiligen behördlichen Institution wie dem Medizinischen Dienst der Krankenkassen als unterstützender Instanz lassen sich hier immer Lösungen finden. Ich habe die Erfahrung gemacht, dass von dieser Seite im Gegensatz zu früheren Zeiten meist eine gute Kooperation zu erwarten ist. Vorladungen zur Beurteilung der Arbeitsfähigkeit von Klienten laufen meist sehr erfreulich ab. Sie müssen davor in der Regel keine Angst haben. Machen Sie sich immer klar, dass alle Beteiligten an Ihrer Gesundung und Ihrer dauerhaften Einsatzfähigkeit interessiert sind.

Selbstständige, die nach einer längeren Auszeit wieder neu beginnen, können durch ein freundliches Rundschreiben ihre Wiedererreichbarkeit ankündigen; zum Beispiel könnten Sie schreiben:

Sehr geehrte Kunden,

Krisen gehören zum Leben, auch zu meinem Leben. Ich freue mich und ich bin dankbar, aus dieser Krise reich an Erfahrungen und mit neuer Kraft hervorgegangen zu sein. Ab ... erreichen Sie mich wieder wie gewohnt in meinem ...

Auf folgende Neuerungen (Veranstaltungen ...) möchte ich jetzt schon hinweisen : ...

Herzlich möchte ich mich bedanken für die vielen lieben Wünsche, die mir zugegangen sind. Sie haben mir in dieser Zeit der Neuordnung sehr gutgetan.

Ich wünsche Ihnen ebenfalls alles Gute und grüße Sie herzlich.

Ihr/Ihre ...

Damit setzen Sie selbst ein Zeichen und bewerten Ihre Krise als einen Gewinn. Der Adressat Ihres Schreibens wird sicher positiv reagieren; wenn nicht, verlieren Sie einen Kunden, auf den Sie vielleicht auch gerne verzichten können.

Gleichgültig, ob Sie nach einer Pause wieder arbeiten oder ob Sie sich in Ihrem gewohnten Arbeitsprozess befinden: Gehen Sie in jedem Fall *anders* zur Arbeit! Überlegen Sie gemeinsam mit Ihrem Arbeitgeber, ob Sie zum Beispiel von bestimmten Belastungen freigestellt werden können.

Die Projektleiterin eines Unternehmens erbat sich in einem Gespräch mit ihrem Vorgesetzten ein gezieltes Coaching, speziell abgestimmt auf ihre Situation, und zwar so lange, bis ein reibungsloser Ablauf gewährleistet wäre. Ihr war durch ihre Krise klar geworden, dass man sie mit der Leitung mehrerer Projekte völlig überfordert hatte. Viel zu lange hatte sie sich selbst nicht wertgeschätzt und unzumutbare Zustände ertragen. Sie stellte die Bedingung, nur noch ein Projekt leiten zu müssen. Gezielt für sich selbst und für ihre Ziele einzutreten war für sie ein großer Schritt. Ihre Forderungen waren gut begründet. Sie ließen sich nicht wegdiskutieren und wurden erfüllt.

Für diejenigen von Ihnen, die lange Zeit nicht arbeiten konnten, kann der neue Lebensabschnitt durchaus auch mit Angst, ja, vielleicht sogar mit Panik verbunden sein. Das ist ganz normal.

Eine Frau erzählte, sie habe noch in der Nacht vor ihrem ersten Arbeitstag „das volle Programm" an Panik durchlitten. Als wenn alles noch einmal von vorne anfinge, meldeten sich die Stimmen: „Was machst du dir da vor? Du und arbeiten?! Nach zwei Tagen bist du wieder zu Hause!" Der typische Drachenkampf. Sie brauchte all ihren Mut und nach langer Zeit mal wieder ihren Notfallkoffer. Am frühen Morgen stand sie auf und trat in Aktion: Raus an die frische Luft, warm und kalt duschen, Klopftechniken anwenden und vor allem in den Spiegel schauen und laut wiederholen: „Ja, ich gehe heute zur Arbeit, und das schaffe ich auch!"

Sie berichtete, sie sei dabei zunehmend in ihre Kraft gekommen und die Panik sei vorübergegangen. Sie machte sich klar: „Wenn ich einmal gewonnen habe, dann brauche ich vor der Panik auch keine Angst mehr zu haben." Vor besonderen Anlässen kam immer mal wieder etwas Angst auf, aber die Erfolgserlebnisse überwogen. Insbesondere merkte sie, dass sie an ihrem Arbeitsplatz viel souveräner mit Situationen umging. Sie konnte sich und auch andere sehr viel besser einschätzen. Denken Sie daran: Ihr Arbeitgeber kann sich glücklich schätzen, dass er Sie als Persönlichkeit mit Ihrer wertvollen Lebenserfahrung in seinem Team hat!

Manche Genesende stellen allerdings auch fest, dass ihr bisheriger Beruf sie nicht auf Dauer befriedigt. Sie lassen sich umschulen. Auch hier gibt es so manche unterstützende Institution, Arbeitsagenturen und zum Beispiel das Berufsbildungswerk mit dem Projekt „Die zweite Chance", um nur wenige zu nennen. Jede Stadt hat hierfür Beratungseinrichtungen. Bei beamteten Arbeitnehmern gibt es Hilfe zur Wiedereingliederung in andere Bereiche. Haben Sie keine Angst davor, neue Wege zu gehen. Was sind zwei, drei oder fünf Jahre in einem langen Leben? Was ist schlimm daran, wenn Sie einen Umweg machen, um den Weg einzuschlagen, der gut für Sie ist? Inzwischen wissen Arbeitgeber durchaus auch sogenannte „Brüche" in der Berufsbiografie zu schätzen. Brüche weisen darauf hin, dass jemand etwas bewältigen und neue Lösungen finden musste. Also: Deuten Sie Ihr Kranksein unbedingt um, und zwar als *Bereicherung* für sich selbst und andere. Ein Mitarbeiter ging nach seiner Erkrankung gezielt in das Gesundheitsmanagement seiner Firma, ein Gebiet, von dem er jetzt sehr viel verstand!

Auch wenn Sie genau das Gleiche machen wie vor Ihrer Erkrankung, gehen Sie mit einer anderen Haltung zur Arbeit: Selbstfürsorge für Körper, Seele und Geist sollten Sie in den Mittelpunkt stellen, denn dann stehen Ihnen Ihre geistigen und körperlichen Kräfte am besten zur Verfügung. Auch dürfte es Ihnen jetzt schneller zu Bewusstsein kommen, wenn Sie die Dinge viel zu persönlich nehmen oder wenn Sie sich zu sehr mit allem identifizieren. Erinnern Sie sich immer wieder daran, die „Metaebene" oder Beobachterposition einzunehmen, aus der heraus Sie sich selbst und das, was geschieht, in Ruhe betrachten können. Wie es so schön heißt: „Vieles wird nicht so heiß gegessen, wie es gekocht wird!"

Und noch eine Bemerkung: Arbeit ist zwar als materielle Basis wichtig, aber Arbeit ist auch nicht alles im Leben. Was ist gegen eine Rolle als Hausmann oder Hausfrau einzuwenden, wenn das Sie im Moment zufrieden macht? Lösen Sie sich von gesellschaftlichen Normen, nach denen diejenigen die größte Anerkennung „genießen", die von morgens bis abends bei der Arbeit sind und kaum noch etwas vom Leben ihrer Familie mitbekommen. Manchmal ist auch eine vorübergehende Berentung eine sehr entlastende Lösung, so lange, bis Ihre Persönlichkeit eine neue Stabilität gewonnen hat. Und manchmal ergeben sich ungewöhnliche Modelle der Selbstständigkeit; sie werden nicht selten von der öffentlichen Hand gefördert. Manchmal kommen gute Eingebungen genau dann, wenn Sie das Altgewohnte losgelassen haben. Auf einmal ergeben sich „Zufälle". Eine der wichtigsten Erkenntnisse einer Depression ist vielleicht die, dass es nicht um Normen geht, sondern ganz allein um Sie und um Ihren Seelenfrieden. Vielleicht stellen Sie auch fest, dass Sie eigentlich gar kein Stadtmensch sind, sondern ein Allroundtalent, das auf einer einsamen Hallig in der Nordsee seine Erfüllung findet ... Wer weiß?

Meine Empfehlung:

Machen Sie einmal ein Brainstorming zum Thema Beruf. Nehmen Sie ein Blatt Papier im Querformat und listen Sie alle Faktoren auf, die Sie an Ihrem Beruf gut finden, und welche Werte dahinterstehen. Manchen sind Freiheit und Selbstbestimmung sehr wichtig, anderen insbesondere materielle Sicherheit und die Zugehörigkeit zu einem sicheren sozialen Rahmen. Für manche ist es gut, im Team zu arbeiten, andere sind lieber alleine. Finden Sie heraus, was Ihnen an Ihrer Arbeit gefällt und auf welche Weise Sie darin Erfüllung finden. Das müssen keine weltbewegenden Dinge sein, sondern Punkte, die für Sie ganz persönlich zählen. Auch Ästhetik, Perfektion und Präzision, Vergnügen, Liebe und Spiritualität sind Werte. Auch Pflichterfüllung, so altmodisch das klingt, kann für Sie von Bedeutung sein.

Vergegenwärtigen Sie sich Ihre ganz persönlichen Begabungen und Fähigkeiten. Dazu zählen unter anderem Freundlichkeit, Verbindlichkeit, Verlässlichkeit. Stellen Sie keine Vergleiche mit anderen an. Es geht hier allein um Sie.

Schließlich notieren Sie noch, worauf Sie unbedingt aufpassen wollen, zum Beispiel: fokussiert arbeiten, Pausen machen, auch wenn „keine Zeit" ist ... Zum Atmen ist immer Zeit! Da Sie sich jetzt genauer kennen, wissen Sie auch besser, welche Faktoren gegeben sein müssen, damit Sie stabil bleiben. Dazu gehören ein gutes Frühstück, frische Luft, genug Schlaf. Und dann stehen Sie zu Ihrer Arbeit, auch wenn nicht alles optimal sein sollte: „Right or wrong, it's my country!", sagt ein oft zitierter Spruch. Freuen Sie sich auf jeden Tag, an dem Sie zur Arbeit gehen und Ihre Talente in den Dienst anderer stellen können. *Jetzt* ist es so, wie es *jetzt* gut für Sie ist – daran lässt sich zur Not jederzeit etwas ändern!

Das Stress-Notprogramm für alle Fälle

Zum Verständnis:

Das Durchstehen einer Krise schult die Fähigkeit, sich selbst bewusster wahrzunehmen, Stresssituationen schneller zu erkennen und gezielt damit umzugehen. Bewusstheit, Selbstfürsorge und Selbststeuerung sind in Ihrem Gehirn jetzt sehr viel besser abrufbar als *vor* Ihrer Erkrankung. Nun geht es darum, diese Fähigkeit im Alltag aufrechtzuerhalten und „professionell" damit umzugehen. Das hier vorgestellte Notprogramm kann dabei sehr nützlich sein. Es hilft, Ihre Stressfaktoren systematisch und gezielt einzukreisen, statt sich mit Nebenschauplätzen abzugeben, die für die Lösung Ihrer Probleme gerade gar keine Rolle spielen. In meinem Buch *Stressmanagement. Zu sich kommen statt außer sich geraten* (2008) ist dieses Programm sehr detailliert beschrieben. Hier möchte ich nur einen Überblick über die wesentlichen Punkte geben, die helfen, immer wieder in die Balance zurückzufinden.

Ein einfaches Beispiel: Sie ärgern sich den ganzen Tag über das große Arbeitspensum, das Sie zu leisten haben, und fürchten, dass Ihre Stimmung gefährlich abrutschen könnte im Sinne von: „Ich schaff das alles gar nicht!" Zusätzlich ärgern Sie sich über Kollegen, über Ihren Mann und Ihre Kinder. Dass Sie die letzten Abende überhaupt nicht zur Ruhe gekommen sind und seit Tagen schlecht geschlafen haben, haben Sie gar nicht registriert. Dass Sie schon länger nicht mehr kleine Momente der Stille in den Tag eingebaut und sich gefragt haben: „Was brauchst du gerade?", fällt Ihnen erst jetzt auf. Nicht weiter tragisch, das geht uns allen hin und wieder so. Um aber stabil zu bleiben, sollten Sie sich nicht zu sehr auf Ihren Ärger konzentrieren. Indem Sie sich wieder mehr um sich selbst kümmern,

> geht es Ihnen auch mit Ihrem Arbeitspensum besser, und wahrscheinlich erscheinen Ihnen Ihre Familie und Ihre Arbeitskollegen auf einmal in einem ganz anderen Licht.

Grundlage des Stress-Notprogramms sind die drei Schritte *Annahme – Diagnose – realitätstaugliche Handlung.*

Das Stress-Notprogramm

Schritt 1: STOPP! Annahme – Okay, es ist so, wie es ist!

Wie schon wiederholt dargestellt, geht es im ersten Schritt darum, überhaupt zu bemerken, dass Sie gestresst sind, dass Sie schlechte Laune haben, dass Sie nichts zustande bringen, auch wenn Sie sich noch so sehr anstrengen. Deshalb: Im ersten Schritt sagen Sie STOPP! Das können Sie gerne laut sagen. Es darf gerne auch mit einem lauten Klatschen verbunden sein, damit Ihr Gehirn in seiner Stressreaktion unterbrochen wird. Jedes Mittel ist recht, um „wieder da" zu sein, wie viele Menschen, die ich begleite, es ausdrücken. Da zu sein heißt, die Situation zu erfassen und aus der Problemtrance in die Handlungsfähigkeit zurückzufinden.

Egal, wie die Situation aussieht, Sie sagen sich: „Es ist so, wie es ist!" Für viele ist ja das schon fast humoristische „Is'so!" ein stehender Begriff, der daran erinnert, nicht zu verkrampfen, sondern einen Moment locker zu lassen. Auf diese Weise entkrampft sich das Denken und Ihre Intuition steht Ihnen wieder zur Verfügung. Selbst wenn Sie die Gründe nicht genau herausbekommen, gehen Sie davon aus, dass etwas geschehen ist, was dazu beigetragen hat, dass Sie sich nicht gut fühlen. Für eine schlechte Verfassung gibt es immer Gründe, mögen sie auch noch so subtil sein. Allein dieser Gedanke hilft Ihnen, sich selbst nicht fertigzumachen, sondern gelassen zu bleiben.

Schritt 2: „Diagnose" – Was ist hier und jetzt mit mir los?

Im zweiten Schritt, nachdem Sie mitten im Stress innegehalten haben, erstellen Sie eine genaue „Diagnose" Ihres Ist-Zustands. Sie fragen sich: Hat die Situation etwas mit mir selbst zu tun oder/und sind äußere Bedingungen schuld daran, dass es gerade „stressig" ist? Sie schauen immer zuerst auf sich selbst, indem Sie beobachten, wie es Ihnen gerade geht, und zwar körperlich, gefühlsmäßig und gedanklich. Denn es ist ein großer Unterschied, ob es Ihnen schlecht geht, weil Sie schon seit einigen Stunden durstig sind oder Hunger haben, ob Sie sich schon seit Stunden über etwas Sorgen machen oder ob Sie sich nur mit Ihrer Zeitplanung geirrt haben. Denn mit Energiemangel fällt einem alles schwer. Sorgen können Sie, wie Sie wissen, völlig blockieren, und bei Zeitmangel bringen Sie sich selbst viel zu sehr unter Druck.

Sie gewinnen auf diese Weise schnell und nüchtern Klarheit über Ihre Situation. Ich skizziere die Punkte, auf die es ankommt, hier der Reihe nach, auch wenn alle gleich(zeitig) wichtig sind. Auf Seite 306 oben finden Sie eine Übersicht, die dies verdeutlicht. Sie fangen also bei sich selbst an und fragen sich zunächst, ob Sie *körperlich* in einer schlechten Verfassung sind:

Körpercheck:

- Körperhaltung: Guter Bodenkontakt mit den Füßen (Erdung)? Lockere Aufrichtung im Sitzen oder Stehen? Schultern, Stirn, Kiefer locker? Stirn entspannt, Arme, Hände und vor allem Gelenke locker?

- Körperverfassung: Schlecht geschlafen? Krankheitsgefühl? Nichts gegessen oder getrunken? Überanstrengt?

Gibt es etwas, was Sie *seelisch* destabilisiert hat?

Gefühlscheck:

- Bin ich wütend, verärgert? Macht mich etwas ängstlich, unsicher, traurig? Ist mir etwas peinlich?
- Was hat diese Gefühle ausgelöst? Gibt es Trigger?

Und dann fragen Sie sich, was gerade *geistig* bei Ihnen abläuft.

Gedankencheck:

- Sind da innere Stimmen am Werk: Ohnmachtsgedanken? Selbstabwertung durch „Täterintrojekte" und andere destruktive innere Instanzen?
- Kleinheitsvorstellungen, die Ihnen vermitteln, dass Sie inkompetent, überfordert und schwach seien?

Sodann analysieren Sie Ihre äußeren Rahmenbedingungen: Werden Sie gerade durch Mangel an *Ordnung*, Struktur und Übersicht irritiert? Fühlen Sie sich nicht als Herr(in) der Lage, da Sie zur falschen *Zeit* etwas stemmen wollen, wofür Sie gar keine Energie haben? Fühlen Sie sich vielleicht schon seit einiger Zeit gehetzt, unter Zeitdruck? Oder gibt es einen anstrengenden und belastenden *Beziehungskonflikt* mit einer Person, der schwer auszuhalten ist?

Es gibt immer auch *Kombinationen* von innerem und äußerem Stress. Wenn Sie zum Beispiel gedanklich schon mit einer negativen Erwartung in eine Situation hineingegangen sind, tritt die Situation im Sinne einer sich selbst erfüllenden Prophezeiung genauso ein wie gedacht. Durch vorheriges Visualisieren, das unter anderem im Kapitel über kreatives Schreiben beschrieben worden ist, können Sie das beim nächsten Mal verhindern. Indem Sie ständig bewusst analysieren, was los ist, bekommen Sie immer mehr Routine. Ähnlich wie beim Musizieren macht Ihr Gehirn diese Analyse dann fast vollautomatisch und Sie kommen sich immer besser auf die Schliche. Für Sie, die Sie gerade eine Krise bewältigen oder bewältigt haben, ist das kein Luxus, sondern eine sehr weise Form der Selbststeuerung. Hier noch einmal eine Übersicht:

Stress durch innere Faktoren:	Stress durch äußere Faktoren:
Körper (krank, Hunger, Durst, müde …)	**Ordnung** (Übersicht, Struktur fehlt)
Gefühle (ängstlich, traurig, wütend …)	**Zeit** (zu viel zugleich, Zeit knapp …)
Gedanken (fremdbestimmt, verwirrt, Selbstsabotage)	**Beziehungen** (Missverständnisse, unklare Rollensituationen, Streit …)

Schritt 3: Lösungsorientiert handeln, jetzt!

Im dritten Schritt suchen Sie nicht nach Ursachen, Sie hadern auch nicht mit etwas, was nun nicht mehr zu ändern ist, sondern Sie halten Ausschau nach einer realitätstauglichen und pragmatischen Lösung für die gegenwärtige Situation, das heißt jetzt und hier! Falls etwas schiefgegangen ist oder Sie sich mal wieder von selbstzerstörerischen Gedanken haben leiten lassen, seien Sie freundlich mit sich. Klopfen Sie sich auf die Schulter dafür, dass Sie die Gedanken überhaupt wahrgenommen haben. Diese Erkenntnis können Sie schon mal als Sieg verbuchen! Er hilft Ihnen, beim nächsten Mal aufmerksamer zu sein und schneller gegenzusteuern.

Im dritten Schritt lösen Sie Probleme nicht auf einmal, sondern Schritt für Schritt, je nachdem, was in der Situation gerade dran ist. Sie beginnen mit dem Dringendsten, dem Wichtigsten, und vor allem denken Sie daran, welche Ressourcen Ihnen gerade zur Verfügung stehen. Das kann heißen, dass Sie sich vielleicht erst einmal eine Pause gönnen, eine Bedenkzeit benötigen oder dafür sorgen, dass Sie neue Energie tanken können. Das Leben besteht aus einer Kette von Entscheidungen im Jetzt. Selbst die Feststellung, sich heute noch nicht für etwas entscheiden zu können, kann einen klaren Entschluss darstellen.

Pragmatische Lösung für den Ist-Zustand:

- Sich körperlich in eine bessere Verfassung bringen: Bodenkontakt, Energie tanken

- Positive Selbstgespräche: Sich seelisch trösten, ermutigen: Wir schaffen das!

- Generalstabsplan: Was ist jetzt am wichtigsten und am dringendsten?
  Übersicht verschaffen
  Eine kleine Pause
  Schritt für Schritt Entscheidungen treffen für das Nächstliegende
  Zur Not etwas abgeben, delegieren, vertagen
  Den „Ich-weiß-nicht-Zustand" akzeptieren

Der dritte Schritt beinhaltet die Aufforderung, nicht gleich das *gesamte* Problem zu lösen – egal, ob Sie gerade Angst haben, mal wieder in depressive Gedanken abzurutschen, weil Sie meinen, an Ihrer Arbeitsstelle nicht gut genug zu sein, oder weil Sie gerade das Gefühl haben, mit Ihren Beziehungen überhaupt nicht zurechtzukommen. Vielleicht fühlen Sie sich auch im Moment (noch) völlig überfordert, Entscheidungen zum Thema Urlaubsplanung, Wohnungseinrichtung oder Schulwahl Ihrer Kinder zu treffen. Sie müssen das auch nicht! Vor allem nicht jetzt und hier. Geben Sie ruhig zu, dass etwas gerade (noch) nicht geht; machen Sie eine Bemerkung wie: „Es tut mir leid, aber ich kann mich im Moment einfach noch nicht klar entscheiden."

Zur Not entscheiden Sie sich, Unterstützung zu holen, indem Sie einen Termin mit einem Freund, einer Bekannten vereinbaren, und zwar dann, wenn Sie in einer besseren Verfassung sind. Kommen Sie immer erst einmal aus Ihrem Stress heraus. Gehen Sie immer wieder zum ersten Schritt zurück! Aus Erfahrung weiß ich, dass es manchmal sehr wichtig ist, den „Ich-weiß-nicht-Zustand" *auszuhalten*. Manche „Probleme" lösen sich nämlich von selbst, wenn man sie erst einmal so stehen lässt.

Meine Empfehlung:

Die wichtigste Erkenntnis des Stress-Notprogramms ist, dass Sie *nicht ohnmächtig* einer Situation ausgeliefert sind, sondern dass Sie immer und in jeder Situation zumindest gedanklich *etwas tun.* Sie können sich selbst annehmen und etwas zu Ihrer Gelassenheit beitragen. Falls etwas noch nicht geht, *ist* das jetzt so. Lösungen entstehen nicht dadurch, dass Sie sich über Gebühr anstrengen, sondern dadurch, dass Sie sich in eine optimale Verfassung bringen. Das machen Sportler und Musiker genauso. Sie trainieren sich in Bestform. Dann gelingen auch schwierige Aufgaben. Kennen Sie den Satz: „Da musst du ein paarmal drüber schlafen"? Das heißt so viel wie: Dein Gehirn muss sich Schritt für Schritt an die Sache herantasten, bis es das Gesamtproblem durchdrungen hat.

Egal, was los ist, schauen Sie Ihr Problem in Ruhe an und dann tun Sie das, was gerade geht, jetzt und hier! *Etwas* fällt Ihnen immer ein!

Leben im Hier und Jetzt – so bleiben Sie in der Balance

Zum Verständnis:

Sie haben nun viel Mühe auf sich genommen, um wieder in die Balance zu kommen, da Ihr bisheriges Leben Sie in irgendeiner Weise überfordert hat oder Ihrer Natur nicht so recht entsprach. Jetzt geht es darum, in der Balance zu *bleiben*. Manche Betroffene sind so glücklich, endlich wieder einigermaßen bei Kräften zu sein, dass sie meinen, nun auf einmal ganz viel „Leben" aufholen zu müssen.

Dabei kommt es darauf an, sich stets ein „Wohlfühlpolster" zu bewahren und darauf zu achten, dass Sie Ihre Kräfte gut einteilen, statt sich zu verausgaben. Ich möchte im Folgenden einige Faktoren für *nachhaltige* körperliche und psychische Gesundheit ansprechen.

Eine Lehre aus der Krankheit ist, heftige Emotionen nach Möglichkeit zu vermeiden. Im Gegensatz zu starken *Gefühlen* besteht bei heftigen *Emotionen* die Gefahr, zu sehr außer sich zu geraten. Dabei verliert man leicht das Gefühl von Bodenhaftung, Nüchternheit, Besonnenheit. Was anderen vielleicht nichts ausmacht, kann *Ihre* psychische Stabilität und Gesundheit leicht irritieren. **In Zeiten besonderer Fragilität ist es wichtig, in der eigenen Mitte zu bleiben.** Von der Mitte aus ist man immer in alle Richtungen offen. Was meine ich damit konkret?

Eine Frau formulierte es einmal so: „Früher hätte ich auch stundenlang mit meinen Kollegen über die schlechten Bedingungen geklagt und über bestimmte Personen hergezogen. Heute halte ich mich zurück, da ich weiß, dass mir das hier und jetzt nicht guttut. Es zieht mich zu sehr herunter. Heute schaue ich, was ich aus der Situation lernen und wie ich konstruktiv damit umgehen kann. Ich steigere mich nicht mehr in Dinge hinein, die keinen Sinn haben. Wenn ich etwas nicht konkret ändern kann, lasse ich es erst einmal so stehen. "

*

Eine Frau, die die Depression allmählich hinter sich ließ, hatte sich auf zwei verschiedene Arbeitsstellen und einige ehrenamtliche Aktivitäten gestürzt – so, als wenn sie ihre Krankheitszeit nachholen wollte. Dies gab ihr zwar sehr viel Auftrieb, aber man konnte schon ahnen, dass sie dieses Pensum nicht lange durchhalten würde. Sie überforderte sich, sodass nach einiger Zeit die depressiven Stimmungen sie wieder einholten.

Diese waren jedoch von ganz anderer Qualität. Wir konnten jetzt sehr viel genauer analysieren, wodurch ihre Einbrüche ausgelöst wurden, zum Beispiel durch abfällige Bemerkungen zu ihrem Arbeitsstil und ein zu altruistisches Helfersyndrom, mit dem sie sich selbst überforderte. Auch ihre Ruhelosigkeit konnten wir enttarnen als einen tiefen Wunsch nach Anerkennung. Sie hatte sich zwar auf der einen Seite zu viel zugemutet, andererseits aber etwas Wichtiges dabei gelernt.

Auch wenn Sie also mal über Ihr Ziel hinausschießen, wenn Sie „offensichtliche" Fehler machen oder falsche Entscheidungen treffen, ist das immer auch ein Lernschritt: Sie erfahren sich dabei selbst und erkennen Ihre Grenzen. Für die Frau aus dem Beispiel war dadurch klar geworden, dass sie ihre Selbstfürsorge, ihre Selbstachtung und eine ruhige Besonnenheit wieder neu in den Fokus nehmen musste. Statt also zu sehr außenorientiert zu sein, was sie ja erst einmal genossen hatte, trat sie innerlich einen Schritt zurück und ging bewusst in die Beobachterrolle. Egal, was sie tat, sie achtete nun darauf, wie es ihr dabei ging. Ob es die tägliche Haushaltsroutine oder die Kommunikation am Arbeitsplatz betraf, sie erinnerte sich immer wieder daran, im Kontakt mit sich selbst zu bleiben. Wie macht man das?

Achten Sie immer auf ihr Körpergefühl und den Kontakt Ihrer Füße mit dem Boden, machen Sie ständig kleine „Atem"-Pausen. Kommentieren Sie sich ständig: „Das läuft gerade gut – dort muss ich aufpassen, dass ich mich nicht verausgabe." Nachdem Sie dieses

Buch gelesen haben, wird Sie diese Art, mit sich selbst umzugehen, vielleicht nicht mehr befremden. Ähnlich wie beim Musizieren werden Sie irgendwann gar nicht mehr im Einzelnen darüber nachdenken, was und wie Sie die Dinge tun, da sich diese Haltung automatisiert hat.

Insbesondere Menschen, die dazu neigen, nach der Depression in einen gegenteiligen Zustand von zu großer Euphorie oder gar manischem Verhalten abzudriften, können sich auf diese Weise wappnen. Nüchternheit, kleine Schritte und eine geerdete Haltung schützen davor.

Eine Frau berichtete, seit sie beim Gehen durch lange Gänge oder beim Treppensteigen konzentriert auf ihre Füße achte und darauf, die Schultern nicht hochzuziehen, sei sie viel lockerer und flexibler, vor allem aber bewusster. Andere wunderten sich über ihre Besonnenheit, die sie jetzt ausstrahle. Um sich selbst immer wieder daran zu erinnern, sich selbst liebevoll zu beachten, legte sie öfter die Hand auf ihr Brustbein; oder sie hielt inne und berührte beim Sitzen immer mal die Innenseiten ihrer Knie. Damit konnte sie sehr schnell wieder zu einem ruhigen Atem und zu ihrer ruhigen Selbstwahrnehmung zurückfinden.

Das Leben im Hier und Jetzt ist vielleicht eine der wichtigsten Strategien zur Selbststeuerung, ganz unabhängig davon, ob Sie gerade eine Depression hinter sich haben oder nicht. Es ist eine Strategie, die Ihre Präsenz fördert und mit der Sie die Komplexität des Lebens immer wieder meistern können.

Das Selbsthilfekonzept der anonymen Zwölf-Schritte-Gruppen (wie die Anonymen Alkoholiker) arbeitet insbesondere mit dem Slogan: „Nur für heute." Das bedeutet, ganz im Sinne des im Stress-Notprogramm formulierten dritten Schrittes: immer nur den nächstliegenden Schritt zu machen, und zwar hier und jetzt. Auf diese Weise überfordern Sie sich nicht damit, all ihre Lebensprobleme auf einmal lösen zu wollen. Sie geben ehrgeizige Pläne, die im Moment zu nichts, führen schneller auf und Sie fokussieren sich auf realistische Ziele. Wenn Sie Ihre Aufmerksamkeit auf das Hier und Jetzt richten, registrieren Sie sehr viel schneller, wann Sie sich gerade wieder in einer „Grübelspirale" befinden, also gerade „weg" sind. Holen Sie sich zurück, indem Sie das Grübeln bewusst wahrnehmen. Tun Sie etwas, was Sie in die Präsenz zurückbringt. Im Hier und Jetzt bekommen Sie etwaige Ängste schon „im Anflug" mit und können schnell gegensteuern, indem Sie sich klarmachen, dass gerade alles in Ordnung ist.

Im Hier und Jetzt zu sein hilft, die Probleme nicht größer zu machen, als sie sind. Wir als Erwachsene finden im Prinzip immer Lösungen. Befürchtungen finden meist im Kopf statt und malen die Zukunft schlimmer aus, als sie in der Realität ist. Das hat damit zu tun, dass wir uns oft an unsere kindliche Ohnmacht erinnert fühlen, mit der wir große Probleme tatsächlich noch nicht lösen konnten. Als Erwachsene sind Sie in der Lage, sich zur Not Unterstützung zu holen und darauf zu vertrauen, dass Ihnen Schritt für Schritt etwas einfällt.

Meine Empfehlung:

Diese Maßnahmen helfen Ihnen, in der Balance bleiben:

- Immer wieder guten Kontakt zum Körper und zu den eigenen Gefühlen aufnehmen, um ein gutes Jetzt-Gefühl zu entwickeln
- Nicht bewerten, sich nicht mit anderen vergleichen, sondern in der Situation präsent bleiben
- Sich in Stresssituationen bewusst beobachten und analysieren
- Gelassen bleiben statt Emotionen schüren
- Das limbische System immer wieder durch Entspannungsmomente in den „Stand-by-Zustand" bringen
- In Form von positiven Selbstgesprächen eine gute Kommunikation zwischen Gefühl und Verstand pflegen, um sich den Ist-Zustand genau zu vergegenwärtigen
- Für positive Erlebnisse sorgen und sie sich im Hier und Jetzt bewusst machen, um die Neurotransmitterproduktion stabil zu halten

Und nun sind Sie dran: Wie geht es Ihnen gerade, hier und jetzt?

Mit den eigenen Schwächen in Frieden leben

Zum Verständnis:

Viele Genesende haben den Anspruch, all ihre Schwächen und Defizite müssten vollständig ausgemerzt sein, bevor sie sich als gesund und einsatzfähig bezeichnen könnten. Dieses Ziel ist nicht nur zu hoch gesteckt, sondern auch wenig nützlich. Sie müssen nicht der perfekte Mensch werden! Unser Leben ist ein lebenslanger Entwicklungsprozess, wobei manche Veränderungen Jahre benötigen. Da Veränderungen manchmal bestimmte Voraussetzungen brauchen, die jetzt noch gar nicht gegeben sind, ist manches im Moment auch nicht möglich.

Viel wichtiger als der perfekte Mensch zu werden ist, für die Schwächen, Verwundungen, Empfindlichkeiten der eigenen Persönlichkeit gut zu sorgen und freundlich damit umzugehen: Ja zu sagen zur eigenen Unreife macht erwachsen. Die eigenen Schwächen zu berücksichtigen macht stark. Um die eigenen Ängste zu wissen macht wachsam. Die eigenen Verwundungen anzunehmen verleiht die nötige innere Festigkeit und macht bescheiden und dankbar. Wie schon mehrfach angesprochen wurde, sind viele vermeintliche Schwächen eigentlich Ressourcen, die uns im Leben vor bestimmten Gefahren beschützt haben. Nicht zuletzt wirken Menschen mit offensichtlichen Schwächen durchaus sympathisch. Deshalb: Stehen Sie dazu! Ich möchte Ihnen einige Tipps geben, wie dies gelingen kann.

Meist formulieren Menschen, dass sie *nach* ihrer Krise wesentlich bewusster, ernsthafter, und vor allem weniger naiv mit ihrem Leben umgehen. Da sie ihre Belastbarkeit immer etwas mehr im Auge behalten müssen als die sogenannten Gesunden, geraten sie auch weniger in die Gefahr, ständig über ihre eigenen Grenzen zu gehen. Das schützt vor Krankheit und innerer Leere.

Eine Frau, die nach einer Krebserkrankung in eine Depression gefallen war, brauchte sehr viel mehr Zeit zur Regeneration als andere. Sie konnte abends oder am Wochenende nicht mehr „feiern" wie früher, ohne am nächsten Tag völlig erschöpft zu sein. Dass sie auf Alkohol verzichten musste und inzwischen empfindsamer geworden war, half ihr aber auch, sich mehr auf die erbauenden Seiten des Lebens wie Musik und Kunst sowie schöne Momente mit ihrer Familie zu konzentrieren. Durch ihr gesünderes Leben war sie letztlich belastbarer als so manche Menschen in ihrer Umgebung, die den Eindruck machten, sie könnten immer „aus dem Vollen" schöpfen.

Mit Einschränkungen zu leben kann das Leben manchmal zu einer besonderen Kostbarkeit werden lassen. Mehr Zeit für die eigene Regeneration zu benötigen kann deshalb einen sehr positiven Effekt haben. Da erschließen sich Menschen manchmal neue Hobbys, sie entwickeln ihre kreativen und musischen Seiten, die der Persönlichkeit eine größere Ausdrucksfähigkeit und Tiefe verleihen. Menschen haben unter eingeschränkten Lebensbedingungen immer schon neue Ideen gewonnen und ihren Horizont erweitert. In unserer heutigen, manchmal sehr oberflächlichen und materialistisch ausgerichteten Welt ist das also eher positiv zu sehen. Wenn Sie einmal Menschen begegnen, die besonders interessant und erfahren wirken, sind das meist solche, die auch schwere Zeiten haben meistern müssen. Leiden erzeugt oftmals den Druck, den unsere Persönlichkeit braucht, um mehr Tiefe zu entwickeln.

Falls Sie sich hin und wieder mit Ihren alten Mustern wie bösartigen inneren „Täterintrojekten" herumplagen, dann stehen Sie dazu: „Ja, gerade könnte ich um mich schlagen, weil ich gerade eine ganz schlechte Stimmung habe!" Gehen Sie konstruktiv damit um: Entschuldigen Sie sich für etwaige Flurschäden, die Sie vielleicht angerichtet haben, sobald Sie sich dazu in der Lage fühlen, selbst wenn das erst eine Woche später gelingt. Es ist nie zu spät. Bei schweren Traumen kann immer einmal der innere Angsttiger zubeißen.

Sie können Ihre Umgebung auch davor warnen, indem Sie ankündigen: „Also, da geht jetzt gleich was mit mir durch. Das kann ich nicht mehr so gut steuern. Ich brauch grad mal ein Ventil, sonst platze ich. Bringt euch mal in Sicherheit!" Entsprechend vorgewarnt wird es den Beteiligten immer möglich sein, einen adäquaten Umgang mit der Situation zu finden. Manchmal kann daraus sogar eine humorvolle Stimmung entstehen, die sehr verbindend sein kann. Auch wer diese „höchste Stufe der Bewusstheit" nicht erreicht, kann seine Mitmenschen in seine Denk- und Fühlweise einbeziehen. Da reichen manchmal kleine Gesten, Blicke, Signale.

Ich selbst brauche von Zeit zu Zeit eine Weile völligen Rückzug, um mich besser zu spüren. Selbst wenn das Wetter noch so schön ist und alle die Zeit draußen genießen wollen, ist mir manchmal mehr nach Stille und Inaktivität. Es nützt nichts, dagegen anzugehen, dadurch wird das Gefühl nur schlimmer. Ich muss es annehmen, auch wenn das schöne Wetter lockt. Nach einer Weile sind meine Akkus wieder aufgefüllt mit Seelennahrung und auch mich zieht es dann nach draußen in die Natur.

Bei größeren Schwierigkeiten oder bei Vorhaben, die Sie noch ängstigen, können Sie gezielte Sicherheitsanker einbauen. So wollte ein Mann mit seiner Familie eine größere Städtereise unternehmen. Die Frau traute sich ein solches Unternehmen aber noch nicht zu. Früher wäre sie über diese Ängste hinweggegangen, doch jetzt konnte sie dazu stehen. Der Reiseplan wurde so abgeändert, dass die Frau zunächst an einem ruhigen Ort auf einer Insel alleine blieb, während die anderen ihre Städtereise machten. Anschließend trafen sich alle zur Erholung auf der Insel wieder. Jeder hatte etwas Schönes erlebt.

Manchmal reicht es, wenn man sich seine inneren Impulse einfach nur zugesteht. Eine Frau überkam von Zeit zu Zeit eine völlige Verweige-rungshaltung. Das drückte sich dann darin aus, dass sie am liebsten eine Woche lang nicht kochen wollte. Ihr kamen dann Kindheitsgefühle hoch, die besagten: „Keiner versorgt mich mal so richtig." Sie bekam dann ein zutiefst trotziges Gefühl und manchmal tauchte sie in eine große Niedergeschlagenheit ein. Wenn sie diese Gefühle eine Weile zuließ, sie vielleicht sogar mit ihrem Mann teilen konnte, lösten sie sich manchmal in ein paar Tränen auf. Sie stellte sich dann vor, wie sie mit gutem Essen im Restaurant versorgt würde – und hatte plötzlich wieder Lust, sich zum Beispiel eine warme Suppe zuzubereiten, zu der sie ihren Mann einlud.

Es ist ähnlich wie bei quengelnden Kindern, die ein Eis, ein bestimmtes Auto oder sonstige Dinge haben wollen, die sie gerade sehen: Eigentlich geht es nicht um die konkreten Dinge, sondern um Gefühle von Bedürftigkeit, Unwohlsein, mangelnder Beachtung und den tiefen Wunsch nach Kontakt zur eigenen Seele, der unbedingt befriedigt werden möchte. Manchmal ist es zwar auch sehr schön, sich einmal umsorgen und verwöhnen zu lassen, jedoch sind die Wünsche der Seele eher selten durch rein äußere Dinge zu erfüllen. So ist jedenfalls meine Erfahrung. Wenn Ihre Seele sich ernstgenommen fühlt, ist sie meist zu „Kompromissen" bereit.

Versorgen Sie Ihre inneren bedürftigen Anteile oder inneren Kinder sehr fürsorglich. Das ist nicht übertrieben, insbesondere nicht in oder nach einer Krise. Indem Sie Rücksicht auf Schwächemomente, schwierige Gefühle und Gedanken nehmen, verbinden Sie sich wieder mit den abgespaltenen Gefühlszuständen. „Geteiltes" Leid ist eben halbes Leid! Ihre Persönlichkeit wird weicher, mitfühlender, aber auch gefestigter. Und wer sich selbst versteht, hat den Vorteil, auch andere besser verstehen zu können.

Ein Mann hatte sich durch seine Krise sehr verändert. Er war empfindsamer geworden und konnte die Intrigen und Unfreundlichkeiten seiner Verwandtschaft, die meist noch mit „feuchter Fröhlichkeit" übertüncht wurden, nicht mehr ertragen. Er schränkte Verwandtenbesuche auf ein Minimum ein. Zuerst wurde er wegen seiner „neuen Zimperlichkeit" misstrauisch beäugt, doch mit der Zeit nahm man ihn ernst und ließ ihn in Ruhe.

Psychische Gesundheit wird manchmal durch eine *neue* „Schwäche" erkauft, die aber eigentlich ein Gewinn ist. Es ist nur so, dass bestimmte Schwächen, wie zum Beispiel zu viel Alkohol zu trinken, gesellschaftlich anerkannt sind und deshalb nicht auffallen. Empfindsamkeit und die Notwendigkeit, auf sich zu achten, ist gesellschaftlich weniger gefragt. Sobald Sie selbst aber zu Ihrer „Schwäche" stehen, haben die anderen damit auch kein Problem. Wenn nicht, sollte das nicht *Ihr* Problem sein, denn das ist nicht mehr Ihre Welt! Im Grunde muss niemand *Sie* verstehen, solange Sie sich selbst verstehen. Deshalb: Seien Sie mit Ihren „Schwächen" ganz in Frieden und verlassen Sie sich auf Ihr Gefühl!

Meine Empfehlung:

Versetzen Sie sich in Ihrer Fantasie in ein schönes Wohlfühlambiente und lassen Sie vor Ihrem geistigen Auge typische Situationen erscheinen, in denen sie sich „anders", unzumutbar oder schwer verstehbar einschätzen. Erfinden Sie dafür einen unterstützenden, tröstenden Rahmen, vielleicht auch eine imaginäre Figur, die mit dieser Seite von Ihnen kein Problem hat. Das kann eine weise Frau, ein weiser Mann, ein Wundertier oder einfach nur ein geschützter, annehmender Raum um Sie herum sein. Entspannen Sie Ihren Körper und lassen Sie alle Empfindungen aufsteigen. Spüren Sie das erlösende Gefühl: „Ich bin okay."

Der Zeitpunkt, an dem alle Probleme gelöst, alle Spannungen beseitigt sind, kommt nie. Leben Sie in Frieden mit dem, was im Moment noch nicht geht oder noch nicht lösbar ist. Dadurch lösen sich die Dinge wie von selbst, und zwar dann, wenn die Zeit reif ist. Sie werden merken, dass Sie so gelassener werden und das Gefühl bekommen, einfach nur Mensch zu sein. Seien Sie sicher: Sie gehören dazu!

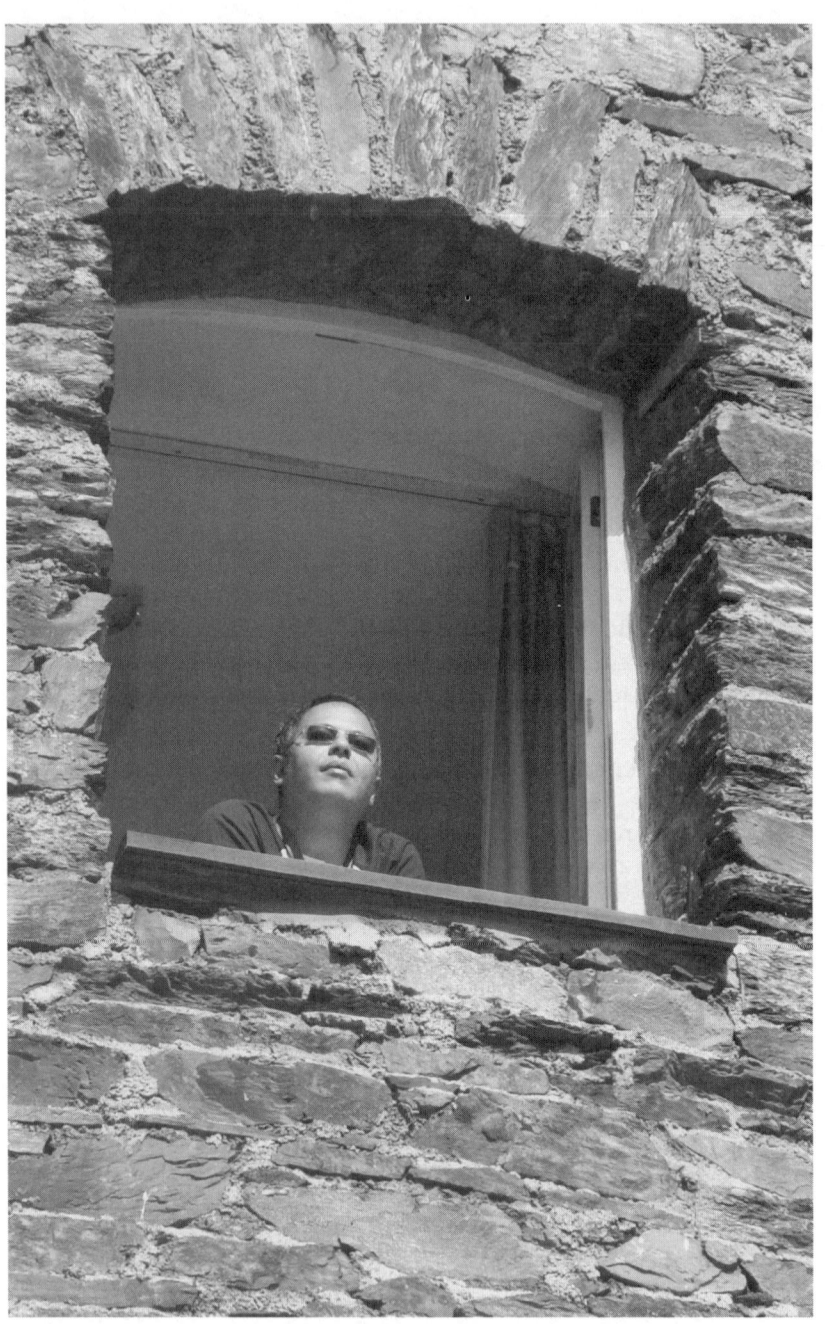

Ausblick

Depression als Ressource und eine von vielen Antworten auf das Leben

Sie, die Sie dieses Buch in die Hand genommen haben, sind in irgendeiner Weise mit dem Thema Leiden in Berührung gekommen. Es berührt Sie entweder, weil Sie selbst betroffen sind oder weil Sie andere leiden sehen. Sie bekommen damit Zugang zu der zutiefst menschlichen Fähigkeit, auf schweren äußeren und inneren Stress zu reagieren. Auch wenn Sie das als Betroffene zunächst einmal wenig tröstet: Eine depressive Krise ist eine Art Überlebensmodus, ohne den wir Menschen zugrunde gehen würden. Burn-out und insbesondere die Depression kann man als seelische Totstellreflexe sehen, die dem Überleben und damit der eigenen Sicherheit dienen. Es ist, wie wenn bei einem überhitzten Elektroofen das innere Sicherungs-relais verschmort, damit der Ofen außer Funktion gerät und es nicht anfängt zu brennen. Ein Fachmann muss kommen und den Fehler suchen: Falsche Bedienung? Hitzestau durch Gegenstände im Umfeld? Ein Sicherungsrelais kann man reparieren, ein Brand hin-gegen kann Lebensgefahr bedeuten.

Die öffentlichen Medien beklagen die Zunahme von seelischem Leiden gegenüber früheren Zeiten. Ob das ein negatives Zeichen ist, sei dahingestellt, denn die Menschen in „früheren Zeiten" waren so stark geprägt durch Kriege, Not oder materiellen Wiederaufbau, dass Leiden entweder verdrängt oder in vielfältiger Form abreagiert wurde. In meiner Jugend gab es auffällig viele gebrochene, auffällige und schwer traumatisierte Menschen, für die Leiden ein ganz normales Lebensgefühl gewesen sein muss. Es gab kaum Fachleute, die sich mit seelischen Störungen auskannten. Die Frage nach der Befindlichkeit oder die Frage: „Wie geht es dir?", die heute gang und gäbe ist, wurde nicht gestellt. Keine Zeit für Befindlichkeiten in einer Zeit, in der das Überleben und Gehorchen vorrangig war. Andererseits ist heute der Anspruch auf ein permanentes Glück, das uns die Medien vorgaukeln, völlig unangemessen und bedeutet zusätzlichen Stress.

Grundsätzlich ist jede seelische Krise ein Heilungsversuch, der die Gesamtpersönlichkeit eines Menschen auf sicherere Füße stellen möchte. Für viele ist eine seelische Krise oft die einzige Möglichkeit für eine Kurskorrektur des Lebens. Sie ist wie das Ausholen beim Werfen, wenn der Arm ganz weit zurückschwingt, bevor er die Kraft für den nächsten Wurf hat.

Die meisten Betroffenen, die ihre Krankheit überwunden haben, bestätigen dies. Sie beschreiben Veränderungen, die ihre Persönlichkeit haben wachsen und reifen lassen.

Immerhin ist eine Depression als Antwort auf unerträglichen seelischen Stress ein Leiden, das wenigstens *empfunden* werden kann. Bei einem Herzinfarkt, einem Schlaganfall oder einem schweren Rheuma hingegen gibt es kaum seelisches Erleben, obwohl diese Krankheiten immer auch durch dauerhaften innerseelischen Stress hervorgerufen werden. Die Kranken nehmen ihn nicht wahr. Hier wird nur noch „somatisiert", das heißt: Seelisches Leiden schlägt sich unter Umgehung der Seele sofort in einer mehr oder weniger schweren Schädigung des Körpers nieder. Eine Depression oder ein Burnout-Zustand kann immerhin durchlitten und geheilt werden, ohne Schäden zu hinterlassen. Leider werden körperliche Krankheiten selten auf ihre seelischen Ursachen hin untersucht und lösen deshalb auch selten Entwicklungsprozesse aus. Dieser Tatsache wird schulmedizinisch kaum Bedeutung zugemessen.

Was für eine Ressource steckt also in einer seelischen Krise wie der Depression oder dem Burn-out-Zustand? Krank zu sein ist heute für viele Menschen oft die einzige Möglichkeit, wirklich aus dem Hamsterrad auszusteigen und zu signalisieren, dass sie nicht mehr können. Der Machbarkeitswahn und die Wachstumsspirale unserer digitalen Zeit mit dem Streben nach bestem „Outfit", bestem „Outcome" und bester „Performance" setzen Menschen, ohne dass sie es noch merken, unter einen ungesunden, ja geradezu unmenschlichen Dauerdruck. Er mutet sowohl in den niederen als auch in den höheren „Etagen" unserer Gesellschaft manchmal an wie modernes Sklavenhaltertum.

Für gewisse Zeit mag dieser Druck ertragbar sein, doch wenn zusätzliche Stressfaktoren oder gar Schicksalsschläge hinzukommen, gerät unser Nervensystem bei entsprechender Vorbelastung in eine so hochgradige Not, dass das Gehirn und der gesamte Körper sich nicht mehr regenerieren können. Unser System produziert Symptome: Schmerzen, geistige Aussetzer, Versagen, Angst und schließlich völlige Erschöpfung. Krank zu werden enthebt uns Menschen augenblicklich diesem Druck einschließlich des damit verbundenen Rechtfertigungszwangs. Je ernster die Krankheit ist, desto mehr.

In dem Maße, wie unsere Lebenswelt die uns innewohnenden natürlichen Rhythmen durcheinanderbringt, wird seelisches Leiden weiter zunehmen. Ich sehe in der Tat die *Fähigkeit*, depressiv zu werden, als *eine* mögliche Antwort auf Entwicklungsbedingungen, die der Einzelne nicht mehr in der Lage ist auszuhalten.

> Depression und Burn-out kann man aber auch als ein großes „Übergangsritual" sehen, das in einer Zeit notwendiger Veränderungen der Persönlichkeit den äußeren Rahmen für eine innere Veränderung bietet. Ein Zusammenbruch erzwingt, aber *erleichtert* auch die Veränderung.

Es ist ähnlich wie bei Kindern, die vor dem nächsten Entwicklungsschritt wie Kindergarten oder Schule erst noch einmal richtig krank werden. Wenn ein Kind krank ist, wird es wieder ganz klein, es kuschelt sich in seinem Bett zusammen und hat keine Lust zu nichts.

Man nennt das in der Psychologie die Regression im Dienste des Ich. Zurückgehen, um Kraft zu schöpfen. Es ist, wie wenn die Entwicklung des Menschen noch einmal Schritt für Schritt nachvollzogen wird, bevor er neu in die Welt hinausgehen kann. Ruhe, Reizarmut, Schutz und Versorgtwerden schaffen das Klima, das unsere Persönlichkeit hier braucht. Jeder von uns hat dies in gewisser Form hin und wieder nötig.

Menschen früherer Zeiten waren in Rollenmuster hineingepresst, die ihnen oft nicht entsprochen und unterschwellig viel Leid erzeugt haben. Es gab jedoch gewisse Halt gebende, verlässliche Strukturen, die der Gesellschaft eine Ordnung boten. Heute lösen sich traditionelle Strukturen immer mehr auf, was schon Kinder vielfach verunsichert. Ihnen fehlen dann im Erwachsenenalter die Basis und das Urvertrauen, um in unsicheren Verhältnissen bestehen zu können.

Ich sehe deshalb das Zunehmen seelischer Erkrankungen als eine Möglichkeit des Menschen, sich diesem Leiden an der Welt bewusst zu stellen. Nach WHO-Berichten soll die Depression in zehn Jahren die häufigste Krankheit sein, und zwar vor den Diagnosen Herzinfarkt und Schlaganfall. Indem wir seelisches Leid als eine Antwort auf die aus den Fugen geratene Welt verstehen, werden wir eine höhere Sensibilität entwickeln für das, was in unserer Welt nicht menschengemäß ist. Auch wenn das für Sie kein Trost ist, so tragen Sie, die Sie eine bedrückende Krisenzeit durchleben, gewissermaßen dazu bei, dass dieses Leiden sichtbar wird.

Immer mehr Menschen sind auf der Suche nach der Kraft der Stille und des Rückzugs, weil sie die Oberflächlichkeit der lauten Welt nicht mehr ertragen. Die Innovationsspirale unserer Welt dreht sich so schnell, dass wir nicht ausreichend Zeit haben, uns an die ständig neuen Rahmenbedingungen zu gewöhnen. An manche Bedingungen wie Lärm und Dauerstress allerdings *kann* sich unser System niemals gewöhnen. Ähnlich wie die Wale im Ozean durch den Lärm der Schiffe die Orientierung verlieren und regelrechte Qualen erleiden, so geht es auch uns, wenn unsere natürlichen seelischen Bedürfnisse nicht mehr gestillt werden können.

Nach meiner Erfahrung als Ärztin für Naturheilverfahren gibt es in der Natur immer die Bestrebung nach Ausgleich. Lebenskrisen können einen solchen Ausgleich bewirken. Oft leiten sie eine entscheidende Wende im Leben ein, die auf andere Weise nicht möglich gewesen wäre. So wird aus dem vermeintlich Schlechten oft etwas äußerst Sinnvolles. Viele Betroffene führen nach ihrer Krankheit ein wesentlich bewussteres und gesünderes Leben als vorher. Manchmal ist es ein etwas bescheideneres, aber wesentlich stimmigeres Leben. Manchmal aber fängt das Leben noch einmal richtig neu an, erst zaghaft und dann mit Macht. Oft hat die Persönlichkeit erst durch die Krise das Fundament dafür gewonnen, Entscheidendes zu bewirken. So gibt es im Chinesischen nur eine einzige Bezeichnung für die Worte „Krise" und „Chance". Krise kann also als Wende zum Positiven und zum Negativen verstanden werden. In diesem Sinne liegt in ihr immer eine Chance.

In kaum einer Lebenssituation werden Menschen so sehr mit sich selbst konfrontiert wie in einer Depression oder dem Burn-out. Doch genau im Moment des kleineren oder größeren Scheiterns beginnt das Gefühl für sich selbst. Selbst das Erschrecken darüber gehört dazu. Denn erst das Scheitern zwingt uns Menschen, anzuhalten und uns vielleicht erstmalig im Leben zu fragen: Wer bin ich und was brauche ich wirklich? Dieses Buch möge Ihnen Wege weisen zu sich selbst, denn dann hat die Krankheit ihren Sinn erfüllt.

Ich wünsche Ihnen dabei ganz viel Mut und Vertrauen in Ihre Selbstheilungskräfte!

Anhang

Verzeichnis der Selbsthilfemaßnahmen

U

W

Y

Literaturverzeichnis

Bauer, Joachim: *Das Gedächtnis des Körpers. Wie Beziehungen und Lebensstile unsere Gene steuern*, München: Piper, 2004

Bauer, Joachim: *Prinzip Menschlichkeit. Warum wir von Natur aus kooperieren*, München: Heyne, 2008

Besser-Siegmund, Cora, u. Siegmund, Harry: *Wingwave-Coaching. Wie der Flügelschlag eines Schmetterlings. Mit einer Wingwave-CD*, Paderborn: Junfermann, 2010

Fliß, Claudia, und Igney, Claudia (Hrsg.): *Handbuch Trauma und Dissoziation*, Lengerich: Pabst Science Publishers, 2008

Gapp-Bauß, Sabine: *Stressmanagement. Zu sich kommen statt außer sich geraten*, Ahlerstedt: Param, 3. vollständig überarb. Auflage 2008

Gapp-Bauß, Sabine: *Stressmanagement. Das Übungsbuch Woche für Woche*, Oldenburg: Isensee, 2006

Grün, Anselm: *Wege durch die Depression. Spirituelle Impulse*, Freiburg: Herder, 2008

Hoffman, Bob: *Entfaltung der Liebe. Der Quadrinity-Prozess zur Aussöhnung mit dem inneren Kind*, Basel: Sphinx, 1994

Holford, Patrick: *Optimale Ernährung für die Psyche*, Vorchdorf (Österreich): Veda Nutria, 2004

Janosch: *Ich mach dich gesund, sagte der Bär*, Weinheim/Basel: Beltz & Gelberg, 2007

Kharrazian, Datis: *Schilddrüsenunterfunktion und Hashimoto anders behandeln*, Kirchzarten: VAK, 2013

Klinghardt, Dietrich, u. Schmeer, Amelie: *Mentalfeld-Techniken – ganz praktisch. 20 Methoden für Selbsthilfe und Heilung*, Kirchzarten: VAK, 3. Aufl. 2014

Krugman, Michael: *The Insomnia Solution: The Natural Drug-free Way to a Good Night's Sleep*, New York: Warner Books, 2005

Levine, Peter A.: *Vom Trauma befreien. Wie Sie seelische und körperliche Blockaden lösen. Mit 12 Übungen auf CD*, München: Kösel, 2010

Mathesius, Renate, u. Scholz, Wolf-Ulrich: *Multimodale Stresskompetenz (MMSK)*, Lengerich: Pabst Science Publ., 2014

Müller-Rörich, Thomas (Hrsg.) / Hass, Kirsten / Margue, Françoise / van den Broek, Annekäthi / Wagner, Rita: *Schattendasein: Das unverstandene Leiden Depression*, Berlin / Heidelberg : Springer, 2. überarb. Aufl. 2013

Rafati, Babak: *Ich pfeife auf den Tod. Wie mich der Fußball fast das Leben kostete*, München: Goldmann, 2014

Servan-Schreiber, David: *Die neue Medizin der Emotionen. Stress, Angst, Depression: Gesund werden ohne Medikamente*, München: Goldmann, 2006

Ulsamer, Bertold: *Wie Sie alte Wunden allein heilen und neue Kraft schöpfen. Familienaufstellung ohne Stellvertreter. Ein Selbsthilfebuch mit CD*, München: Kösel, 2010

Weber, Friedl: *Faul & fit. Jin Shin Jyutsu mit Hand und Fuß*, Kandern: Unimedica, 2013

Über die Autorin

Dr. med. Sabine Gapp-Bauß, geboren 1949 in Saarbrücken, studierte nach dem Staatsexamen für das höhere Lehramt (in den Fächern Biologie und Geografie) in Heidelberg und Berlin Medizin. Nach ihrer schulmedizinischen Ausbildung spezialisierte sie sich schon früh auf eine ganzheitlich-naturheilkundliche Behandlungsweise mit Einbeziehung der Hypnose- und Entspannungstherapie.

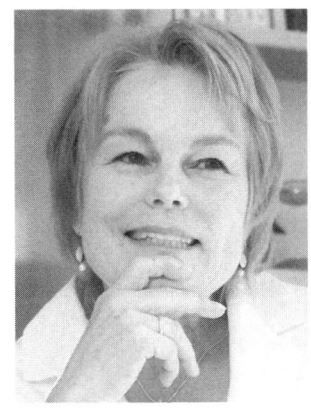

Die Autorin ist in eigener Praxis für Ganzheitsmedizin und Naturheilverfahren tätig. Sie widmet sich daneben seit mehr als zwanzig Jahren der Gesundheitsbildung. In den letzten Jahren ist sie als Expertin für Stress- und Selbstmanagement insbesondere in der Lehrerfortbildung gefragt.

Aus ihrer langjährigen Praxiserfahrung in der Arbeit mit Menschen in schwierigen Lebenssituationen entwickelte sie ein pragmatisches Stressbewältigungskonzept, das in ihren Büchern *Stressmanagement. Zu sich kommen statt außer sich geraten* (2005) sowie *Stressmanagement. Das Übungsbuch Woche für Woche* (2006) seinen Niederschlag fand.

Als Hypnosetherapeutin kam sie zunehmend in Kontakt mit Menschen, die lange vergeblich versucht hatten, aus ihren chronischen Depressionen, aus chronischer Erschöpfung und posttraumatischen Zuständen herauszukommen. Dies inspirierte sie dazu, das vorliegende Selbsthilfebuch zu entwickeln. Die Inhalte des Buches vermittelt die Autorin auch in eigenen Ressourcen-Seminaren. Nähere Informationen: www.gapp-bauss.de

Dr. med. Dietrich Klinghardt, Amelie Schmeer:

MentalFeldTechniken – ganz praktisch

20 Methoden für Selbsthilfe und Heilung

Leseprobe: www.vakverlag.de

Jeder hat sie schon erlebt: Konfliktsituationen, verletzende Äußerungen, Beziehungskrisen, Erschöpfungszustände, Ängste … bei sich oder bei anderen. In diesem Buch werden ausgewählte Selbsthilfetechniken mit der bewährten Klopfakupressur kombiniert. Diese Kombination potenziert die Wirkung: Die heilenden Kräfte werden intensiviert und damit noch tiefgreifender und rascher wirksam. Sie sprechen mehrere Sinne und Erfahrungsebenen gleichzeitig an.

Wenn Sie sich selbst oder anderen helfen wollen, finden Sie hier leicht anwendbare und sofort nutzbare Techniken.

256 Seiten, 20 Abbildungen, Paperback (13 x 20,5 cm),
ISBN 978-3-86731-074-1

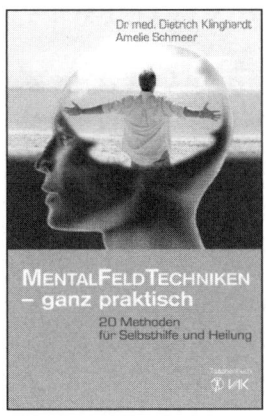

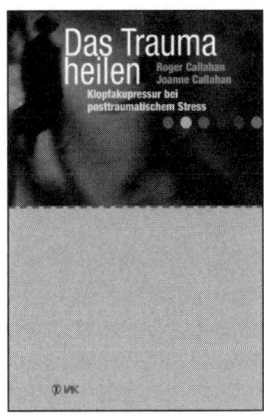

Roger J. Callahan, Joanne Callahan:

Das Trauma heilen

Klopfakupressur bei posttraumatischem Stress

Leseprobe: www.vakverlag.de

Jeder von uns hatte schon einmal traumatische Erlebnisse. Manchmal können wir uns von den Ängsten, die aus schlimmen Erfahrungen resultieren, nicht mehr freimachen. Sie behindern unser Erleben in der Gegenwart wie Schreckgespenster, die uns in ihrem Bann halten. Wird dieser Stress wahrnehmbar störend, ist seine Behandlung meist schwierig. Eine Gesprächstherapie ist langwierig. Die Klopfakupressur zeigt häufig schnellere Wirkung. Dieses Buch wendet sich in erster Linie an Therapeuten, es ist aber auch für interessierte Laien verständlich.

282 Seiten, 2 Abbildungen, Paperback (15 x 21,5 cm)
ISBN 978-3-86731-046-8

Roger J. Callahan:

Leben ohne Phobie

Wie Sie in wenigen Minuten angstfrei werden

Leseprobe: www.vakverlag.de

Ängste beherrschen das Leben vieler Menschen. Callahan zeigt, wie man sich von Phobien befreien kann, augenblicklich, schmerzlos und auf natürliche Weise: mit den Muskeltests der Angewandten Kinesiologie und mit einer von ihm selbst entwickelten Klopftechnik, die auf bestimmte Akupunkturpunkte angewendet wird. Ein Buch für Therapeuten und für alle, die sich selbst helfen wollen.

209 Seiten, 37 Abbildungen, Paperback (13 x 20,5 cm)
ISBN 978-3-924077-07-5

Abbonieren Sie unseren Newsletter (gratis) unter: www.vakverlag.de

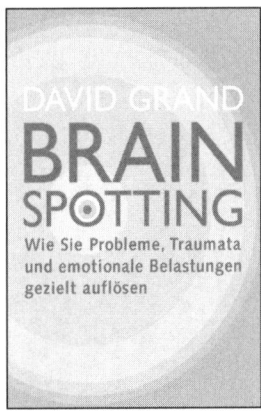

David Grand:

Brainspotting

Wie Sie Probleme, Traumata und emotionale Belastungen gezielt auflösen

Leseprobe: www.vakverlag.de

Wohin unsere Augen blicken, hat Einfluss darauf, wie wir uns fühlen – und umgekehrt! Augen und Gehirn sind untrennbar miteinander verbunden und unsere Seheindrücke werden im Gehirn verarbeitet. Probleme und Traumata können die Verarbeitungsfähigkeit des Gehirns jedoch überfordern. Hier setzt Brainspotting an, indem die Augen genau auf den „wunden Punkt" gerichtet werden, der im Gehirn diesen „Brainspot" aktiviert. Die Verarbeitungsfähigkeit im Gehirn wird reaktiviert – das Problem wird tiefgreifend bearbeitet und gelöst.

224 Seiten, Paperback (15 x 21,5 cm)
ISBN 978-3-86731-146-5

Dr. Susanne Marx:

Mein Taschencoach

Die 15 besten Selbsthilfemethoden von Atemberuhigung bis Quantenheilung

Leseprobe: www.vakverlag.de

Dieses kompakte Nachschlagewerk bietet Soforthilfe im praktischen Pocket-Format und einen Überblick über die Top 15 der besten Selbsthilfetechniken. So gelingt es Ihnen, aus dem oft verwirrenden Angebot an Selbsthilfetechniken genau die Methode auszuwählen, die für Sie am besten geeignet ist. In diesem kleinen Ratgeber werden zudem erstmals die bewährtesten Methoden aus westlichen und östlichen Traditionen aufgeführt. Sie sind leicht anzuwenden, äußerst effektiv und helfen sofort.

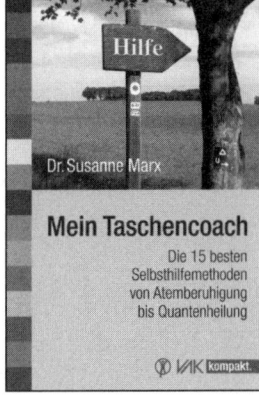

128 Seiten, Flexocover (10 x 15,5 cm)
ISBN 978-3-86731-052-9

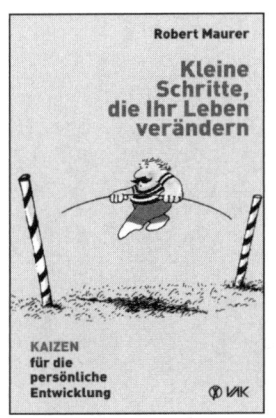

Robert Maurer:

Kleine Schritte, die Ihr Leben verändern

KAIZEN für die persönliche Entwicklung

Leseprobe: www.vakverlag.de

Gute Vorsätze scheitern meistens daran, dass wir uns einfach zu viel auf einmal vorgenommen haben. KAIZEN – die Kunst, mit kleinen Schritten große Veränderungen einzuleiten – wird schon seit langem erfolgreich in der Wirtschaft praktiziert. Jetzt hat Robert Maurer dieses Erfolgsprinzip für den persönlichen Alltag anwendbar gemacht. So können Sie Ihr Leben Schritt für Schritt verändern, alte Gewohnheiten ablegen und neue Vorhaben verwirklichen. Eine praktische, inspirierende und unterhaltsame Lektüre mit vielen wertvollen Tipps und inspirierenden Beispielen – und ein Geschenkbuch, das für jeden passt.

184 Seiten, Hardcover mit Fadenheftung (11,5 x 19 cm)
ISBN 978-3-86731-055-0

Bestellen Sie unsere kostenlosen Kataloge unter: www.vakverlag.de